心血管病诊疗手册

主 审

胡大一

主 编

王 斌 郭继鸿

副主编

易 忠 耿清峰 孙久林 周学继

编著者

（按姓氏汉语拼音排序）

陈少军 陈学英 程劲松 楚英杰 董 鹏
方俊平 高 炬 谷 洁 韩桂兰 洪 江
胡海波 黄卫斌 靳维华 李文慧 刘 岚
刘柳华 刘秀荣 马建新 曲 涛 申 鹰
宋会军 孙健玲 汤艳芬 田 江 王 龙
王 曦 王立群 王云龙 王志鹏 王智勇
吴 涛 许 原 闫 波 杨宏国 于 红
翟东东 张 斌 张 萌 张国兵 张海澄
张丽丽 赵世华 赵占勇 仲 玉 周益锋

金盾出版社

内 容 提 要

本书简要介绍了心血管病的问诊、体格检查、相关实验室检查、心电图，以及心搏、呼吸骤停与心肺复苏术，心内科常用操作技术和心血管的介入性诊疗技术；重点介绍了心力衰竭、冠心病、高血压、心肌疾病、心包疾病、肺血管疾病、常见心律失常和其他血管疾病的诊断要点和中西医治疗方法。其内容丰富，科学实用，特别适合基层医务人员阅读参考。

图书在版编目(CIP)数据

心血管病诊疗手册/王斌，郭继鸿主编．-- 北京 ：金盾出版社，2012.1

ISBN 978-7-5082-7025-8

Ⅰ.①心… Ⅱ.①王…②郭… Ⅲ.①心脏血管疾病—诊疗—手册 Ⅳ.①R54-62

中国版本图书馆 CIP 数据核字(2011)第 111606 号

金盾出版社出版、总发行

北京太平路 5 号(地铁万寿路站往南)

邮政编码：100036 电话：68214039 83219215

传真：68276683 网址：www.jdcbs.cn

封面印刷：北京精美彩色印刷有限公司

正文印刷：北京万博诚印刷有限公司

装订：北京万博诚印刷有限公司

各地新华书店经销

开本：850×1168 1/32 印张：13.75 字数：343 千字

2012 年 1 月第 1 版第 1 次印刷

印数：1～8 000 册 定价：35.00 元

作者简介

（按姓氏拼音排列为序）

陈少军　北京市怀柔区中医医院　副主任医师
陈学英　天津市蓟县人民医院　主治医师
程劲松　宁波市第一医院　医师
楚英杰　河南省人民医院　主任医师
董　鹏　北京大学航天临床医学院　副主任医师
方俊平　内蒙古通辽市科尔沁第一人民医院　主任医师
高　炬　北京大学航天临床医学院　主治医师
耿清峰　河北省第七人民医院　副主任医师
谷　洁　北京大学航天临床医学院　副主任医师
郭继鸿　北京大学人民医院　主任医师
韩桂兰　北京大学航天临床医学院　主任医师
洪　江　上海交通大学附属第一人民医院　主任医师
胡海波　中国医学科学院阜外心血管病医院　副主任医师
黄卫斌　厦门大学附属中山医院　副主任医师
靳维华　北京大学航天临床医学院　主任医师
李文慧　河北北方学院附属第二医院　主任医师
刘　岚　北京大学航天临床医学院　主任医师
刘柳华　北京大学航天临床医学院　主任医师
刘秀荣　北京大学航天临床医学院　副主任医师
马建新　解放军第三零五医院　副主任医师
曲　涛　北京大学航天临床医学院　主任医师
申　鹰　北京大学航天临床医学院　副主任医师
宋会军　中国医学科学院阜外心血管病医院　副主任医师

孙健玲　航空总医院　副主任医师
孙久林　北京市怀柔区中医医院　主任医师
汤艳芬　北京丰台医院　医师
田　江　内蒙古通辽市科尔沁第一人民医院　副主任医师
王　斌　北京大学航天临床医学院　主任医师
王　龙　北京大学人民医院　副主任医师
王　曦　航空总医院　医师
王立群　北京大学人民医院　主治医师
王云龙　首都医科大学附属北京安贞医院　主治医师
王志鹏　北京市昌平区沙河医院　主治医师
王智勇　内蒙古自治区人民医院　主任医师
吴　涛　宁波大学医学院附属医院　医师
许　原　北京大学人民医院　副主任技师
闫　波　北京大学航天临床医学院　主任医师
杨宏国　河北省任丘市第二人民医院　主治医师
易　忠　北京大学航天临床医学院　主任医师
于　红　北京大学航天临床医学院　副主任医师
翟东东　北京大学航天临床医学院　主治医师
张　斌　北京大学航天临床医学院　主治医师
张　萌　北京大学航天临床医学院　主治医师
张国兵　上海交通大学附属第一人民医院　主任医师
张海澄　北京大学人民医院　主任医师
张丽丽　北京大学航天临床医学院　主治医师
赵世华　中国医学科学院阜外心血管病医院　主任医师
赵占勇　首都医科大学附属北京安贞医院　主治医师
仲　玉　北京大学航天临床医学院　主治医师
周学继　唐山市丰润区第二医院　主治医师
周益锋　中日友好医院　主治医师

前　言

近30年来，随着我国经济的发展和人民生活方式的改变，心血管病的发病率及死亡率呈不断上升趋势。据统计，近年来我国心血管病的死亡率接近人口总死亡率的40%，高于欧美国家及日本。近期国家卫生部心血管病防治研究中心发布《中国心脑血管病报告2010》称，目前我国约有2.3亿人患冠心病、脑中风、心力衰竭和高血压等心脑血管病，每年死于心脑血管病者近300万人，每天约8 200人，每小时约340人，每分钟约6人。提高大众的心血管疾病的诊治及预防水平，对于提高大众的生活质量，延长人们的寿命具有重要意义。

随着我国医疗体制改革的不断深入，基层医疗机构将承担越来越多的医疗工作，大量患者的第一次诊疗医师将是广大的基层医生，如何进一步提高广大基层医师的心血管疾病诊疗水平是新形势下的重要课题。为此，我们根据基层医院的现状和医师的需求，组织一批知名专家和临床一线医师编写了这本《心血管病诊疗手册》。本书着重于心脏病诊治的基本知识、基本技能规范，同时结合现在的学科发展，力求内容实用、简明扼要，使其真正成为临床医师诊疗心血管病的指南。

本书简要介绍了心血管疾病的问诊、体格检查、相关实验室检查及常规心电图、动态心电图、平板运动试验、心脏超声检查、胸部X线检查，以及心搏、呼吸骤停心肺复苏术，心内科常用技术操作和心血管的介入性诊疗技术；重点介绍了心力衰竭、冠心病、高血压、心肌疾病、心包疾病、肺血管疾病、常见心律失常和其他心血管疾病的诊断要点和治疗方法（包括一般治疗、西医治疗、中医治疗）。其内容丰富，通俗易懂，科学实用，特别适合基层医务人员阅读参考。

由于时间仓促及作者水平所限，书中缺点和错误之处，恳请同行专家和广大读者批评指正。

王　斌　郭继鸿

目　录

第一章　总　论

第二章 心力衰竭

第三章 冠状动脉硬化性心脏病

第四章 高血压

第五章 心肌疾病

第六章　心包疾病

第七章　肺血管疾病

第八章　心律失常

第九章　其他心血管疾病

第一章 总 论

第一节　问诊与体格检查

一、问　诊

问诊指医生向患者询问病史，是诊断疾病的重要方法之一。深入细致的问诊不但可以摸清病情，而且可为诊断、鉴别诊断及进一步检查提供线索。医生必须在深入了解病史的基础上，详细查体并结合必要的实验室检验和其他检查所见，综合分析后方能做出正确的临床诊断。有些疾病通过患者所提供的典型病史即可做出初步诊断。尽管医学迅速发展，新的诊断技术不断涌现，精密仪器和实验方法日新月异，但详细询问病史及正确的体格检查，仍然是诊断疾病最重要、最基本的手段。单纯和片面地依赖仪器或实验室检查而忽视详尽的问诊和查体，是一种错误倾向，常会导致误诊或漏诊。在基层医院，由于设备和患者经济条件的限制，问诊和体格检查尤为重要。任何时候问诊都是医生必须熟练掌握的基本功，可以说任何先进仪器和设备都不能替代问诊的重要作用。

(一)问诊方法及注意事项

1. 问诊方法

(1)应直接询问对自己病情最清楚、体会最深刻的患者本人。当病情危重、意识不清、精神失常、聋哑者及小儿不能亲自叙述时，则由最了解其病情的人代述。收集病史时，一般不应打断患者的陈述。但问诊时又应按患者谈话内容及文化水平、生活习惯、对问题的理解及表达能力，采取不同的询问方法。

(2)若陈述病情过于简单，需启发陈述者，让他充分说明病情经过。当所谈离题太远时，应引导患者叙述与本病有关的问题，切忌暗示性提问或有意识地诱导患者提供合乎医生主观印象所需要的材料。例如，对心绞痛患者，不应问："心前区痛向左肩放射吗？"而应问："心前区痛时，还有哪个部位痛？"以免影响病史的真实性。

2. 注意事项

(1)询问病史时首先要有高度的同情心和责任感。态度必须和蔼、庄重、体贴耐心、言语通俗，避免用医学专业术语。如为恶性疾病，对患者应保密，但必须对其家属或领导说明病情与预后。

(2)应专心听患者叙述，对患者的俗语、方言要细心领会其含义，但记录时须应用医学术语。

(3)对某些问题可婉转探询，如对精神病或性病史，可间接询问与该病有关的症状，使患者容易接受，并可得到真实的材料。

(4)对危重患者需紧急处理时，应简单地询问主要症状及经过，结合必要的体格检查首先给予急救处理，待病情稳定后再做详细问诊。

(5)患者如有其他医疗单位诊断证明或病情介绍，可供参考。

(6)有关患者的隐私应为其保守秘密，这是医生的职业道德。

(二)心血管疾病问诊的主要内容

1. 起病情况 起病时间，发病时的环境、急缓、诱因或原因。

2. 症状的特征

(1)症状的部位、性质、持续时间和程度等：以疼痛为例，应询问疼痛的部位，是否放射；性质是钝痛、胀痛、刺痛或绞痛；疼痛的程度是否可以忍受；是持续性还是阵发性痛；发作与间歇的时间等。例如，心绞痛多为胸骨后压迫、紧缩感及闷痛，向左肩及左臂放射，常在体力活动或情绪激动时发作。

(2)症状出现、减轻或加重与时间的关系：如疼痛发作多在凌晨 2～4 时，持续数分钟至十余分钟，考虑为变异性心绞痛。

(3)症状与所发生部位的生理功能的关系：如饮食与胃痛，呼吸与胸痛，活动与心悸的关系等。胃溃疡常在饭后半小时到 2 小时疼痛，十二指肠溃疡常在饭前 2 小时疼痛，进食或服碱性药物后可缓解；胸膜炎常在呼吸或咳嗽时胸痛加剧；心力衰竭常在活动时心悸、气短加重。

(4)病情发展与演变：起病后主要症状的变化是持续性还是发作性，是进行性加重还是逐渐好转，并注意描述缓解或加重的因素。

(5)伴随症状：应详细询问各种伴随症状出现的时间、特征及其演变情况，并了解伴随症状与主要症状之间的关系。例如，咳嗽与咳痰，发热与寒战，腹痛与腹泻常伴随出现。疟疾每一次发作常先有恶寒、寒战，继则发热，最后出汗三个症状。如患者有两种以上疾病，则应按其疾病发生前后描述。此外，某些疾病应该有而实际并未出现的一些重要症状，也应询问清楚，并加以记录。例如，考虑为大叶性肺炎病人，未出现铁锈色痰，病历中也应记录为无铁锈色痰，以资鉴别诊断。

3. 诊治经过 应问清楚此次发病后曾在何时、何处诊治过；曾做过哪些检查，结果如何，曾用过什么药、剂量、疗效如何。例如，心力衰竭的患者应仔细询问有无服用洋地黄类药物，服用的剂量、时间及疗效如何，重点加以记录。

4. 过去史 即患者此次就诊前的健康与疾病情况，过去史有助于正确全面诊断，重点应放在与现在疾病有密切关系的问题上。过去史不能与现病史混淆，若过去已有的疾病与目前症状有一定的关系，时断时续，迁延至今，则应将该疾病放在现病史中；若过去疾病与目前症状虽有一定关系，但未迁延至今，则过去的疾病应放在过去史中记载。

5. 个人史 生活与饮食习惯，烟、酒嗜好的程度，每日用量多少，多长时间。

6. 家族史 询问患者的父母、兄弟、姐妹及子女的健康状况、患病情况及死亡原因。对血友病、糖尿病、高血压病、变态反应性疾病、结核、精神病等，应询问家属中有无相似患者。家庭成员的遗传性疾病对后代的影响，必要时可追问家谱情况。

（三）心血管疾病常见的症状

1. 疼痛

（1）心脏性疼痛：主观上可归类为缺血性、心包性或非典型性胸痛。尽管心脏性疼痛有时是某种基础心脏疾病的特征性表现，但疼痛性质、部位、放射类型、程度和持续时间也常常与其他一些疾病产生明显重叠。心脏性疼痛是沿着自主神经纤维传送到大脑皮质的，涉及范围可自耳部延伸至脐部。心脏性胸痛，包括来自大血管的疼痛和由肺栓塞引起的疼痛。

①心肌缺血性疼痛。常被描述为压迫、压榨或负重感。疼痛常以心前区中央为显著，有时患者握拳放在胸骨中央来表达。疼痛常常放射至颈部、下颌、双肩或臂部（以左肩和左臂最常见）。如臂和手累及时，常为尺侧。此外，还会出现一些自主反应，如出汗、恶心或呕吐，严重者可有濒死感。劳累型心绞痛的胸痛多与劳累或情绪激动有关，疼痛通常仅持续数分钟，一般不超过15～30分钟，休息或含化硝酸甘油可以缓解。

②心包性疼痛。胸骨后出现针刺样、烧灼样或刀割样疼痛，咳嗽、吞咽、深呼吸或平卧位可加重疼痛。与心肌缺血性疼痛对比，其疼痛性质、部位、涉及区域变化较少。采取前倾位并保持静止不动，可使疼痛减轻。心包性疼痛可持续数小时或数天。这种疼痛

用硝酸甘油不能缓解。

③非典型性胸痛。为刺痛或灼痛，每次疼痛的部位与强度通常有相当大的变异。疼痛似乎与体力活动无关，对硝酸甘油也无反应。疼痛的时间可呈瞬间（以秒计），也可持续数小时或数日。非典型性胸痛多见于更年期女性，不提示心肌缺血或严重病变，对健康不会产生严重的影响；一些非典型胸痛者可合并二尖瓣脱垂。

(2)主动脉夹层疼痛：通常十分严重，有撕裂或裂开的特征。疼痛常始于剥离初期，后有数小时或数天的无症状期，而后随剥离扩大而再次发作。其疼痛位于胸部中央或后背部，以后可扩展至颈、背部、腹部及下肢，不受体位影响。例如，冠状动脉开口受累及，则在剥离的疼痛基础上还会增加心肌缺血的疼痛。

(3)肺栓塞性疼痛：可因肺栓塞引起肺梗死出现胸膜性疼痛，表现为胸部尖锐的疼痛，与呼吸有关，深呼吸时加重。也可因继发于突发性肺动脉高压、右心室缺血而呈绞痛样胸痛。肺栓塞更多见的症状是呼吸困难、心动过速、头晕或晕厥，其诱因常常有近期手术史或长期卧床病史、腿部新出现的水肿或疼痛（尤其是单侧下肢），以及在活动后突然出现的呼吸困难症状。

2. 心脏性呼吸困难 呼吸困难属于一种不适的、呼吸费力的感觉。心脏性呼吸困难主要表现为活动后或平卧位时加剧，休息或坐起后部分或完全缓解。由于肺水肿和静脉压升高引起的呼吸困难在卧位时加剧，在坐位、立位（端坐呼吸）时却可减轻。如果夜间平卧睡眠时因呼吸困难觉醒，经坐起后缓解则称为夜间阵发性呼吸困难。与体位有关的呼吸困难多提示左心功能不全。心力衰竭除引起呼吸困难外，常有咳嗽、咳痰，痰为泡沫样痰，有时为带血样痰。有时表现为干咳，但须与使用血管紧张素转化酶抑制剂（ACEI）患者所发生的干咳相鉴别。

3. 虚弱和乏力 因心排血量不能满足机体代谢需要而产生的虚弱和乏力，开始于活动而终止于休息。由心排血量限制性疾病所引起的，则休息或睡眠均不能缓解。在先天性心脏病患者常常否认有虚弱和乏力，因为他们认为这种受限的状态是正常的，仅在外科纠正术后才回顾性地认识到这些症状。

4. 心悸 心悸是患者对心脏跳动的感觉。仔细询问心悸的节律和速率有助于区分病理性和生理性心悸。心悸可见于主动脉瓣反流或甲状腺功能亢进症等疾病，但最常见的原因是心律失常。心悸伴有心肌缺血型胸痛可提示为冠心病，因为心动过速将引起缺血和降低舒张期的冠状动脉血流。由心律失常引起的心悸可伴有虚弱、呼吸困难或头晕。房性或室性期前收缩常被描述为一种蹦跳；而心房颤动则为不规则的；室上性或室性心动过速则多呈一种快速的、规律的跳动，有突然发病与终止的感觉。房性快速性心律失常由于心钠素产生增加，而于发作后出现排尿增多。

5. 头晕、先兆晕厥和晕厥 明显限制心排血量的严重心脏病或心律失常可引起头晕、先兆晕厥和晕厥（突然而短暂的意识丧失伴肢体张力的丧失）。当伴有心悸时，任何这些症状均提示有心排血量的急骤下降，并预示有严重心律失常，或提示存在基础器质性心脏疾病。劳力性晕厥见于主动脉瓣狭窄或肥厚型心肌病，两者均限制了活动时心排血量的增加。室性心动过速及心室颤动或严重心动过缓或停搏均可引起晕厥，又称阿-斯综合征（Adams-Strokes）。直立性低血压和血管迷走神经性晕厥是晕厥的主要良性原因。心内肿瘤或球状样瓣膜血栓在心脏内可间歇性地阻断血流，产生先兆晕厥或晕厥。冠心病、心肌炎、心肌病、原有室性心律失常的患者，一旦发生晕厥则提示预后不良。由脑缺氧引起的晕厥发作，须与癫痫发作相鉴别。

6. 其他症状 感染史（如伴有或不伴有风湿热的链球菌、病毒、梅毒、原生物）可提高对怀疑有活动性或暂时性的远端感染源所引起心脏疾病的可能性。任何患者一旦有不能解释的发热和心脏杂音，应考虑为心内膜炎。周围动脉或脑动脉栓塞或任何脑卒中发生应查找心脏原因；新近的心肌梗死、瓣膜病（尤其是二尖瓣狭窄伴心房颤动）或心肌病，都可能形成血栓并且脱落。有脑血管或周围血管病变病史，则增加了伴有冠状动脉疾病的可能性。中央型发绀则高度提示为先天性心脏病。

二、心血管疾病患者的体格检查

对怀疑有心血管疾病的患者，尤其是心血管危重症患者，体格检查尤为重要。因为危重患者起病突然、病情凶险，有的患者不能提供详细或全面的病史，也有的患者来不及或不适宜搬动做各种辅助检查，所以通过全面仔细的体格检查往往能获得重要的诊断和鉴别诊断信息。体格检查内容除心脏外，还应注意全身情况，否则极易造成漏诊和误诊。所以，对心血管疾病患者进行体格检查时，既要突出重点，又要全面系统。

（一）心率与心律

正常心律激动发自窦房结，节律规则。成年人心率为 50～90bpm。成年人窦性心律频率若＜60bpm 称为窦性心动过缓，窦性心律频率＞100bpm 者称为窦性心动过速。常见的异常心律有以下几种。

1. 慢而规则的心律

(1)窦性心动过缓：心脏活动仍受窦房结控制，节律规则，但频率慢，少于 60bpm。可见于运动员或强体力劳动者。病理情况下，常由于迷走神经兴奋性加强造成，如阻塞性黄疸、颅内压增高等。其他可见于冠心病或应用洋地黄、普萘洛尔、利舍平等药物后。

(2)房室传导阻滞：完全性及不完全性房室传导阻滞时，激动从心房下传到心室过程中发生障碍，完全或部分不能通过，均可出现慢而规则的心律。完全性房室阻滞的心室率常少于40bpm，心尖部第一心音的强度可有改变。多见于传导系统退行性变，洋地黄、奎尼丁药物中毒，各种心肌炎及冠心病等。

2. 快而规则的心律

(1)窦性心动过速：心脏活动仍受窦房结控制，但心率增快，在100～150bpm，常逐渐增快，逐渐减慢。其原因多为迷走神经张力减小，或交感神经兴奋性增高所致。正常人见于运动或情绪激动时，病理情况下见于发热、贫血、甲状腺功能亢进、心肌炎、心力衰竭等。

(2)阵发性心动过速：是一种阵发性、规则而快速的异位心律。心率为160～200bpm，常突然起始、突然终止。根据发生的部位分为室上性心动过速与室性心动过速(室速)。

①室上性心动过速。多发生在无器质性心脏病者，心律绝对规则，兴奋迷走神经(如压迫颈动脉窦、压迫眼球等)可使心律恢复正常。

②室性心动过速。多见于严重心脏病或药物中毒，也可见于无器质性心脏病的患者。通过刺激迷走神经的方法多不能终止室性心动过速，同时患者更容易出现低血压、晕厥等血流动力学改变。

(3)心房扑动：为一种较少见的规则而快速的异位心律，心室率在150bpm左右(固定的2∶1房室比例)。有时心房扑动可以转变为心房颤动而出现不规则的心律。可见于风湿性心脏病、冠心病及心肌病等。

3. 不规则心律

(1)窦性心律不齐：心律随呼吸有周期性的改变，吸气时加快，呼气时减慢。多见于正常人，无临床意义。

(2)期前收缩：是异位节律和不规则心律中最常见的一种。听诊时可听到在规则的心率中出现提前的心跳，其后有一较长的间隙

(代偿间隙)。期前收缩的第一心音增强,第二心音减弱,可伴有该次脉搏的减弱或消失(漏跳)。若每一个正常搏动后出现一个过早搏动,在其后有一较长间歇,为二联律;若每个正常心搏后连续出现两个过早搏动,或每两个正常心搏后出现一个过早搏动,形成三次心搏后有一较长间歇,为三联律。单纯期前收缩多无重要性,但合并器质性心脏病,如冠心病、风湿性心脏病、心肌炎等,应加以重视。

(3)心房颤动:简称房颤,是临床上常见的心律失常。临床特点:心律完全不规则;心率快慢不均;心音强弱不等;由于很早的或弱的心室搏动搏出的血量不能充盈周围血管,听诊时虽能听到一个弱的心音,但脉搏触不到,故脉率少于心率,这种现象称为脉搏短绌。心房颤动常见于风湿性心脏病、冠心病、甲状腺功能亢进等。少数阵发性心房颤动也可见于正常人。

(二)心脏杂音

对于杂音的描述,必须记录其发生部位、时间、性质、强度、传导方向,才能全面地判断其临床意义,如在心尖部可听到Ⅲ/Ⅵ级吹风样收缩期杂音并向左腋下传导,此为二尖瓣关闭不全的体征。

1. 杂音的部位 杂音最响的部位往往就是杂音发生的部位,对于判断心脏病变的部位有重要意义。二尖瓣的病变,杂音往往在心尖区最响;主动脉瓣的病变,杂音在主动脉瓣听诊区最响;而先天性心脏病(如室间隔缺损),杂音在胸骨左缘第三、四肋间最响。生理性杂音多在肺动脉瓣区与心尖区出现。

2. 杂音出现的时间 首先在识别第一心音与第二心音的基础上才能判别杂音出现的时间,分清杂音发生于心动周期的收缩期或是舒张期。发生于第一心音至第二心音之间的杂音称为收缩期杂音,第二心音至第一心音之间的杂音称为舒张期杂音。此外,还应分清属于各期中的早、中、晚哪个阶段,此点对判断瓣膜病变的性质有重要的临床意义。若杂音连续在收缩期及舒张期出现,称为连续性杂音(主要见于动脉导管未闭);若在收缩期和舒张期都有杂音,但性质不同,称为双期杂音。

3. 杂音与呼吸、体位及运动的关系 临床上遇有杂音不典型或较弱时,可通过改变呼吸、变换体位、运动等方法使杂音响度增强易于听诊,有助于诊断。

深呼吸对心排血量及回心血量有影响。当深吸气时,左心排血量相应稍少,右心排血量增多,因而深吸气时三尖瓣区与肺动脉瓣区杂音较强;而深呼气时二尖瓣区与主动脉瓣区的杂音较响。

体位变换有助于杂音的检出,如二尖瓣狭窄时,左侧卧位杂音最响;主动脉瓣关闭不全的舒张期杂音在坐位稍前倾时较易听到,深呼气末屏气时尤为清晰。

4. 生理性杂音与病理性杂音的鉴别 当听到心脏杂音时,应区别是生理性的还是病理性的。几乎所有的舒张期杂音都是病理性的。收缩期杂音则不能只根据听到杂音就认为是病理性的,因为在有些正常人亦可听到此杂音。在正常生理情况下产生的杂音称生理性杂音。生理性杂音与病理性杂音的鉴别,有重要的临床意义(表1)。

表1 收缩期杂音的鉴别

鉴别点	生理性杂音	病理性杂音
产生机制	在生理情况下出现	因疾病所引起,可分器质性与功能性(相对性)
部 位	二尖瓣或肺动脉听诊区	可在任何瓣膜区
性 质	吹风样,多柔和	粗糙吹风样
响 度	常在Ⅱ级以下	常在Ⅲ级以上
传 导	常局限	传导范围较广
易变性	易变化,时有时无	持久存在,变化较少
心脏大小	心脏正常	随不同病变常有不同的房室增大

5. 各瓣膜区杂音的临床意义

(1)收缩期杂音

①二尖瓣区。生理性收缩期杂音可见于运动后,杂音较弱。病理性杂音可因器质性或相对性二尖瓣关闭不全所引起。器质性二尖瓣关闭不全见于风湿性心脏病,杂音为吹风样,较粗糙,多在Ⅲ级以上,呈递减型,常为全收缩期,遮盖第一心音,且向左腋下传导,相对性二尖瓣关闭不全则由左心室扩张所引起,杂音柔和,吹风样,传导较为不明显。见于高血压性心脏病、心肌炎、贫血等。

②肺动脉瓣区。生理性杂音较为常见,因肺动脉壁较薄,易于扩张,且右室流出道在收缩期有轻度相对性狭窄,因而出现生理性杂音,多见于部分健康儿童及青年,杂音较弱且柔和,于卧位吸气时明显,坐位时减弱或消失。病理性杂音可见于先天性肺动脉瓣狭窄,常在该区听到响亮而粗糙的收缩期杂音,呈递增递减型,常伴有收缩期细震颤及肺动脉瓣区第二音减弱,肺动脉高压(二尖瓣狭窄、房间隔缺损)常引起肺动脉扩张,以致肺动脉瓣口相对狭窄出现收缩期杂音,但不伴有细震颤。

③主动脉瓣区。收缩期杂音多为病理性的,如主动脉狭窄可在此区听到粗糙的收缩期杂音,沿大血管向颈部传导,常伴有收缩期细震颤及主动脉瓣区第二心音减弱;主动脉硬化、高血压性心脏病等引起主动脉扩张导致相对性主动脉瓣狭窄,在该区可听到柔和的或粗糙的收缩期杂音,不伴有细震颤。

④三尖瓣区。三尖瓣关闭不全时,可在此区听到收缩期杂音,为吹风样,吸气时增强。大多数乃由于右心室扩大所致的相对性关闭不全,仅极少数为器质性者。

⑤其他部位。室间隔缺损时,可在胸骨左缘第三、四肋间听到响亮而粗糙的收缩期杂音,常伴有收缩期细震颤。

(2)舒张期杂音:大多数是由于瓣膜器质性损害所致,少数则由于相对性的改变所引起。

①二尖瓣区。风湿性心脏病二尖瓣狭窄可在心尖区听到隆隆样舒张中、晚期递增性杂音，常伴有第一心音增强和舒张期细震颤，可有二尖瓣拍击音，此杂音以左侧卧位呼气末最清楚。相对性的二尖瓣狭窄可见于左心室增大(如高血压性心脏病)。此外，在主动脉瓣关闭不全时，心尖区亦可听到一隆隆样舒张期杂音，称为奥-弗杂音，不伴有第一心音增强和拍击音。此杂音的产生主要由于从主动脉反流入左心室的血液将二尖瓣的前叶冲起，形成相对性二尖瓣狭窄所致。

②肺动脉瓣区。器质性肺动脉瓣关闭不全罕见。在二尖瓣狭窄时，由于肺动脉压力增高，肺动脉扩张引起相对性的肺动脉瓣关闭不全，可以出现柔和、吹风样舒张早期杂音，称为 Graham-Steell 杂音。

③主动脉瓣区。器质性的主动脉瓣关闭不全多发生于风湿性心脏病、梅毒性心脏病，常为叹气样或泼水样递减型舒张早期杂音，以主动脉瓣第二听诊区最清晰，可传至胸骨下部左侧、心尖区。前倾坐位，呼气末屏气时更易听到。

④三尖瓣区。三尖瓣狭窄所产生的隆隆样舒张期杂音在胸骨下端可听见，常由右心室扩大所致相对性三尖瓣狭窄所引起。器质性三尖瓣狭窄很少见。

⑤连续性杂音。动脉导管未闭时，可在第二肋间胸骨左缘及其附近，听到机器样连续性杂音，几乎占整个心动周期，以收缩期末最响，并可伴有连续性细震颤。连续性杂音亦可见于动静脉瘘。

(三)发绀

临床上发绀一般在口唇、眼睑膜、甲床等部位最明显。可分为以下几种。

1. 中央型发绀 又分为肺性发绀和心性发绀。

(1)肺性发绀：主要由于肺通气或换气功能障碍所致，如原发性或继发性肺动脉高压、先天性肺动脉缩窄等。

(2)心性发绀：指右心静脉血未经肺部氧合直接通过心内或心外的畸形，分流到左心系统所产生的发绀，如法洛四联症。

2. 周围性发绀　是由于血流经毛细血管时缓慢、淤滞、组织耗氧量增加，使局部动静脉氧差增大所致，常见于右心衰竭及休克。

3. 混合性发绀　大多数后天性心脏病，如瓣膜病、心包炎的发绀，具有上述两种发绀的特点。

(四)水肿

1. 心源性水肿　各种心脏病发生右心衰竭时可出现水肿，水肿首先出现在身体最低部位，如下肢、臀部、背部等，严重时可引起全身水肿。常有颈静脉怒张，严重者可引起淤血性肝大，甚至肝硬化、腹腔积液。全身衰竭或心功能不全，常可伴有胸腔积液及呼吸困难。

2. 肾源性水肿　肾小球肾炎、肾病综合征等均可出现水肿。水肿首先出现在眼睑、面部等疏松组织，严重时蔓延到全身，甚至出现胸腔积液、腹腔积液。

3. 肝源性水肿　肝硬化时，由于门静脉压升高或肝功能不全引起低蛋白血症可出现水肿。其特点为发生缓慢，常以腹腔积液为主，全身水肿较轻，下肢明显。

4. 营养不良性水肿　主要由于低蛋白血症引起血管内胶体渗透压降低所致。常发生于摄食不足、肠道吸收障碍、慢性消耗性疾病等。此外，维生素 B_1 缺乏症也是产生水肿的附加因素。

5. 特发性水肿　水肿可出现在眼睑及下肢，女性多见，部分女性于经前 7～14 天出现，月经来潮后消退，其发生原因不清，可能与内分泌功能失调有关。

6. 其他原因　如结缔组织疾病所致水肿(如硬皮病、皮肌炎)，药物(如肾上腺皮质激素、甘草等)所致的水肿；内分泌疾病(如黏液性水肿)所致水肿。

(五)常见的血压异常

1. 脉压增大 指收缩压与舒张压之间差距加大,多见于主动脉根部血流有反流或分流的心脏病,如主动脉瓣关闭不全、动脉导管未闭、主动脉窦瘤破裂。

2. 脉压减小 常见于心排量减低的病变中,如缩窄性心包炎、心脏压塞。

3. 上肢血压不等 显著双上肢血压不等见于主动脉夹层、大动脉炎、弓部主动脉瘤、主动脉弓畸形等。

4. 下肢血压降低 正常人下肢血压比上肢血压要高。如果降低多见于先天性主动脉缩窄患者。此外,胸主动脉瘤、大动脉炎、腹主动脉栓塞或血栓形成也可使下肢血压降低。

(谷 洁 刘 岚)

第二节 心血管疾病相关实验室检查

随着科技的进步,心血管疾病的实验室检查项目及质量有了较大提高,其中有许多项目与心血管疾病的诊断及治疗密切相关。除常规血、尿检查外,还有反映微生物感染的血清抗体测定(如抗链球菌溶血素"O"、抗链球菌激酶、抗透明质酸酶、病毒中和抗体等);反映心肌坏死的肌酸磷酸激酶、肌红蛋白、肌凝蛋白轻链和肌钙蛋白测定,而血清转氨酶、乳酸脱氢酶、羟丁酸脱氢酶等趋于淘汰;反映糖和脂质代谢的血糖和脂类测定;其他生化检查还包括血液气体分析,肝、肾功能,电解质测定等。本节主要介绍与临床密切结合的、常用的心血管疾病实验室测定项目及其临床意义,旨在帮助临床医生正确分析实验室检查结果,有助于临床诊断、治疗和预后的评估。

一、酶类检验

酶是由机体活细胞产生,并具有高效、专一的生物催化作用,是生命活动所必需的物质。当机体发生疾病时,酶可从细胞内迅速地释放入体液,故测定其活性值的变化是临床上诊断心血管疾病定位、定性的较敏感而特异的指标。

(一)乳酸脱氢酶(LDH)及乳酶脱氢酶同工酶(LDH_1)

1. 正常参考值　LDH:0～250 IU/L;LDH_1:0～45 IU/L。

2. 心血管疾病的临床意义

(1)急性心肌梗死:LDH 和 LDH_1 在心肌梗死发病后开始升高,出现时间、峰值时间和持续时间见表 2。

表 2　各种心肌标记物的时间特点

项　目	出现时间(小时)	100%敏感时间(小时)	峰值时间(小时)	持续时间(日)
肌红蛋白(Mb)	1～2	4～8	4～8	0.5～1.0
肌钙蛋白 I(cTnI)	3～6	8～12	14～20	5～10
肌钙蛋白 T(cTnT)	3～6	8～12	10～24	5～14
肌酸激酶(CK)	4～10		24	3～4
肌酸激酶同工酶(CK-MB)	3～8	8～12	6～24	2～4
α-羟丁酸脱氢酶(α-HBDH)	6～12		24～72	12～20
乳酸脱氢酶(LDH)	6～12		30～60	10～14
乳酸脱氢酶同工酶(LDH_1)	6～12		30～60	10～12
天门冬氨酸氨基转移酶(AST)	6～8		18～24	4～5

LDH 单次测定对急性心肌梗死诊断敏感性为 81.4％，特异性为 53.3％；系列测定特异性可提高为 88.8％。

(2)心包积液：心包积液与血清中的 LDH 比值＞0.6 时，表示心包积液为渗出液，其准确率可达 94％。

(二)天门冬氨酸氨基转移酶(AST)

1. 正常参考值 1～40 IU/L。

2. 心血管疾病的临床意义 急性心肌梗死(AMI)发病后 6～8 小时 AST 增高，18～24 小时达高峰(其值可达参考值上限的4～10 倍，与心肌坏死范围和程度有关)，4～5 日后恢复；若再次增高，提示梗死范围扩大或有新的梗死发生。

(三)丙氨酸氨基转移酶(ALT)

1. 正常参考值 1～40 IU/L。

2. 心血管疾病的临床意义

(1)心力衰竭：心功能不全可导致肝细胞淤血、损伤，引起血清 ALT 活性升高。血清 ALT 活性的变化可早于临床症状和体征的出现，因此监测其活性变化有助于早期发现心功能不全。急性心肌梗死时血清 ALT 升高，常提示合并心功能不全，尤其是右心功能不全。

(2)药物不良反应：服用他汀类降血脂药物后，少部分人会引起天门冬氨基酸氨基转移酶(AST)和 ALT 升高。减量、停用这些药物，或合用保肝药物，大部分可以使转氨酶降至正常。

(四)肌酸激酶(CK)及肌酸激酶同工酶(CK-MB)

1. 正常参考值 CK：0～200 IU/L；CK-MB：0～24 IU/L。CK-MB/CK＜5％。

2. 临床意义

(1)急性心肌梗死

①动态变化。CK 和 CK-MB 在心肌梗死发病后开始升高、出现时间、峰值时间和持续时间见表 2。CK 的峰值可达参考值上限的 5～25 倍或以上；而 CK-MB 峰值可达参考值上限的 5～20 倍或以上。

②诊断价值。CK 动态测定敏感性几乎 100%，由于骨骼肌富含 CK，故其特异性在 70%～90%；CK-MB 单次测定敏感性 92.5%，特异性 83.3%，系列测定的敏感性达 97. 5 %，特异性 100%。

③冠状动脉再通的指标。CK 和 CK- MB 峰值提前(＜14 小时)出现是冠状动脉再通的指标之一。

④心肌梗死延展及再梗死。连续测定 CK-MB 血标本，可以绘制出变化曲线，通常在 48 小时回复到正常范围。如果 CK- MB 在回复到正常值范围后又一次升高，表明发生了再梗死或梗死范围扩大。

⑤估计心肌梗死的范围。CK、CK-MB 峰值升高的程度与心肌梗死的范围大小密切相关：峰值低于参考上限的 5 倍，为小范围心肌梗死；峰值为参考值上限的 5～10 倍，为心肌梗死范围较大；峰值超过参考值上限的 10 倍以上或峰值呈双峰，为大范围心肌梗死。

(2)心肌损伤：在心脏手术、心导管检查及治疗术、心律转复等均可引起 CK、CK-MB 活性不同程度的增高。

(3)类风湿心脏病、病毒性心肌炎或风湿性心肌炎、心包积液：可引起心肌细胞的损伤，因此在急性期时 CK、CK-MB 可以升高，但升高程度较低，持续时间短。

(4)感染性心内膜炎：心内膜炎症可以使 CK 及 CK-MB 活性降低，因此当感染性心内膜炎合并急性心肌梗死时，CK、CK-MB 升高不显著。当高度怀疑心肌梗死而 CK、CK-MB 不升高时应做其他心肌标记物检查以明确诊断。

(五)α-羟丁酸脱氢酶(α-HBDH)

1. 正常参考值 76～195 IU/L。

2. 心血管疾病的临床意义

(1)急性心肌梗死:α-HBDH 升高比较明显,但特异性不是很高。其升高和降低时间见表 2。

(2)心力衰竭及肺源性心脏病:心功能不全,由于存在心肌损伤,可以引起 α-HBDH 升高;α-HBDH 同时也存在于肝脏中,肺心病导致的肝淤血可引起其升高。

(六)苷脱氨酶(ADA)

1. 正常参考值 0～30 IU/L。

2. 心血管疾病的临床意义 对于心包炎有一定的诊断价值。测定心包炎患者心包穿刺液中的 ADA 活性明显升高时,提示病因可能为结核性的。在测定心包穿刺液的 ADA 活性的同时,测定血清中的 ADA 活性,若心包穿刺液和血清中 ADA 的比值显著>1,则表明为结核性心包炎。

(七)淀粉酶(AMY)

1. 正常参考值 0～200 IU/L。

2. 心血管疾病的临床意义 腹主动脉瘤破裂时,可能会累及胰腺,引起 AMY 活性的升高。AMY 升高明显、持续时间较长的患者预后不良。

二、心肌蛋白检验

心脏由起搏细胞、传导细胞和收缩细胞等组织所形成,其中收缩细胞富含心肌蛋白。当心肌受损或疾病时,心肌细胞内特有的蛋白可较快释放入血,成为诊断心血管疾病的标志物。

(一)肌钙蛋白

包括:肌钙蛋白 T(cTnT),肌钙蛋白 I(cTnI)。

1. 正常参考值 cTnT:0.02～0.13μg/L;cTnI:0～0.16μg/L,其升高的峰值和持续时间见表 2。

2. 心血管疾病的临床意义

(1)急性心肌梗死

①动态变化。心肌梗死患者 cTnT 和 cTnI 在发病后的动态变化见表 2。cTnT 的峰值可为参考值的数十倍,cTnI 的峰值也可达参考值上限的数十倍,甚至 100 倍。

②诊断价值。由于 cTnI 仅存在于心肌内,其特异性在93%～99%,阴性预测率高达 100%,因此胸痛患者每 6 小时测一次cTnI 是排除急性心肌梗死诊断的简便而准确的方法。

③冠状动脉再通的指标。cTnT、cTnI 峰值出现早、上升速度快,是冠状动脉再通的指标之一。

④估计心肌梗死的范围。根据 cTnT、cTnI 峰值和恢复正常所需的时间,可以评估心梗范围。峰值低于参考上限的 10 倍,72 小时内恢复正常,为小范围心肌梗死;峰值为参考值上限的 10～30 倍,4～9 日恢复正常,则心肌梗死范围较大;峰值超过参考值上限的 30 倍以上,10 日以上恢复正常的患者,为大范围心肌梗死。

(2)微小心肌损伤:心绞痛患者只有小范围心肌坏死时,只会出现微小量的心肌损伤,此时 CK-MB 往往是阴性,只有 cTnI 及 cTnT 才能确诊。

(3)冠心病危险分层:cTnI 升高的程度与患者的近期及远期预后均密切相关,是心绞痛患者及支架置入术患者判断预后的重要指标,并可根据其升高程度进行危险度分层。

(4)心肌损伤:在心脏手术、心导管检查及治疗术、心律转复及心肌炎、心肌病等引起心肌损伤时同样会引起 cTnI 及 cTnT 活性不同程度的增高。

(二)肌红蛋白(Mb)

1. 正常参考值 0～100μg/L。

2. 心血管疾病的临床意义

(1)急性心肌梗死

①动态变化。Mb 峰值可为参考值的 10 倍以上,是诊断早期急性心肌梗死的指标,见表 2。

②诊断价值。Mb 诊断灵敏度为 90.1%,特异性 74%,但其阴性排除价值在 97%以上,2 小时内复查,如 2 次均为阴性,提示胸痛为非心肌损伤引起。

③判断再梗死。由于 Mb 恢复时间较短,当其恢复时间明显延长或再次升高时,可以判断再梗死。

④估计心肌梗死的范围。根据 Mb 峰值及持续时间,可以估计心肌梗死范围。峰值小于参考上限 10 倍,高峰持续时间短的,心肌梗死范围小;峰值超过参考上限的 10 倍,高峰持续时间较长的,心梗范围较大。

(2)心肌炎:在急性期 Mb 往往升高,升高的幅度与心肌炎的严重程度明显相关。Mb 在恢复期或慢性期不升高。

三、激素检验

心脏和血管不仅是一个血液循环器官、通道,同时也具有内分泌功能。心脏和血管合成、分泌的激素或生物活性物质,既可作为循环激素而产生特异性作用,也可在局部进行自分泌、旁分泌而发挥生理功能。同时,体内的内分泌激素也可以影响心血管系统功能。

(一)脑钠素(BNP)

1. 正常参考值 0～100ng/L。

2. 心血管疾病的临床意义

(1)心功能不全:BNP 在心房、心室内合成,压力升高会引起其释放增多。心功能不全时,BNP 升高与心功能不全的严重程度密切相关。同时,BNP 可以在心功能不全症状出现之前明显升高,因此可以早期发现隐匿性心功能不全。

(2) 急性心肌梗死:患者心肌梗死后 BNP 可以迅速升高,呈单峰或双峰。同时,BNP 的浓度变化可以反映心肌梗死时左心室功能受损的情况,及早发现心功能不全并判断预后。

(3)心肌病:在扩张性心肌病患者血浆 BNP 可显著升高,其峰值可达参考上限的 100 倍。肥厚性心肌病也会引起 BNP 升高。

(4)高血压:高血压可引起 BNP 明显升高,尤其是合并心功能不全、心室肥厚患者。

(二)甲状腺激素

包括:三碘甲状腺原氨酸(T_3),游离三碘甲状腺原氨酸(FT_3),甲状腺素(T_4),游离甲状腺素(FT_4)。

1. 正常参考值 T_3:1.6～3.0nmol/L;FT_3:6.0～11.4pmol/L;T_4:65～155nmol/L;FT_4:10.3～25.7pmol/L。

2. 心血管疾病的临床意义

(1)甲状腺功能亢进性心脏病:症状可有心悸、胸闷、气短。体征可有心动过速,常为窦性,休息和睡眠时心率仍快;心尖区第一心音亢进,常有Ⅰ～Ⅱ级收缩期杂音;心律失常,尤其以房性期前收缩多见,也可为室性或交界性,还可发生阵发性或持久性心房颤动或心房扑动,偶见房室阻滞;心脏增大,当心脏负荷增加时易发生心力衰竭；收缩压上升，舒张压下降，脉压差增大，有时出现周围血管征，甲状腺激素水平异常（T_3、T_4、FT_3、FT_4 升高）。

(2)心功能不全：充血性心力衰竭患者 T_3 水平往往降低，即低 T_3综合征。这是机体的适应性反应，随着慢性心功能不全的纠正，这种低 T_3 综合征可消失。

(3)心肌梗死：心肌梗死时，甲状腺激素水平下降，考虑是下丘脑的一种保护性适应机制，它可以减慢心脏、肝脏及肌肉组织的分解代谢。

(4)药物不良反应：长期服用胺碘酮治疗心律失常时，应监测甲状腺功能，及早发现甲状腺功能异常。

(三)肾素

1. 正常值 普通饮食(卧位)：每小时 0.05ng/ml；普通饮食(立位)：每小时 1.95～3.99ng/ml。低钠饮食(卧位)：每小时 0.70～5.89ng/ml；低钠饮食(立位)：每小时 1.13～8.11ng/ml。

2. 心血管疾病的临床意义

(1)升高

①原发性高血压。见于原发高肾素型高血压、恶性高血压。高肾素型患者易发生动脉粥样硬化、冠心病及脑血管意外。

②继发性高血压。主要为肾血管性高血压，包括肾动脉硬化症、肾动脉狭窄、肾动脉血栓形成及栓塞等，均可引起肾皮质血流减少，肾小球滤过率下降，刺激肾素合成、分泌导致血压升高。此外，发生高血压的其他情况包括肾功能不全、失盐性肾炎。

③其他原因。嗜铬细胞瘤、肾素瘤；Bartter 综合征；继发性醛固酮增多症、先天性醛固酮缺乏症；肾上腺皮质功能低下症；肝硬化、肝癌；甲状腺功能亢进；充血性心衰；脑血管疾病；特发性水肿；应用某些药物(如利尿药、口服避孕药及米诺地尔、硝普钠、肼屈嗪)等。肾素瘤是肾小球旁器细胞一种良性肿瘤，特点是严重高血

压，达 260/110mmHg 以上，血钾降低。

(2)降低

①高血压。低肾素型原发性高血压。

②其他疾病。原发性醛固酮增多症，11-β羟化酶缺乏症，17-α羟化酶缺乏症，促肾上腺激素异位，肾结石，痛风，慢性肾盂肾炎，间质性肾炎，铅中毒。

③服用药物。见于应用某些药物，如肾上腺盐皮质激素、普萘洛尔、利舍平、甲基多巴、可乐定、甘草制剂等。

(四)血管紧张素Ⅱ(Ang-Ⅱ)

1. 正常参考值　普通饮食(卧位)：28.2～52.2pg/ml；普通饮食(立位)：55.3～115.3pg/ml。低钠饮食(卧位)：30.6～101.0pg/ml；低钠饮食(立位)：64.3～120.7pg/ml。

2. 心血管疾病的临床意义

(1)高血压：Ang-Ⅱ可使血管收缩，心肌收缩力增强，醛固酮分泌增加及交感神经兴奋等引起血压升高。

(2)动脉粥样硬化：Ang-Ⅱ不仅是血管调节物质，还是一种致炎因子，能引起血管内皮功能障碍，促进动脉粥样硬化发生、发展。

(五)醛固酮(ALD)

1. 正常参考值　普通饮食(卧位)：48.5～123.5pg/ml；普通饮食(立位)：63.0～239.6pg/ml。低钠饮食(卧位)：112.9～353.3pg/ml；低钠饮食(立位)：163.9～517.9pg/ml。

2. 心血管疾病的临床意义

(1)心力衰竭：ALD 可直接促进心肌细胞的纤维化；同时，通过其钠水潴留的作用，使血压升高，引起心室前后负荷增加而间接引起心肌纤维化。

(2)高血压：原发性或继发性高血压患者血 ALD 均可升高，

并且具有昼夜节律的变化，高峰多出现在下午。

(3)心律失常：ALD可增加尿钾排出，尤其是心衰患者使用利尿药后出现低钾、低镁血症时，心肌细胞电活动不稳，易诱发各种心律失常。

(六)儿茶酚胺(CA)

1. 正常参考值 尿24小时71.0～229.5nmol。

2. 心血管疾病的临床意义

(1)嗜铬细胞瘤：嗜铬细胞瘤中富含CA，若连续或间断的释放入血时，可引起血压呈波动性升高。

(2)儿茶酚胺性心肌病：大量CA可引起心肌病变，称为儿茶酚胺性心肌病。表现为左心室肥厚、扩大，心力衰竭，肺水肿及严重心律失常等。

(七)3-甲氧基-4-羟基苦杏仁酸(VMA)

1. 正常参考值 尿24小时5～45nmol。

2. 心血管疾病的临床意义 VMA是肾上腺素代谢的产物，嗜铬细胞瘤患者可明显升高。阳性对嗜铬细胞瘤诊断准确性高，但阴性不能排除该病。

四、血栓与止血检验

正常止血机制，有赖于完整的血管壁，有效的血小板，以及凝血系统和纤溶系统之间的平衡，而心血管疾病经常涉及血栓或出血问题。

(一)部分凝血活酶时间(APTT)

1. 正常参考值 32～43s，较正常对照值延长10s以上为异常。

2. 心血管疾病的临床意义

(1)反映内源性凝血的指标:对凝血因子Ⅷ、Ⅸ、Ⅺ缺乏较敏感。尤其是血友病,可引起APTT的延长。

(2)弥散性血管内凝血(DIC)或血栓前状态:APTT缩短可判断DIC高凝期或者血栓前状态,如心绞痛、心肌梗死及深静脉血栓等。

(3)药物作用:是监测普通肝素治疗的首选指标。应用肝素后,患者APTT与正常血浆的APTT比值在1.5～2.5作为治疗的控制范围。

(二)凝血酶原时间(PT)和国际标准化比值(INR)

1. 正常参考值　PT:11～13s,较正常对照值延长3s以上为异常;INR:0.8～1.5。

2. 心血管疾病的临床意义

(1)反映外源性凝血的指标:可综合反映凝血因子Ⅰ、Ⅱ、Ⅴ、Ⅶ、Ⅹ的含量及活性。

(2)弥散性血管内凝血(DIC):PT缩短见于DIC早期,呈高凝状态;PT延长见于急性DIC的消耗低凝期。

(3)血栓性疾病:PT缩短反映了机体的高凝状态,多见于心绞痛、心肌梗死及深静脉血栓等。

(4)监测药物效果:口服华法林抗凝的患者,世界卫生组织推荐使用INR作为口服抗凝药的首选监测指标,国内推荐抗凝治疗的合适范围以INR维持在2.0～3.0为宜。

(5)术前常规检查:我国卫生部建议,术前应常规监测APTT、PT、血小板计数等作为术前出血倾向的诊断指标。因此,包括心血管介入等手术前应常规检查上述指标。

(三)凝血酶时间(TT)

1. 正常参考值 11～18s,大于正常对照值3s以上为异常。

2. 心血管疾病的临床意义

(1)反映内源性、外源性的共同凝血途径:可判断机体的高凝或低凝状态。

(2)抗凝物质的总体观察:包括肝素和类肝素物质。

(四)纤维蛋白原(FIB)

1. 正常参考值 2～4g/L。

2. 心血管疾病的临床意义

(1)动脉粥样硬化及冠心病:动脉粥样硬化患者FIB含量明显升高。同时,血浆FIB升高可诱发、加重心绞痛发作。因此,FIB与冠心病的发生、发展密切相关。

(2)急性心肌梗死:不稳定型心绞痛患者发生急性心肌梗死之前,往往有血浆FIB升高的现象,考虑此时为血栓前的高凝状态。

(3)弥散性血管内凝血(DIC):DIC时在血管内微血栓形成过程中FIB被消耗,FIB水平下降。

(五)纤维蛋白溶解产物(FDP)

1. 正常参考值 0～5mg/L。

2. 心血管疾病的临床意义

(1)动脉粥样硬化:FDP增高时,可活化血小板的黏附作用,诱发或加重动脉粥样硬化。

(2)急性冠状动脉综合征:急性心肌梗死及不稳定型心绞痛患者FDP可明显升高,而稳定型心绞痛患者增高不明显。FDP反映纤维蛋白溶解活性,升高表示继发纤维蛋白溶解活性增强,是血栓形成标志物之一。

(3)溶栓治疗指标：当使用溶栓治疗时，FDP 也可明显升高，是溶栓治疗的观察指标之一。

(4)血栓性疾病：深静脉血栓形成、肺栓塞患者，血中 FDP 可明显增高。

(5)弥散性血管内凝血(DIC)：DIC 时 FDP 可明显升高，敏感性 69.2%，特异性 97%。

(六)D-二聚体(D-D)

1. 正常参考值　0～500μg/L。

2. 心血管疾病的临床意义

(1)急性冠状动脉综合征：急性心肌梗死及不稳定型心绞痛患者 D-D 可明显升高，而稳定型心绞痛患者增高不明显。

(2)血栓性疾病：深静脉血栓形成、肺栓塞患者，血中 D-D 可明显升高。其特异性不高，但阴性预测率较高，如果 D-D 不高，则可基本排除深静脉血栓、肺栓塞。

(七)血小板聚集(PAgT)

1. 正常参考值　62.7±16.1%。

2. 心血管疾病的临床意义

(1)冠心病：稳定型心绞痛患者 PAgT 不升高，不稳定型心绞痛可轻度升高，而急性心梗时升高较明显，可以根据血小板聚集对冠心病进行危险分层。

(2)药物效果：服用抗血小板药物，PAgT 可引起下降。而下降比例的不足，是抗血小板药物抵抗重要的实验室指标，将会增大临床再发缺血事件的发生几率：包括再梗死、支架内血栓形成等。

五、脂类检验

血脂指标反映体内脂质代谢状态。血脂分析对心血管疾病危险及防治效果等方面的评估具有重要的临床意义。

(一)胆固醇(Ch)

1. 正常参考值 0～5.2mmol/L。

2. 心血管疾病的临床意义

(1)动脉粥样硬化:血浆中的 Ch 过多,会沉积于动脉内膜,进而形成脂质条纹、纤维斑块等,促进动脉粥样硬化的发生、发展。

(2)冠心病:当冠状动脉受到累及时,引起冠状动脉狭窄,导致冠心病的发生。研究显示,Ch 水平与冠心病的发生呈正相关,而且冠心病的死亡率随着 Ch 的升高而升高。

(3)急性心肌梗死:血中 Ch 升高会诱发冠状动脉斑块的破裂,形成血栓,产生急性冠状动脉闭塞而发生心肌梗死。

(二)三酰甘油(TG)

1. 正常参考值 0.56～1.70mmol/L。

2. 心血管疾病的临床意义

(1)动脉粥样硬化及冠心病:当 TG 升高时,会增加动脉粥样硬化发生的几率。同时,冠心病发生率也会增加。血中 TG 水平是冠心病的独立危险因素之一。

(2)血栓形成:血中 TG 升高可使体内 Ⅶ 凝血因子功能亢进,同时使纤维蛋白溶酶抑制因子活性增强,诱发凝血。

(三)低密度脂蛋白胆固醇(LDL-C)

1. 正常参考值 2.07～3.12mmol/L。

2. 心血管疾病的临床意义

(1)动脉粥样硬化:LDL-C 在氧自由基的介导下被修饰,形成氧化型低密度脂蛋白(OX-LDL)。血管内皮的巨噬细胞可大量摄取 OX-LDL,从而导致胆固醇聚积而逐渐形成泡沫细胞。同时,LDL-C 可诱导平滑肌细胞增殖,血管内皮受损,因此 LDL 被修饰后是动脉粥样硬化的危险因素之一。

(2)冠心病:LDL-C 是冠心病的独立危险因素,尤其是男性冠心病患者,其存在明确的剂量-效应关系:LDL-C＞2.6mmol/L 时,男性患冠心病的危险显著增加。我国提出了血脂异常的诊断标准和治疗目标,其中冠心病的降脂治疗第一目标是 LDL-C＜2.6mmol/L。

(3)急性心肌梗死:血中 LDL-C 升高会诱发冠状动脉斑块破裂,形成血栓,产生急性冠状动脉闭塞。因此,冠心病高危患者中,降脂治疗有“稳定”斑块的作用。

(四)脂蛋白 a[LP (a)]

1. 正常参考值 0～300mg/L。

2. 心血管疾病的临床意义

(1)动脉粥样硬化:LP(a) 与动脉粥样硬化有关,其可与LDL-C 结合形成聚合物,促进泡沫细胞产生,同时刺激血管壁平滑肌细胞增生。

(2)冠心病:LP(a) 升高,尤其是同时伴有 LDL-C 增高,是冠心病发病的危险因素之一。

(3)血栓形成:LP(a) 可与纤维蛋白结合,促纤溶功能下降,凝血功能亢进,促进急性或慢性血栓形成。

(4)急性心肌梗死:LP(a)作为急性反应物质,在急性心肌梗死发病后,血浆 LP(a) 可呈不同程度升高。且心肌梗死并发症发生率与 LP(a) 升高程度相关。

(五)高密度脂蛋白胆固醇(HDL-C)

1. 正常参考值 0.94～2.00mmol/L。

2. 心血管疾病的临床意义

(1)动脉粥样硬化:HDL-C 浓度与动脉粥样硬化发病的危险呈负相关。HDL-C 具有胆固醇逆转作用,能将外周的胆固醇转运到肝脏进行分解代谢。

(2)冠心病:HDL 浓度与冠心病发病的危险呈负相关,HDL-C 水平低下是冠心病的独立危险因素。

(六)载脂蛋白 A1(ApoA1)

1. 正常参考值 男性:1.42±0.17g/L;女性:1.45±0.14g/L。

2. 心血管疾病的临床意义

(1)动脉粥样硬化:ApoA1 是 HDL 中主要的脂蛋白,促进胆固醇的逆向运输,减少动脉粥样硬化的发生。

(2)冠心病:冠心病患者 ApoA1 降低比 HDL 降低更为重要。低 ApoA1 患者冠心病死亡率明显低于正常人群。

(3)急性心肌梗死:急性心肌梗死发病后 24 小时,ApoA1 开始升高,可持续 6～8 周。

(七)载脂蛋白 B(ApoB)

1. 正常参考值 男性:1.01±0.21g/L;女性:1.07±0.23g/L。

2. 心血管疾病的临床意义

(1)动脉粥样硬化:ApoB 通过与细胞膜上的 LDL-C 受体结合介导 LDL-C 代谢,促进动脉粥样硬化的形成,ApoB 升高是早发动脉粥样硬化的危险因素之一。

(2)冠心病:ApoB 升高比 LDL-C 的升高对冠心病的危险度预测更有意义。有人认为,ApoB>1.20 g/L 是冠心病的危险因素。

六、其他检验

(一)同型半胱氨酸(HCY)

1. 正常参考值 4.5～14.0μmol/L。

2. 心血管疾病的临床意义

(1)动脉粥样硬化:血中 HCY 升高是导致动脉粥样硬化的一个独立危险因素。HCY 对血管的内皮细胞具有直接的毒性作用;刺激血管平滑肌增殖;增加血小板的聚集作用等。

(2)冠心病:冠心病患者血 HCY 水平明显升高,是冠心病发病的危险因素。同时,它是一项预测心血管事件发生的生化指标,血浆 HCY 水平与冠心病患者的远期预后、存活率、病死率有关,对预测死亡有重要意义。

(3)血栓性疾病:HCY 可诱发血管病变,在病变部位易诱发血栓形成。血浆 HCY 浓度升高时,深静脉血栓发生率明显升高。

(4)高血压:高血压患者血浆 HCY 水平升高,与血管紧张素Ⅱ(Ang Ⅱ)的释放及基因多态性相关。

(二)C 反应蛋白(CRP)和高敏 C 反应蛋白(hs-CRP)

1. 正常参考值 CRP:0～8mg/L;hs-CRP:0～3.0mg/L。

2. 心血管疾病的临床意义

(1)动脉粥样硬化:动脉粥样硬化的发生有明显的炎症反应成分,CRP 作为炎症因子,其升高是动脉粥样硬化活动的一个标志。

(2)冠心病:CRP 是冠心病的独立危险因素之一,心绞痛发作时 CRP 明显升高,升高的程度与死亡率有关。美国疾病控制预防中心(CDC)与美国心脏协会(AHA)建议,可根据 hs-CRP 水平对患者进行心血管病危险分类:即 hs-CRP＜1mg/L 为相对低度危险，hs-CRP 1.0～3.0mg/L 为中度危险，hs-CRP ＞3.0mg/L 为高度危险。

(3)急性心肌梗死：急性心肌梗死后炎症反应引起 CRP 升高，急性心肌梗死后 4～6 小时 CRP 开始升高，36～72 小时达高峰，持续 72～120 小时，CRP 升高的程度和持续时间与梗死范围大小相关。CRP 明显升高患者心脏破裂的危险显著增加。

(4)经皮冠状动脉介入治疗术(PCI)：CRP 的浓度是预测支架术后内膜增生及再狭窄的良好指标之一。术前高 hs-CRP 对早期并发症和术后再狭窄有较高的预测价值。而有研究指出，术后 CRP 阴性则再狭窄可能性较小。

(5)感染性心内膜炎及类风湿心脏病：感染性心内膜炎及类风湿心脏病，包括类风湿心包炎、类风湿心肌炎、类风湿瓣膜损害等，血中 CRP 明显升高。

(6)心房颤动：有研究显示，心房颤动可能与炎症有关，而炎症可促进心房颤动持续发作。降低血清 CRP 水平可能有助于降低心房颤动的发生率或减少心房颤动持续性状态，进一步减少栓塞的发生率。

(7)高血压：原发性高血压患者血清 CRP 水平往往升高，提示 CRP 可能是原发性高血压发生的危险因素，CRP 及炎症反应可能参与了原发性高血压的发生、发展。

注：hs-CRP 采用了较先进的监测技术，可检测出低水平(0.1～10mg/ L) 的 CRP 浓度，该水平的微小变化与心血管疾病及部分其他疾病更加密切相关，因此目前在心血管诊疗中，多采用 hs-CRP 来代替 CRP 作为观察指标。

虽然 hs-CRP 的检测有重要心血管临床价值，但应注意的是它的炎性标志是非特异性的，随急性感染或创伤而升高，如果证实 hs-CRP＞10mg/L，应查找明显感染或炎症的来源，2 周后再检测。

(三)类风湿因子(RF)

1. 正常参考值　0～30IU/ml。

2. 心血管疾病的临床意义

(1)类风湿心脏病:类风湿心包炎、类风湿心肌炎、类风湿瓣膜损害等血中 RF 明显升高。

(2)血管炎:类风湿关节炎可引起局部或全身的血管炎,血中 IgG-RF 的滴度会明显升高。

(3)亚急性细菌性心内膜炎:患者血中 RF 浓度可升高,但阳性率较低,只有 40%左右。如能确诊亚急性细菌性心内膜炎,则其升高幅度与病情严重程度密切相关。

(四)免疫球蛋白

包括免疫球蛋白 G(IgG),免疫球蛋白 A(IgA),免疫球蛋白 M(IgM)。

1. 正常参考值　IgG:7.6～16.6g/L;IgA:0.7～3.3g/L;IgM:0.5～2.1g/L。

2. 心血管疾病的临床意义

(1)类风湿心脏病:血中 IgG、IgA、IgM 可明显升高。

(2)系统性红斑狼疮心脏病:除了 IgG、IgA、IgM 升高外,尚有抗核抗体(ANA)阳性,以及低补体血症等,累及心血管系统时常见抗心磷脂抗体(ACL)阳性。患者可出现心包炎和心包积液,心室舒张或收缩功能不全,心脏增大,心肌炎,心律失常,二尖瓣或主动脉瓣增厚及反流、疣状心内膜炎,心绞痛或心肌梗死,肺动脉高压等。

(3)动脉粥样硬化:动脉粥样硬化患者血浆 IgG 异常升高。IgG 的增加加重血管损伤,加速动脉粥样硬化的形成。

(五)补体(C3、C4)

1. 正常参考值 C3:1.14±0.27g/L;C4:0.55±0.11g/L。

2. 心血管疾病的临床意义

(1)类风湿心脏病及系统性红斑狼疮心脏病:血中C3、C4均降低。

(2)高脂血症:高脂血症患者的C3水平升高,体内脂肪组织可能是高脂血症患者的C3来源之一。研究显示,家族性混合性高脂血症患者C3升高,而且C3具有家族相关性,提示有遗传因素影响补体的表达。

(3)动脉粥样硬化:动脉粥样硬化患者补体C3、C4均升高。补体激活后产生大量趋化物质,加剧缺血组织损伤,补体也可激活多形核细胞,引起毛细血管堵塞,造成心肌微循环改变。此外,补体及其产物也能通过非中性粒细胞依赖机制损害缺血心肌功能和伸入动脉壁引起更深动脉的壁细胞损伤,促进免疫复合物沉积,加速动脉粥样硬化的形成。

(4)冠心病:冠心病患者,尤其是急性冠状动脉综合征患者C3明显升高。C3可相应地反映冠状动脉病变及心肌缺血的程度,且与冠心病的发生、发展密切相关,并对判断病情及预后有指导意义。

(王 斌 翟东东)

第三节 心 电 图

一、常规心电图

(一)临床心电图基础

1. 心电图各波的形成

(1)心电图波命名:正常情况下,每个心动周期均可记录到一系列波形,依次命名为P波、QRS波群、T波、U波。P波就是心房除极波。心室除极产生QRS波群,其顺序是自室间隔开始,除极在0.02～0.05s时间产生间隔向量,自左向右除极。0.015s间隔除极完毕,心室、心尖被激动,而且还通过左右束支及浦肯野纤维开始激动左右心室、心尖附近的室壁,综合向量已偏下。0.020s除极面已通过心尖部心肌,主要在左右心室壁上除极,左心室除极面已大于右心室,综合向量偏左下。0.025s左心室除极面更明显大于右心室,综合向量指向左下前。0.04s右心室壁已除极完毕,左心室还保持相当大的除极面,综合向量指向左上。0.06s大部分心肌除极完毕,仅有左心室后底小部分仍在除极过程中,此后直到心室肌全部除极完毕。

(2)心室除极与QRS各波的形成:正常心电图初始q波形成:心电图(以Ⅰ导联为例)q波即是除极初始向量。QRS主波形成:心室除极波在Ⅱ导联是向上的R波,在aVR导联是负向波,在胸前导联从V_1～V_6导联R波逐渐升高,S波逐渐减低,正常的QRS波群间期为0.06～0.10 s。

(3)心室复极形成T波:由于右心室壁较薄,3位相复极时产生的电位活动远不如左心室壁大。据此，心室复极波的形成主要来自于左心室壁肌自外膜向心腔面复极的作用，T 波方向多与主波相同。很多因素都可以影响 T 波的变化。

2. 心电图的导联系统 导联就是引导心脏电流到心电图机的联接路程，按其导线连结方式的不同，可分为双极导联和单极导联。

(1)标准双极导联(标准导联)

①连接方法(图 1)。Ⅰ导联：左上肢正极，右上肢负极，反映心脏左右两点电位差；Ⅱ导联：左下肢正极，右上肢负极，反映心脏右侧上下电位差；Ⅲ导联：左下肢正极，左上肢负极，反映心脏左侧上下电位差。

②心电图特点。Ⅰ导联：正常 P 波与 T 波均直立向上，QRS 波群综合波的主波向上(即有一高 R 波)；Ⅱ导联：正常 P 波、QRS 波群、T 波均向上；Ⅲ导联：正常 P 波、T 波可直立、低平、平坦、双相，也可倒置，QRS 主波一般向上。

(2)单极加压肢体导联

①连接方法(图 2)。aVR 导联：右上肢为正极，左下肢与左上肢为负极；aVL 导联：左上肢为正极，左下肢与右上肢为负极；aVF 导联：左下肢为正极 右上肢与左上肢为负极。

②心电图特点。aVR 导联：P 波倒置，QRS 波主波向下，呈 rs、Qr 或 QS 型，T 波倒置；aVL 导联：变化较大，P 波可直立、倒置，QRS 波呈 qRs、Rs、R 型，T 波可直立、倒置；aVF 导联：P、QRS、T 波 均直立。

(3)胸前导联：胸前导联是横面或水平面导联，反映前后左右的心肌电位差。

①连接方法。探查电极正极：V_1 位于胸骨右缘第四肋间；V_2 位于胸骨左缘第四肋间；V_3 位于 V_2 与 V_4 两点连线的中点；V_4 位于左锁骨中线与第五肋间相交处；V_5 位于左腋前线 V_4 水平

处；V_6 位于左腋中线 V_4 水平处。

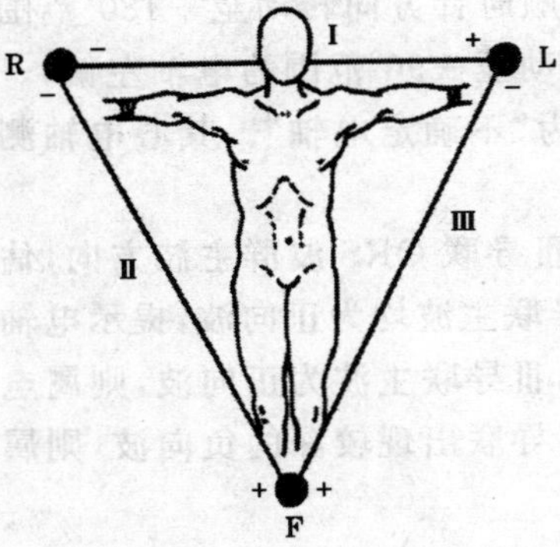

图 1 标准双极导联的电极位置及正负极连接方式

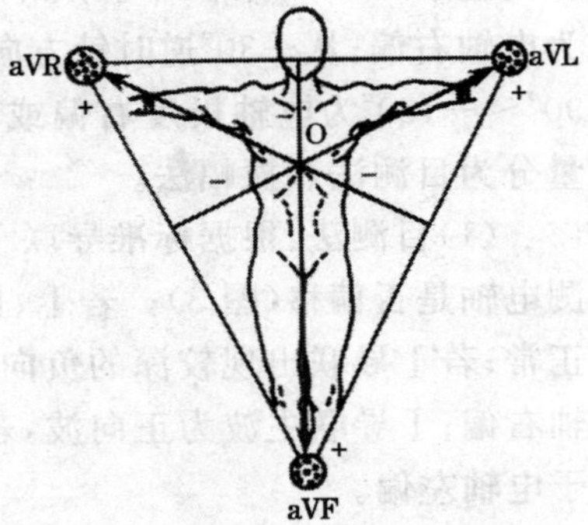

图 2 单极加压肢体导联的电极位置及正负极连接方式

另将肢体导联三个电极各串一 5 欧姆电阻，然后将三者连接起来，构成“无关电极”，设为胸前导联的负极。

②胸前扩展导联及意义。随着心脏病学的发展，临床上又根据实际情况增加了 V_{3R}～V_{5R}，V_7～V_9 导联。其中，V_{3R} 正极在与 V_3 相对应的右侧胸壁，V_{4R} 正极在与 V_4 相对应的右侧胸壁，V_{5R} 正极在与 V_5 相对应的右侧胸壁。这三个导联用于对右心房肥大、右束支阻滞、右心室梗死的诊断。另外，V_7 正极在左腋中线第五肋间；V_8 正极在左腋后线第五肋间；V_9 正极在左肩胛下角线第五肋间，这三个导联用于正后壁心肌梗死的诊断。

③心电图特点。胸前导联 QRS 波群形态变化有一定规律，V_1～V_2 多呈 rS 型，V_3 多呈 RS 型，V_4～V_6 多呈 qRs、Rs 或 qR 型。V_1～V_4 导联 r 波逐渐增高呈 R 波，V_3 导联 R/S=1，V_5～V_6 R 波又依次减低。V_2～V_6 导联 S 波逐渐减小或消失。

3. 心电轴 心电图学上所说的心电轴，是指额面上 QRS 心电轴，常用最大向量在额面上与Ⅰ导联交角表示。正常心电图轴指向左下，$-30°\sim+90°$。从$+90°$顺时针方向转动至$+180°$范围为电轴右偏；从$-30°$逆时针方向转动至$-90°$范围为电轴左偏；$-90°\sim-180°$为电轴极度右偏或称为“不确定电轴”。其心电轴测量分为目测法和振幅法。

(1)目测法：根据标准导联Ⅰ、Ⅲ导联QRS波群主波方向，估测电轴是否偏移(图3)。若Ⅰ、Ⅲ导联主波均为正向波，提示电轴正常；若Ⅰ导联出现较深的负向波，Ⅲ导联主波为正向波，则属电轴右偏；Ⅰ导联主波为正向波，若Ⅲ导联出现较深的负向波，则属于电轴左偏。

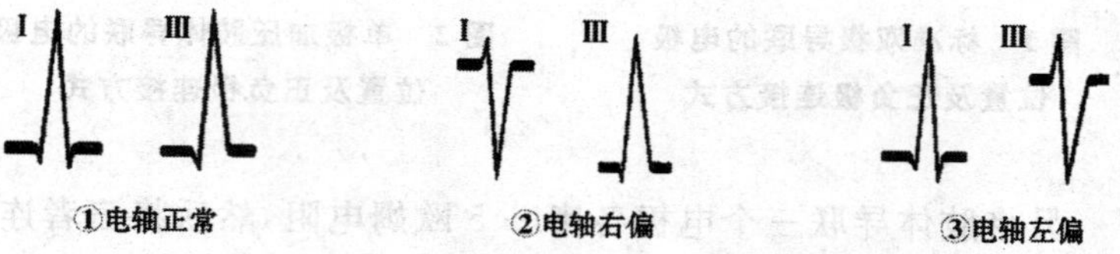

图3　目测心电轴

(2)振幅法：通常采用分别测量Ⅰ导联和Ⅲ导联的QRS振幅的代数和，然后将这两个数值分别在Ⅰ和Ⅲ导联上画出垂直线，求得两垂直线的交叉点。电偶中心与该交叉点相连即为心电轴，该轴与Ⅰ导联正侧的夹角即为心电轴的角度(图4)。也可将测算的Ⅰ和Ⅲ导联QRS振幅代数和值直接查表求得心电轴。

4. 心电图的识别及测量方法

(1)正常心电图(图5)

①正常P波。心房波起源于窦房结，P波的前部代表右心房激动，后部代表左心房激动，中间部分代表左右心房共同激动。形态为Ⅰ、Ⅱ、aVF导联直立，aVR导联倒置。振幅为正常上限$<0.25mV$，V_1导联负向部分$<0.1mV$。时限为0.08～0.11s。

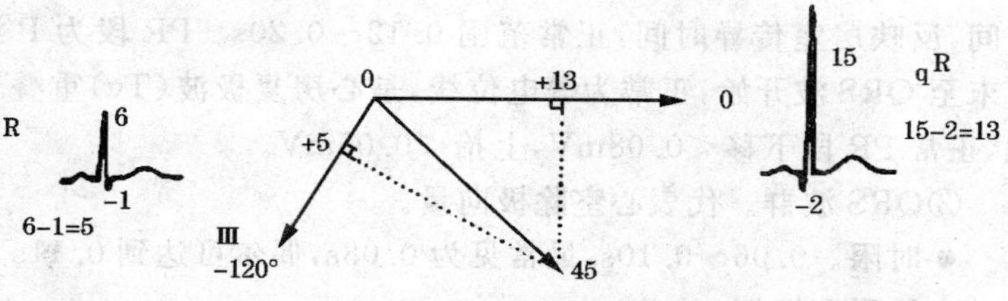

图 4 振幅法测量心电轴

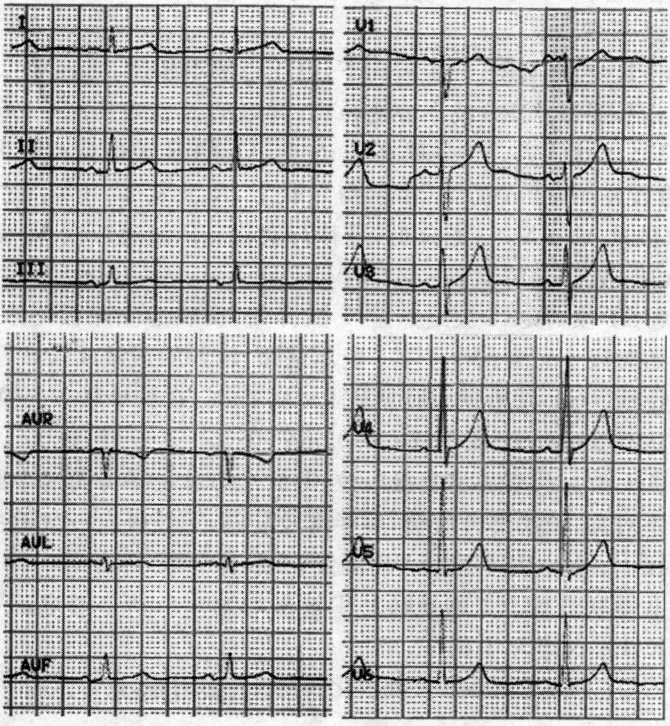

图 5 正常心电图

②PR 间期。心电图上测量自 P 波开始到 QRS 波开始一段时间，反映房室传导时间，正常范围 0.12～0.20s。PR 段为 P 波终末至 QRS 波开始，正常为等电位线，是心房复极波（Tα）重叠于此，正常 PR 段下移＜0.08mV，上抬＜0.05mV。

③QRS 波群。代表心室除极向量。

● 时限。0.06～0.10s，最常见为 0.08s，偶尔可达到 0.11s。

● 波形和振幅

Ⅰ导联：以 R 波为主，R 波电压＜1.5mV。

Ⅱ、Ⅲ、aVF 导联：一般以 R 波为主，电压＜1.9mV；aVF 导联 QRS 波形多变。

aVR 导联：QRS 波主波向下，电压一般不超过 0.5mV。

aVL 导联：QRS 波形多变，aVL 导联的 R 波电压＜1.0mV。

$V_{1\sim6}$ 导联：V_1、V_2 导联多呈 rS 型，V_1 的 R 波电压＜1.0mV，V_1 的 S 波＜1.8mV。正常在胸导联上，R 波从 $V_1 \sim V_4$ 逐渐增高，S 波从 $V_1 \sim V_6$ 逐渐降低，呈移行变化。R 波通常在 V_4 最高，V_5 次之，V_5、V_6 的 R 波＜2.5mV。

④ST 段。QRS 波终点至 T 波开始，反映心室除极终末至复极开始时段。正常情况下 ST 段不偏移，75％的正常成人 ST 段呈等电位线。ST 段抬高在肢导联上＜0.1mV，在胸导联 $V_1 \sim V_3$ 抬高可达 0.3mV，ST 段下移＜0.05mV。

⑤T 波。代表心室复极电位，T 波形态总是平滑而呈半圆形，两肢不对称，前半部升肢缓，后半部较陡峭，T 波极向一般随主波。T 波在Ⅰ、$V_4 \sim V_6$ 直立，aVR 倒置；在肢体导联 T 波＜0.6mV，一般以Ⅱ导联最高。在胸导联上 T 波平均为 0.6mV。总之，T 波振幅＞R/10，否则为 T 低平。

⑥QT 间期。代表心室除极化和复极化总时程，正常范围 0.32～0.44s。

⑦U 波。U 波是在 T 波后 20～40ms 出现的一个低而宽的波

形，一般是直立的，振幅低，一般 U 波振幅为同导联 T 波的 5%～25%。低血钾时 U 波振幅可增加。

(2)心电图的诊断：对一份心电图要做出正确诊断，必须依顺序测量、分析，判断各波段形态、时限、振幅等。

①首先浏览一下心电图的定准电压、导联是否标准，有无缺陷，导联有无接错。

②确定心律性质是否为窦性、异位，计算心率。

③依次测量 P 波、PR 间期、QRS 波、QT 间期的时限、形态、振幅及 ST 段有否偏移，T 波形态、振幅等。

④结论(心电图诊断)。

(3)心电图形的正常变异

①早复极综合征。也称过早复极综合征，主要表现为 ST 段自 J 点后抬高。目前认为是部分心室肌提前复极，由于复极不均匀形成的一种心电图综合征，多数属于良性的先天性心脏传导或电生理异常。其心电图诊断标准如下。

- ST 段自 J 点后呈凹面向上抬高，以 V_1～V_5 为主。
- ST 段抬高可持续多年，随年龄的增长可减轻，但不回到基线。
- R 波降支模糊或明显切迹。
- T 波高耸或倒置。
- 运动后 ST 段回到等电位线，可用来鉴别心肌梗死早期 ST 段抬高，但须慎重。

②$S_Ⅰ S_Ⅱ S_Ⅲ$ 综合征。在Ⅰ、Ⅱ、Ⅲ导联上，QRS 波群均有终末 S 波，$S_Ⅱ > S_Ⅲ$。有报道，20%的正常人可出现这种图形，病理情况下见于右心室肥大、肺气肿。$S_Ⅰ S_Ⅱ S_Ⅲ$ 综合征常伴有的 rsr′，须与右束支阻滞鉴别，可以做 V_1 低肋心电图，r′可消失。

(二)心房心室肥大心电图

1. 心房肥大　心房肥大时 P 波形态、振幅、时限可发生变化。

(1)右心房肥大心电图表现:主要是P波电压增高,振幅>0.25 mV,形态高尖,临床多见于肺源性心脏病,故称“肺性P波”(图6)。

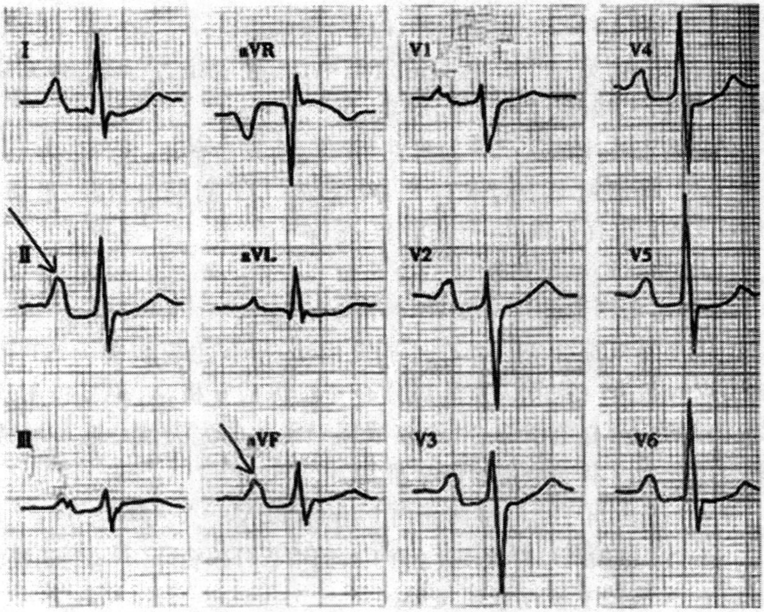

图6　右心房肥大心电图

(2)左心房肥大心电图:主要是P波时限增宽> 0.12s,P波呈双峰状,峰间距≥ 0.04s(图7)。

(3)双心房肥大:具备左房和右房肥大的心电图改变。

2. 心室肥大

(1)左心室肥大(图8)

①QRS波群电压改变。V_5的R波或V_6的R波>2.5mV。RV_5+SV_1>4.0mV(女性3.5mV)。Ⅰ的R波>1.5mV,aVL的R波>1.2mV,aVF的R波>2.0mV。

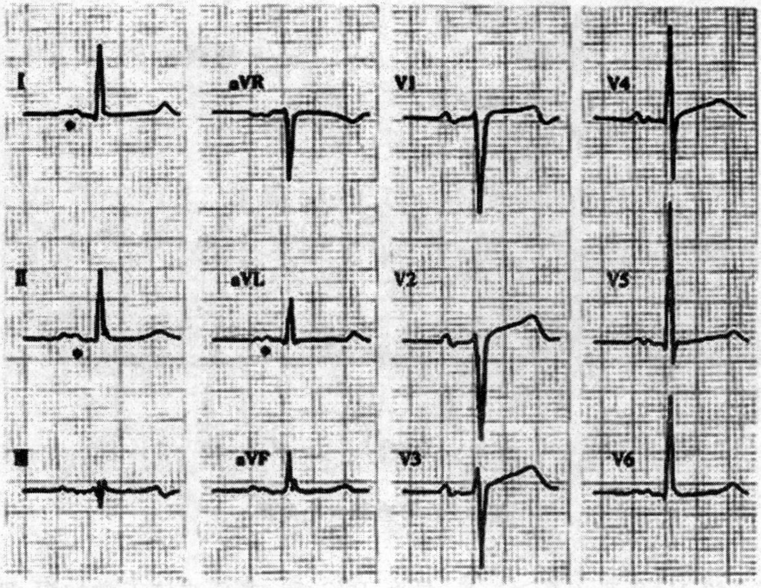

图 7　左心房肥大心电图

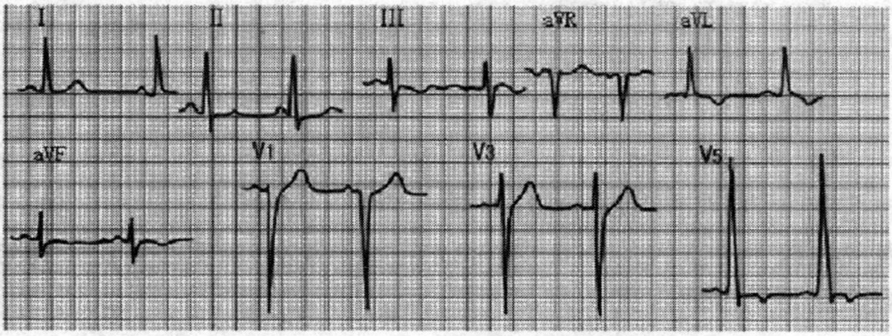

图 8　左心室肥大心电图

②QRS 时限。轻度增宽＞0. 10s，很少超过 0. 11s。

③QRS 电轴。轻度左偏，一般＜−30°

④继发 ST-T 改变。V_5、V_6、aVL、aVF 导联的 ST 段下移＞0.05mV，T 低平、双相或倒置。

(2)右心室肥大(图 9)

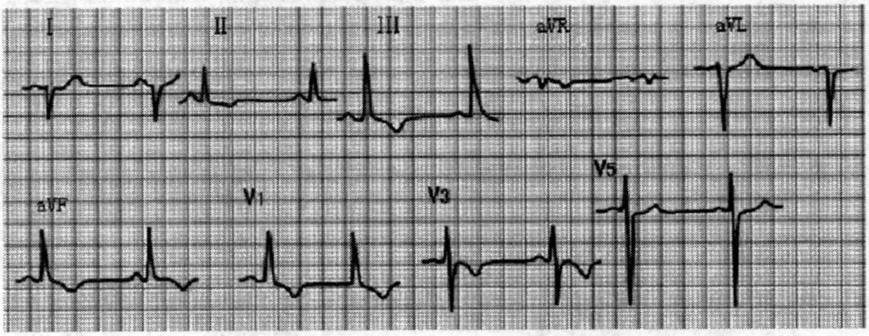

图 9　右心室肥大心电图

①V_1 导联 R/S≥1，V_5 导联 R/S≤1 或 S 波较正常加深，明显顺时针转位。重度肥厚时 V_1 导联可呈 qR 形。

②QRS 波群电压改变。V_1 的 R 波＞1.0mV 或 $R_{V1}+S_{V5}$＞1.2mV，aVR 导联的 R 波＞0.5mV。

③电轴右偏：＞+110°。

④继发 ST-T 改变。

(3)双心室肥大：心电图表现为双侧心室产生的向量相等，互相抵消，可表现心电图正常；如果一侧心室产生的向量占优势，则表现为该侧心室大的特点，通常以左室大为主；双侧心室肥大特点都能在心电图表现出来。

(三)心肌缺血心电图

冠状动脉血流量相对或绝对减少，不能满足心肌代谢需要，心肌消耗其糖原储备，进行无氧代谢时称心肌缺血。如果心肌缺血时间过久，心肌发生不可逆损害，导致心肌坏死。心肌缺血的心电图表现主要是复极过程的变化，有时也影响到 QRS 波群。

1. T 波变化 心外膜下缺血时，T 波深倒置；而在心内膜下缺血时，T 波高耸。ST 段与 T 波夹角增大，有时 T 波呈伪改变或假性正常化，即由原来的倒置变正，甚至接近正常。

2. ST 段变化 ST 段偏移是由于心肌损伤电流所致，缺血时 ST 段多呈下移，但也有抬高。ST 段下移反映心内膜下缺血，是心肌缺血最常见的心电图表现，典型缺血的 ST 段呈下垂型、水平型下移（图 10）。ST 段下移的心电图诊断标准：任一导联 ST 段下移≥0.05mV 为异常。

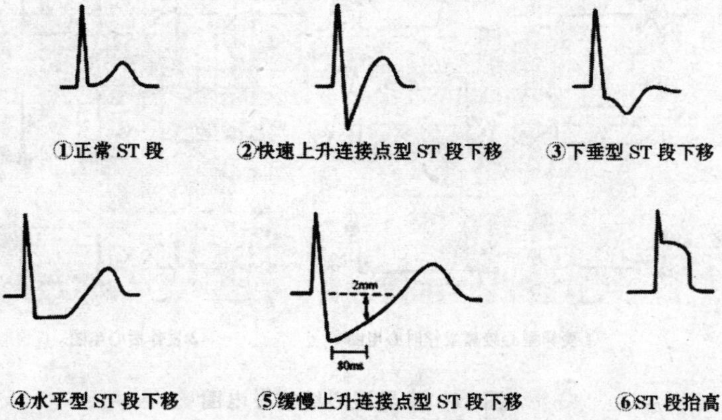

图 10 ST 段偏移的常见类型

ST 段抬高反映心外膜下心肌缺血或透壁性心肌缺血，主要见于变异型心绞痛。诊断标准：两个以上导联 ST 段抬高≥0.1mV 为异常，V_1～V_3 导联 ST 段抬高达 0.3mV 也可见于正常人。缺血性 ST 段呈弓背向上抬高，伴有对应导联 ST 段下移。图 11 是一例冠心病患者的动态心电图，变异型心绞痛发作时和发作后无症状时记录到的动态心电图。

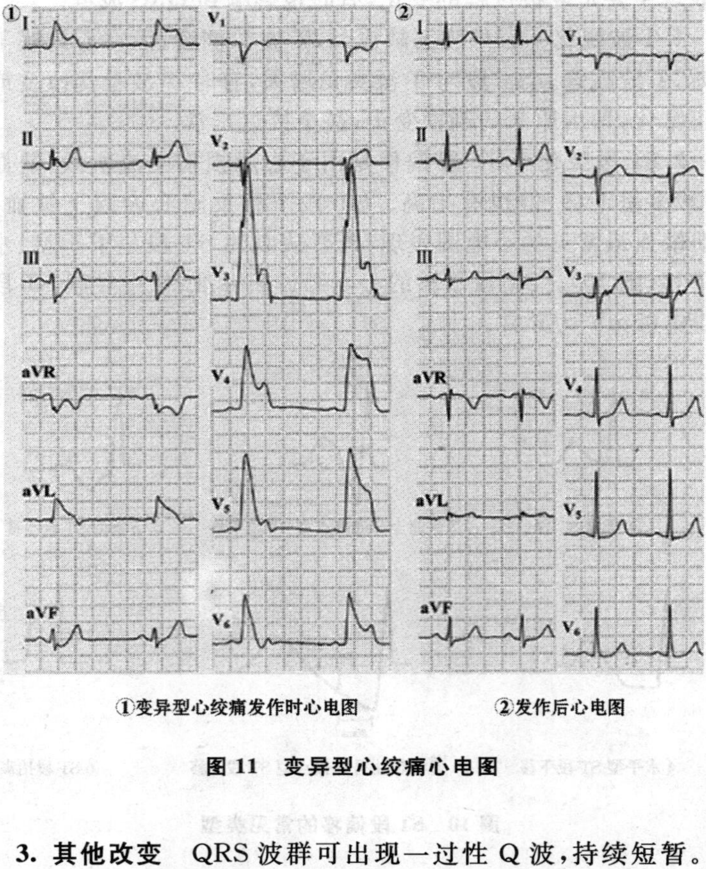

①变异型心绞痛发作时心电图　　　②发作后心电图

图 11　变异型心绞痛心电图

3. 其他改变　QRS 波群可出现一过性 Q 波，持续短暂。室内阻滞可出现一过性的束支阻滞。U 波可出现倒置。

4. 冠状动脉供血不足的心电图表现　急性冠状动脉供血不足表现最常见的是 ST 段呈一过性下垂型或水平型下移；一过性 T 波高耸或倒置，多见于Ⅰ、aVL、左胸导联；一过性心律失常有期前收缩、心房颤动、阵发性心动过速、房室阻滞、束支阻滞。

(四)急性心肌梗死心电图

心肌梗死的心电图表现为心肌除极和复极异常,主要是 T 波、ST 段改变和病理 Q 波的出现(图 12)。

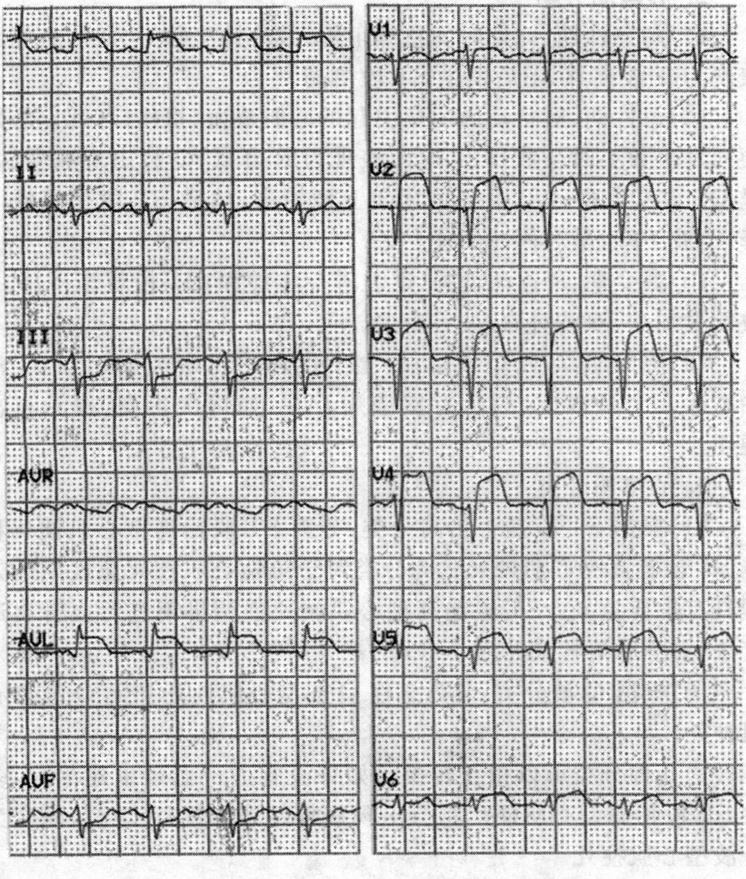

图 12 急性心肌梗死心电图

1. 心电图的特点

(1)坏死性 Q 波。

(2)损伤型 ST 段抬高。

(3)缺血型 T 波倒置标志着急性心肌梗死进入演变期。

2. 心电图分期

(1)超急性期:此期时间持续很短,数分钟至数十分钟,心电图表现为 T 波高耸,随后发生 ST 段抬高。

(2)急性期:冠状动脉闭塞引起的心肌缺血、损伤、坏死。心肌梗死发生数小时至数日,心电图表现为 R 降低,Q 波出现或变深,呈 QS 或 QR 型,ST 段呈弓背向上型抬高,然后 ST 段呈缓慢下降,T 波下降,呈对称性倒置。

(3)演变期:R 逐渐消失,Q 波进一步加深,ST 段逐渐下降,T 波倒置加深,双肢对称,波谷变尖。

(4)陈旧期:坏死 Q 波呈永久性,ST 段回到等电位线;如 ST 段抬高达 2 个月以上,提示有室壁瘤存在;如再次抬高,提示再次梗死。

3. 心电图分类

(1)根据 ST 段是否抬高分类:分为 ST 段抬高型心肌梗死和非 ST 段抬高型心肌梗死。此分类对于急性心肌梗死急性期的处理具有重要意义。ST 段抬高型心肌梗死强调早期进行血管再通疗法(如静脉溶栓或介入手术)。

(2)根据 Q 波分类:分为急性 Q 波型心肌梗死和无 Q 波型心肌梗死。

这几种分类可以相互转换。如果没有进行血运重建治疗,多数 ST 段抬高型心肌梗死将会出现病理性或坏死性 Q 波,演变为 Q 波型心肌梗死。

4. 心电图定位诊断 根据心电图改变的导联而确定相应的供血冠状动脉与部位(表 3)。

表 3　急性心肌梗死的定位诊断

部位	心电图改变的导联	相应供血冠状动脉
高侧壁	Ⅰ、aVL	左前降支或左回旋支
下壁	Ⅱ、Ⅲ、aVF	左前降支、回旋支或右冠状动脉
前间壁	$V_1 \sim V_3$	左前降支
前壁	$V_3 \sim V_5$	左前降支
广泛前壁	$V_1 \sim V_5$	左前降支主干
正后壁	$V_7 \sim V_9$	左回旋支或右冠状动脉
右心室	$V_{3R} \sim V_{5R}$	右冠状动脉

(五)其他心电图改变

1. 急性肺梗死　急性肺动脉栓塞及同时出现的神经体液异常导致肺动脉压力骤然升高,引起急性右心室压力负荷增加,急性右心扩张,心脏顺时针方向转位。心电图改变多在肺栓塞发病数小时出现,持续数日到数周。急性肺动脉栓塞的心电图特征包括以下几点。

(1)Ⅰ导联新出现S波,开始宽而浅,以后变为深而窄;Ⅲ导联新出现q波,一般达不到病理性Q波的标准,常伴Ⅲ导联T波倒置。简称为:$S_{Ⅰ} Q_{Ⅲ} T_{Ⅲ}$可有动态改变。

(2)不同程度的右束支阻滞。

(3)QRS电轴右偏,多位于$+90° \sim +100°$。

(4)胸前导联顺时针方向转位。

(5)胸前导联T波倒置,多在$V_1 \sim V_3$导联。

(6)窦性心动过速。

2. 心肌炎、心包炎

(1)心肌炎:是指心肌炎症性病变,其心电图主要表现ST-T改变。

(2)心包炎：心包炎本身并不引起心脏除极和复极变化，引起心电图变化的原因是由于心包炎症累及心外膜下浅层心肌，引起炎症，产生损伤电流。

①急性心包炎。广泛性 ST 段抬高及后继的系列变化，除 aVR 导联(有时包括Ⅲ导联)外，所有导联 ST 段均抬高。

②慢性缩窄性心包炎。慢性缩窄性心包炎可形成坚厚的瘢痕，压缩心脏和大血管近端，引起一系列心电图改变。2/3 患者心电图表现为 P 波增宽酷似"二尖瓣型 P 波"，QRS 波电压低，T 波低平、倒置见于很多导联，是此型心包炎常见的心电图改变。

(六)药物影响及电解质紊乱心电图

1. 洋地黄对心电图的影响

(1)洋地黄效应：治疗剂量的洋地黄可引起心电图一些改变，但并不意味为洋地黄中毒。这些改变包括：QT 缩短，ST-T 鱼钩样改变，又称为"洋地黄效应"(图 13)。

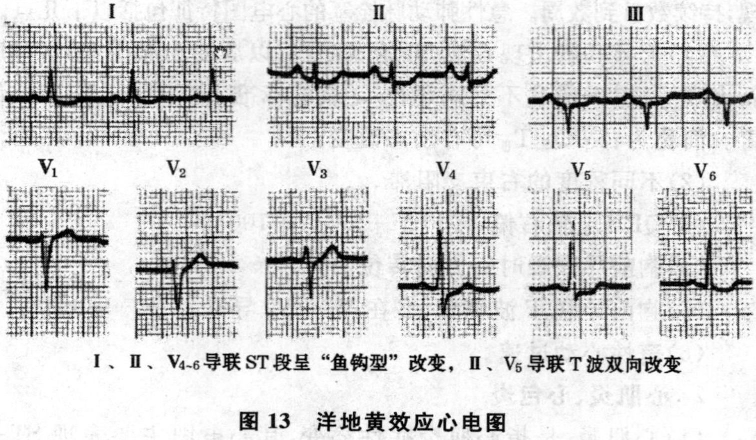

Ⅰ、Ⅱ、$V_{4\sim6}$ 导联 ST 段呈"鱼钩型"改变，Ⅱ、V_5 导联 T 波双向改变

图 13 洋地黄效应心电图

(2)洋地黄中毒:洋地黄中毒主要表现为多种心律失常,包括期前收缩,尤其是室性期前收缩多见;不同程度的房室阻滞,尤其是心房颤动应用洋地黄后心律为缓慢而整齐的节律;交界区心律、非阵发性交界区心动过速等。

2. 电解质紊乱心电图

(1)低血钾的心电图表现:血清钾<3.5 mmol/L 时,称为低血钾,可出现一些心电图改变,包括以下几点。

①T 波增宽、振幅降低。

②U 波振幅增高>0.1 mV,或 T/U>1,或 T-U 融合、双峰(图 14)。

③ST 段常压低。

④T 波倒置。

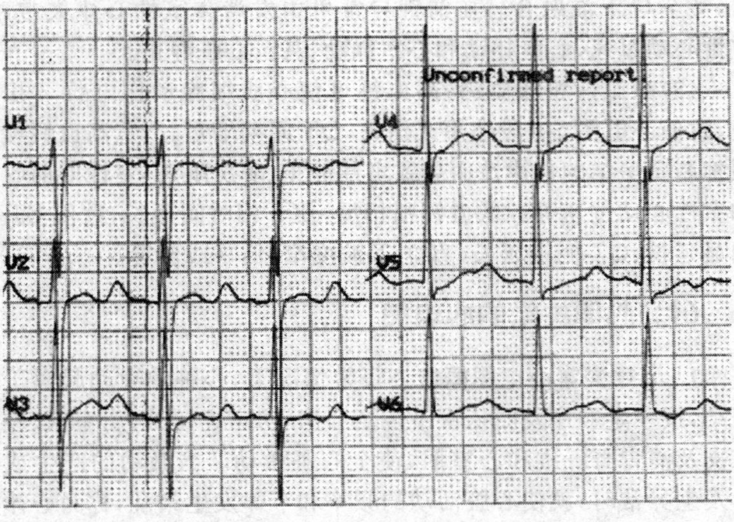

图 14 低血钾心电图

⑤QT 间期轻度延长,QT-U 间期明显延长。

⑥多源性室性期前收缩、心动过速、心室扑动、心室颤动。

⑦QRS波群时限延长、心脏静止或阻滞等。

(2)高血钾的心电图表现

①血清钾>5.5 mmol/L时,称为高血钾,心电图表现为QT间期缩短,T波高耸(振幅增高,基底变窄)。

②血清钾>6.5 mmol/L时,QRS波群增宽,PR间期和QT间期延长。

③血清钾>7~8 mmol/L时,QRS波群进一步增宽,PR间期和QT间期明显延长,P波增宽,振幅减低或消失,有时因心房肌不能兴奋而出现"窦室传导",激动由窦房结发出后沿结间束传至心室所致。

④血清钾>9 mmol/L时,心室除极缓慢,形成宽大QRS波群,甚至与T波融合。血清钾异常可引发严重室性心律失常,如室性心动过速、心室扑动和心室颤动,甚至心脏静止。

(3)高血钙和低血钙:高血钙可使心肌细胞动作电位2相缩短,致使心电图ST段缩短或消失,QT间期缩短;严重高血钙可强烈抑制窦房结的自律性而导致窦性静止、窦房阻滞、室性期前收缩和室性心动过速等。低血钙则相反,使2相时间延长,致使ST段明显延长、QT间期延长、直立T波变窄、低平或倒置。

(七)心律失常的心电图

1. 心律失常心电图概念 正常情况下,心脏的激动起源于窦房结,按一定顺序及时依次下传至心房、房室连接处、房室束、左右束支及浦肯野纤维和心室肌,使全心脏激动。当激动的产生或传导发生异常时,就使心脏活动的频率和节律发生紊乱,称为心律失常。心律失常中的阻滞,如房室传导阻滞,现在统称为房室阻滞。

(1)窦性心律心电图:正常心律起源于窦房结,通过心房内的三条结间束传至房室结、希氏束、左右束支及浦肯野纤维,最终抵达心室。正常窦性心律的心电图表现如下：Ⅰ、Ⅱ导联 P 波直立，aVR 导联 P 波倒置；心率 60～100bpm；PP 匀齐，PP 之差＜0.12s；PR 间期 0.12～0.20s；QRS 波时限＜0.11s；QT 间期＜0.44s。

凡是不符合上述心律活动规律的均为心律失常，心电图是诊断心律失常最主要的依据。

(2)心律失常心电图：心律失常的发生机制主要包括三个方面：自律性异常、触发机制和折返机制。心律失常分为激动起源异常和激动传导异常。激动起源异常由自律性异常和触发机制引起；激动传导异常由折返机制和触发机制引起。传导异常包括两方面：阻滞和折返，前者引起心动过缓，后者引起心动过速。

2. 窦性心律失常

(1)窦性心动过速：符合窦性 P 波的基本诊断标准，只是窦性 P 波的频率增快，心率＞100bpm(图 15)。

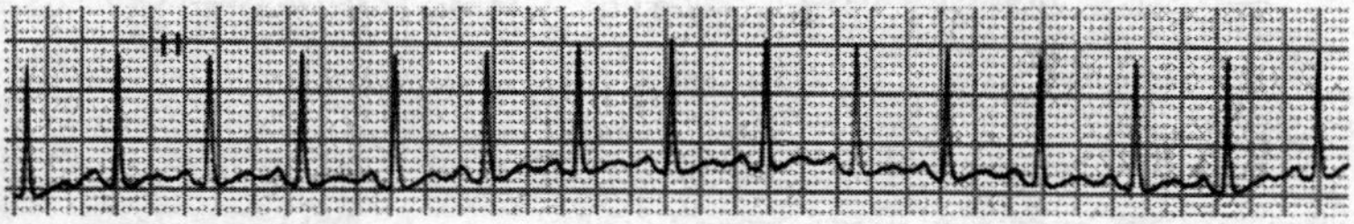

图 15　窦性心动过速心电图

(2)窦性心动过缓：与窦性心动过速相反，窦性 P 波的频率减慢，心率＜60bpm。

(3)窦性心律不齐：PP 间期不匀齐，PP 间期之差＞0.12s

(4)窦房结游走心电图：窦性激动起搏点不固定，在窦房结内游走形成。

(5)窦性停搏(也称窦性静止)：由于某种原因，窦房结在较长时间内不能产生激动，使心房或心室暂不能除极，称窦性停搏。窦性停搏常突然发生，心电图表现为长间歇，其后易发生结性和室性逸搏(图 16)。

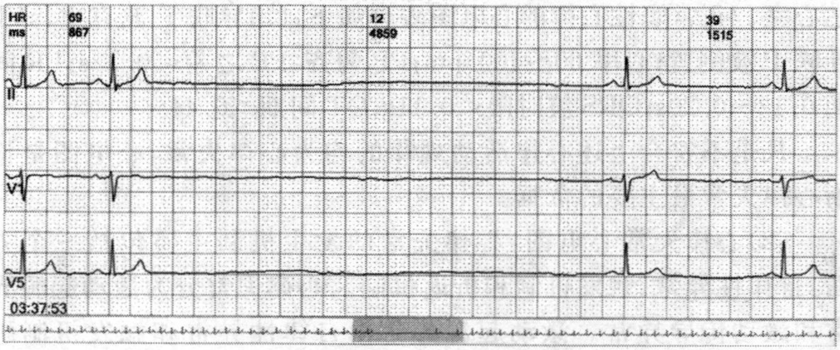

图 16 窦性停搏心电图

(6)窦房阻滞:窦房阻滞是指窦房结能正常发生激动,但其激动在通过窦房结和心房组织连接处发生了传导障碍。依阻滞程度分一度、二度、三度、高度阻滞。

①一度窦房阻滞。体表心电图无法诊断一度窦房阻滞。

②二度窦房阻滞。分为Ⅰ型和Ⅱ型窦房阻滞

● 二度Ⅰ型窦房阻滞。又称文氏型窦房阻滞,心电图表现PP逐渐缩短,出现长PP间歇,周而复始。

● 二度Ⅱ型窦房阻滞。PP长间歇是短PP的倍数(图17)。

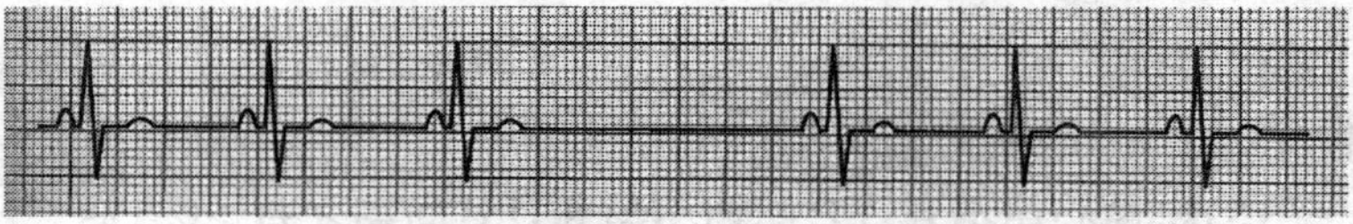

图 17 二度Ⅱ型窦房阻滞心电图

③三度窦房阻滞。三度窦房阻滞与窦性停搏难以区别,只能根据静脉注射阿托品后如果转为二度窦房阻滞,始能诊断为三度窦房阻滞。

④高度窦房阻滞。大部分窦性激动不能传到心房,心电图表

现长时间 P 缺如，长 PP 是短 PP 的 3 倍以上。

(7)病态窦房结综合征：简称病窦，多见于老年人，是一组症状组成的综合征。其临床表现以缓慢型心律失常为基础(如窦性心动过缓、窦性停搏、窦房阻滞)而产生的头晕、晕厥等症状，同时在此基础上也可产生快速心律失常(如阵发室上性心动过速、房性心动过速、心房扑动、心房颤动等)。其病因可以是窦房结本身病变；也可以是其他因素，如药物因素、自主神经影响、电解质(高血钾)因素、内分泌因素(甲状腺功能减退)等。心电图主要表现为与生理状况不相适应的自发的持续性心动过缓、窦性停搏和窦房阻滞，有时可合并规律或不规律的阵发性房性心动过速与缓慢的心房率和心室率交替。

同一个患者的心电图上可有多种心律失常，在窦性心动过缓中间有发生快速心房颤动、心房扑动、房性心动过速等。在晕厥的患者中发生率最高，常由于心房颤动终止后长时间窦性停搏诱发，称为慢-快综合征。

3. 房性心律失常

(1)房性期前收缩：指起源于心房的期前收缩。心电图特征：提前出现的房性 P′，形态异于窦性 P 波。PR 间期＞0.12s，后继 QRS 波。代偿间歇(期前收缩后出现一个较正常窦性心动周期长的间歇，为代偿间歇)多为不完全性。房性期前收缩可有下列不同形式的房室传导形态。

①房性期前收缩伴正常传导。提前出现的 P′波，其后有 QRS 波群，P′R 大致等于 PR(图 18)。

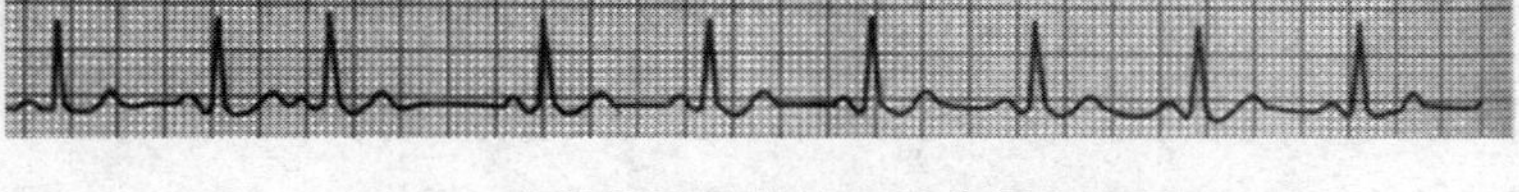

图 18　房性期前收缩伴正常传导心电图

②房性期前收缩伴干扰性 P′R 过长或房性期前收缩未能下传心室。由于 P 波过早出现，可致干扰性 P′R 过长或可致 P 波后无 QRS-T 波群（图 19）。

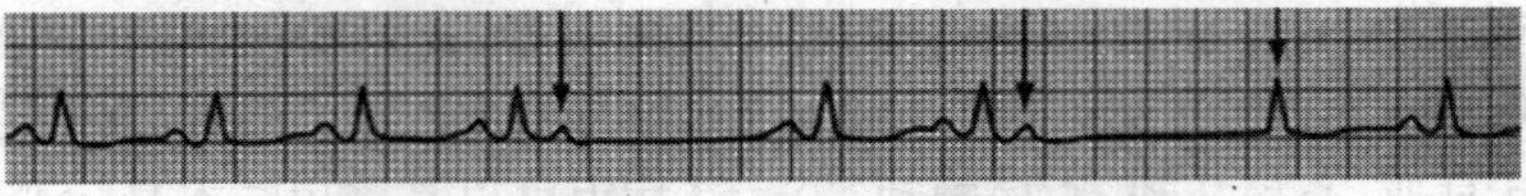

图 19　房性期前收缩未能下传心室心电图

③房性期前收缩伴心室内差异传导。P′能下传心室，而 QRS 波群变形增宽，多因激动落在右束支的不应期内而呈右束支阻滞图形（图 20）。

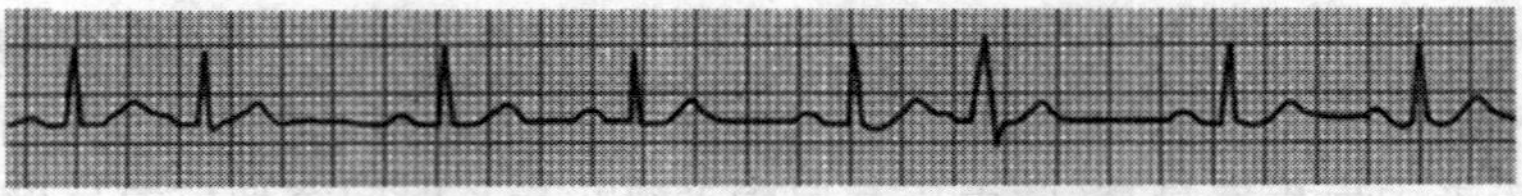

图 20　房性期前收缩伴心室内差异传导心电图

(2)房性心动过速：连续出现三个或三个以上的房性期前收缩，称为房性心动过速（图 21）。

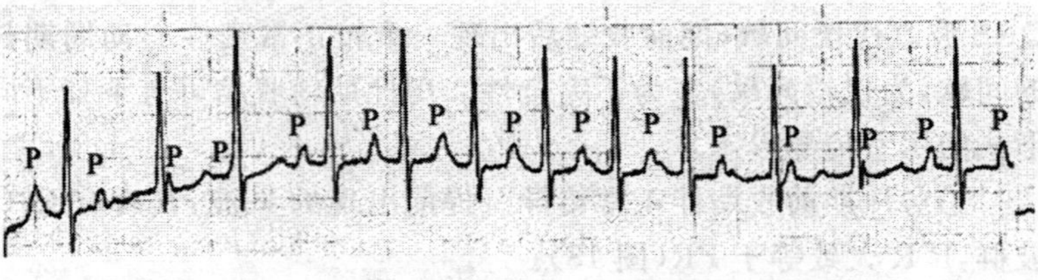

图 21　房性心动过速心电图

心电图示 P 波频率 188bpm，P 波重叠在 QRS-T 的不同部位，

房室传导呈文氏现象。图中倒数第三个 P 波未下传

(3)房性逸搏：长 R-R 间期后出现房性 P 波及下传的 QRS-T

波群,临床上较少见。

(4)心房扑动(简称房扑,AF):心房扑动是一种常见的心律失常,发病率是心房颤动的1/10,可见于器质性心脏病,多为阵发,每次发作持续时间较长。病因是心房内大折返激动所致。心室率规则。心电图表现:P波消失,代之以连续的大锯齿状的扑动波(F波),多在Ⅱ、Ⅲ、aVF导联中清晰可见,F波间无等电位线,波幅大小一致,间隔规则,频率250～350bpm,大多不能全部下传心室,而以固定房室比例(2∶1或4∶1)下传,故此心室率相对规则。QRS波群一般不增宽。间隔相等,沿等电位线上下波动(图22)。

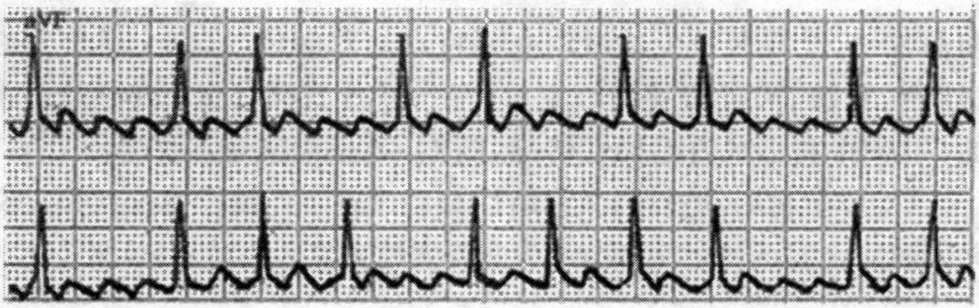

图22　心房扑动心电图

(5)心房颤动(简称房颤,Af):为最常见的心律失常之一,成年人的发病率为0.3%～0.4%。病因是心房内多个小折返激动所致。临床听诊心室率绝对不规则。心电图表现:P波消失,代之以一种连续的、不规则、快速的心房颤动波(称f波),频率为350～600bpm,其大小、形态和频率不一致,QRS波群一般不增宽,RR间隔绝对不等(图23)。

(6)房内阻滞:心电图表现为P波增宽≥0.11s,双峰状,峰距≥0.04s。须结合临床情况与左房肥大的"二尖瓣型P波"鉴别。

4. 交界区心律失常

(1)交界区期前收缩:又称结性期前收缩。指起源于交界区的

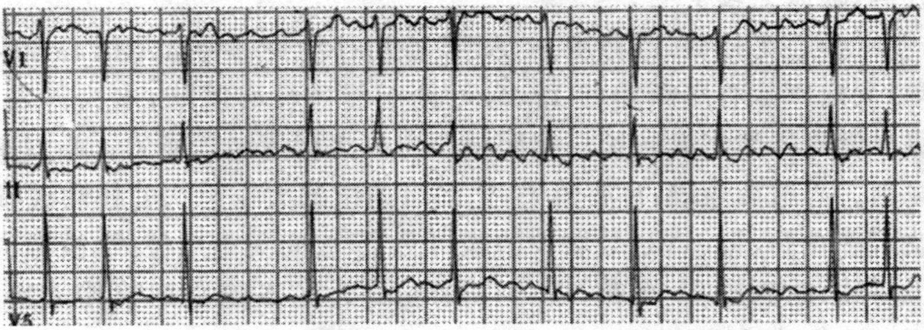

图 23　心房颤动心电图

期前收缩，交界区发生的激动主要特点是双向传导，向上逆传到心房产生 P′波，向下传导到心室后产生 QRS 波群，QRS 波群是正常的；如果并发心室内差异性传导，则 QRS 呈束支阻滞图形。

（2）交界区心动过速：又称结性心动过速。连续发生三次以上交界区期前收缩，频率＜100bpm，为非阵发性交界区心动过速（图 24）。

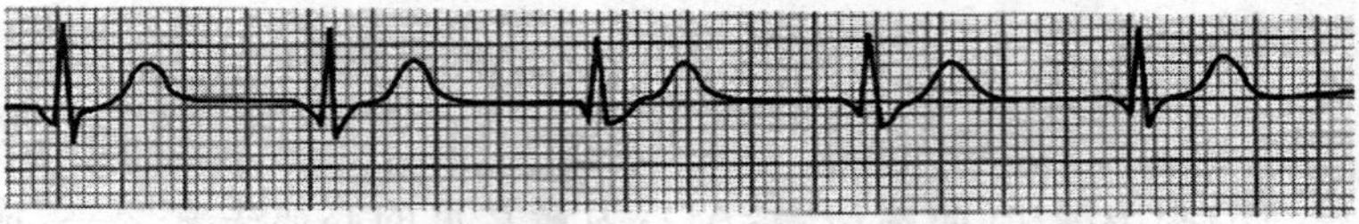

图 24　非阵发性交界区心动过速心电图

（3）交界区逸搏、逸搏心律：又称结性逸搏，是被动心律失常，临床多见。连续逸搏称为逸搏心律，可防止心脏停搏过久，是被动心律失常，故具有生理性保护作用。通常起搏点越低，频率越慢，持续时间越长，造成的血流动力学影响越严重，过缓的逸搏心律常有循环功能障碍表现，严重者晕厥，甚或心脏停搏而发生阿-斯综合征，甚至死亡。

（4）交界区心律及反复搏动：交界区逸搏性 QRS 波群之后接

着出现一个逆性 P′波，该 P′波再次下传心室产生一组 QRS 波群，心电图表现两个 QRS 波群之间有 P′波，P′R＞0.12s，形成逸搏反复搏动。

5. 室性心律失常

(1)室性期前收缩：指起源于心室的过早搏动，临床多见，室性期前收缩的各种心电图表现如下：

①单源性。指期前收缩来源于同一异位起搏点。心电图特点：提前出现宽大畸形的 QRS 波群，时限≥0.12s，提前出现的 QRS 波群前无相关 P 波，T 波方向多与 QRS 波群主波方向相反，大多有完全性代偿间期(图 25)。

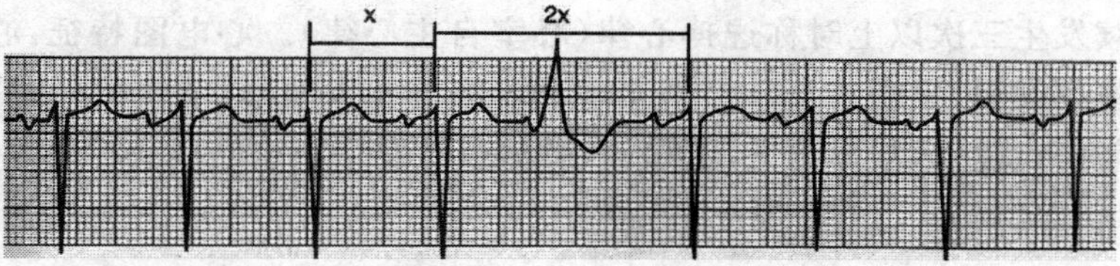

图 25　室性期前收缩心电图

②多源性期前收缩：指同一导联上出现两种或两种以上形态及联律间期各不相等的期前收缩(图 26)。

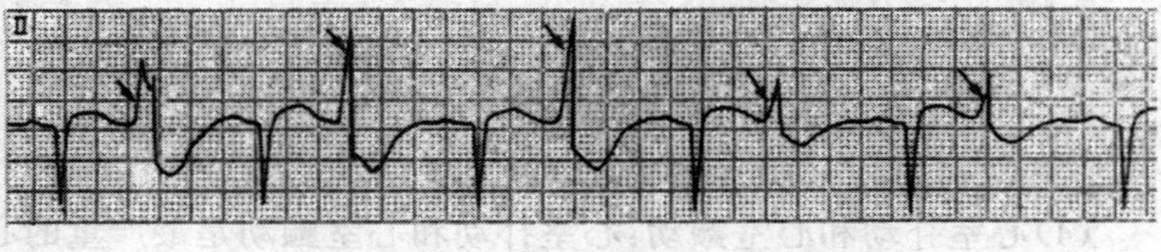

图 26　多源性室性期前收缩心电图

③成对期前收缩：指一个窦性搏动后出现两个期前收缩。

(2)室性心动过速：指出现连续三个或三个以上的室性期前收

缩(图 27)。

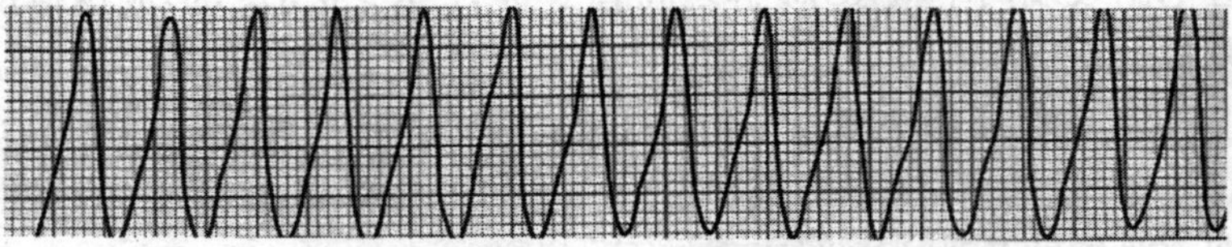

图 27　室性心动过速心电图

(3)室性逸搏:当窦房结与交界区处于抑制状态而自律性异常降低时,室性起搏点被动发出激动,引起心室除极和复极,产生一个延迟的室性 QRS 波群,称为室性逸搏(图 28)。当室性逸搏连续发生三次以上时称逸搏心律(心室自主心律)。心电图特征:心室率缓慢,一般在 20～40bpm,QRS 波群宽大畸形,节律可规整,起搏点越低,频率越慢,节律越不规整,易发生心室停搏。

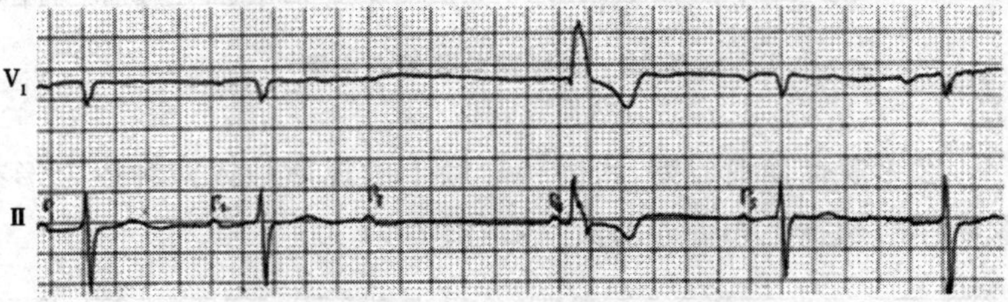

图 28　室性逸搏心电图

(4)心室扑动和心室颤动:心室扑动和心室颤动是最严重的心律失常。心室扑动发生后很快转为心室颤动,是心脏性猝死的主要原因。大多数心室颤动发生在器质性心脏病基础上,少部分无器质性心脏病的心室颤动称特发性心室颤动。

①心室扑动心电图特点。为连续快速的酷似正弦曲线的大振

幅波动，频率为 200～250bpm（图 29）。心室扑动常常为暂时性的，可很快消失或转为心室颤动。

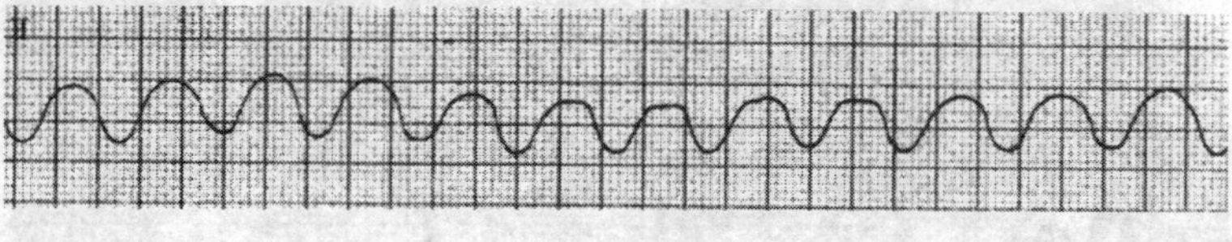

图 29　心室扑动心电图

②心室颤动心电图特点。出现波形、振幅与节律不规则的心室颤动波，频率 200～500bpm（图 30）。心室颤动往往是心脏电停止前的短暂现象。

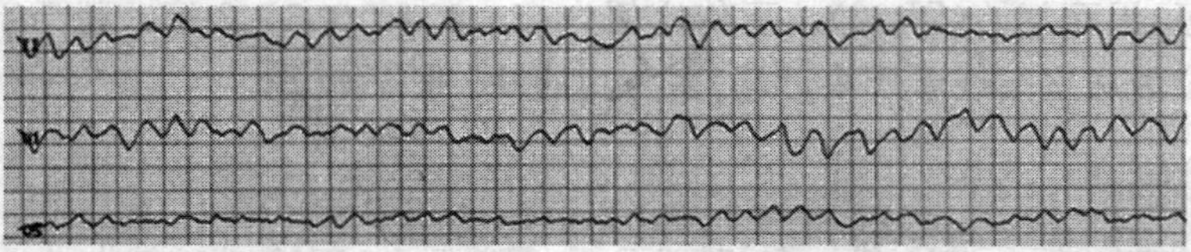

图 30　心室颤动心电图

心室扑动与心室颤动心电图上均无法识别 QRS 波群、ST 段及 T 波，是极严重的致命性心律失常，必须实施紧急复苏治疗。

6. 房室阻滞　房室阻滞一般指病理性传导障碍，使心房激动延迟不能下传到心室，其诊断主要依据心电图，其中易引起混淆和误诊的是房室阻滞和房室分离的区别。心房率减慢、逸搏心律呈干扰性房室分离时，就酷似房室阻滞。根据阻滞程度可分为一度、二度、三度。二度又分为二度Ⅰ型阻滞、二度Ⅱ型阻滞、2∶1 阻滞和高度阻滞。

(1)一度房室阻滞心电图特点：PR 间期延长（多恒定）>

0.20s,老年人可稍延长至0.22s(图31)。

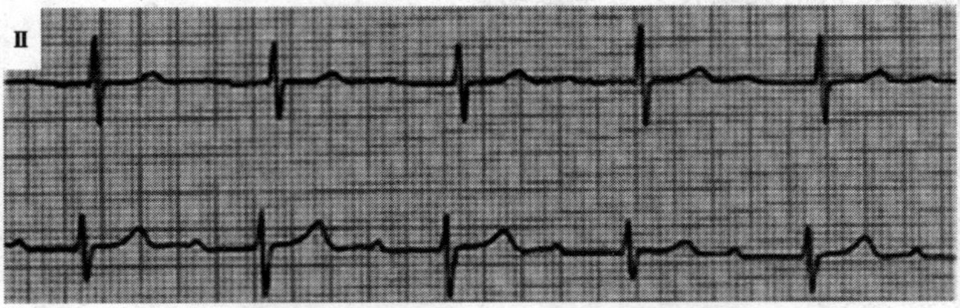

图31　一度房室阻滞心电图

(2)二度Ⅰ型(又称文氏型或莫氏Ⅰ型)房室阻滞心电图特点:P波规律出现,PR间期逐渐延长,直至脱落,此后PR间期再缩短,周而复始(图32)。下传比例为:5∶4、4∶3、3∶2等。阻滞部位为房室结或希氏束近端,多为功能性。预后较好。

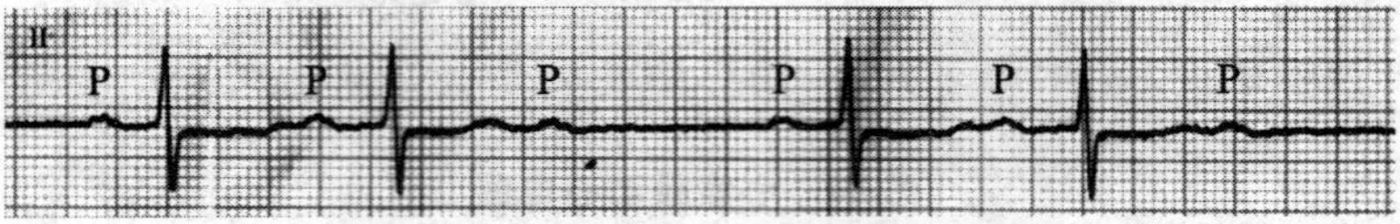

图32　二度Ⅰ型房室阻滞心电图

(3)二度Ⅱ型(又称莫氏Ⅱ型)房室阻滞心电图特点:P波规律出现,PR间期固定,部分P波后QRS波群脱落。房室下传比例为5∶4、4∶3、3∶2等。阻滞部位为希氏束远端或束支,多为器质性。易发展为三度房室阻滞,预后较差。

(4)2∶1阻滞心电图特点:是二度房室阻滞的一种特殊表现形式。其每2个P波后有1个QRS波群脱落,下传比例为2∶1(图33)。一般认为,对血流动力学影响较大。

(5)高度房室阻滞心电图特点:连续2个或2个以上QRS波

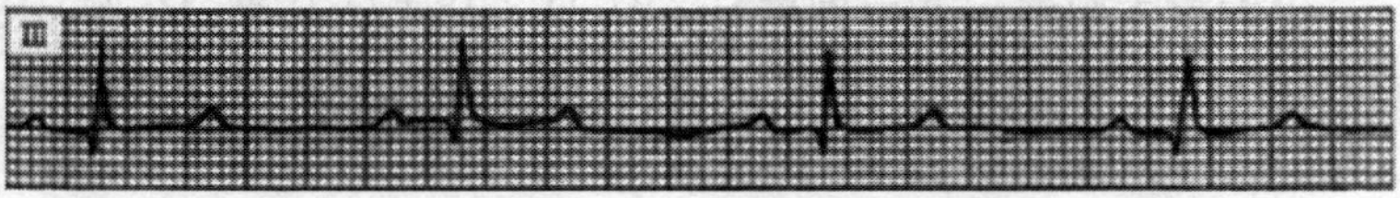

图 33 2∶1 房室阻滞心电图

群脱落，下传比为 3∶1、4∶1 或更多的 P 波受阻未能下传心室（图 34）。阻滞部位在希氏束远端或束支，多为器质性，易发展为三度房室阻滞，预后较差，应尽早置入永久性起搏器。

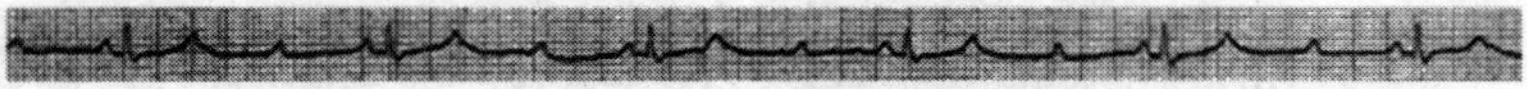

图 34 高度房室阻滞心电图

（6）三度房室阻滞心电图特点：P 波和 QRS 波群各自规律出现，P 波与 QRS 波群无关（图 35）。心房率＞心室率（房室分离），心室为逸搏心律。心房颤动、心房扑动时，如心室率慢而规则，亦可诊断为三度房室阻滞（图 36）。

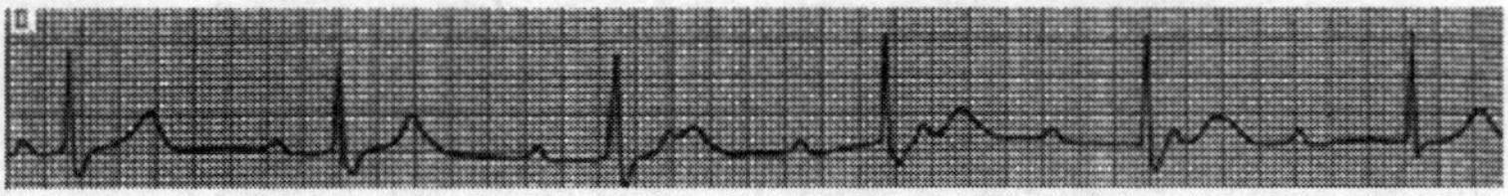

图 35 三度房室阻滞心电图

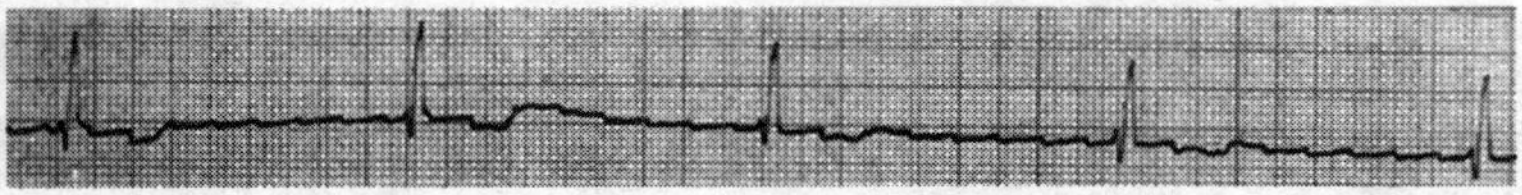

图 36 心房颤动合并三度房室阻滞心电图

（7）心室内阻滞：指左束支、右束支及分支阻滞。

①右束支阻滞。心电图特征。V_1呈 rsR′或呈 R 型；V_5 呈 qRs 或 Rs 型，S 波增宽。QRS 时限≥0.12s，为完全性右束支阻滞；QRS 时限＜0.12s，则为不完全性右束支阻滞（图 37）。

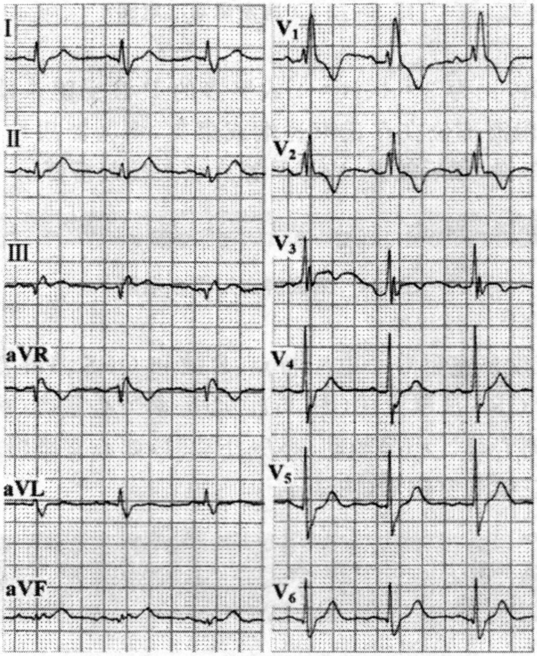

图 37　完全性右束支阻滞心电图

②左束支阻滞心电图特征。V_5 导联的 R 波呈 M 型；V_1导联呈 rS 型，S 波增宽。QRS 时限≥0.12s，为完全性左束支阻滞（图 38）；QRS ＜0.12s，则为不完全性左右束支阻滞。

③左前分支阻滞心电图特征。心电轴左偏－42°以上；Ⅰ、aVL 导联呈 qR 型，RaVL＞RⅠ；Ⅱ、Ⅲ、aVF 导联呈 rS 型，SⅢ＞SⅡ。

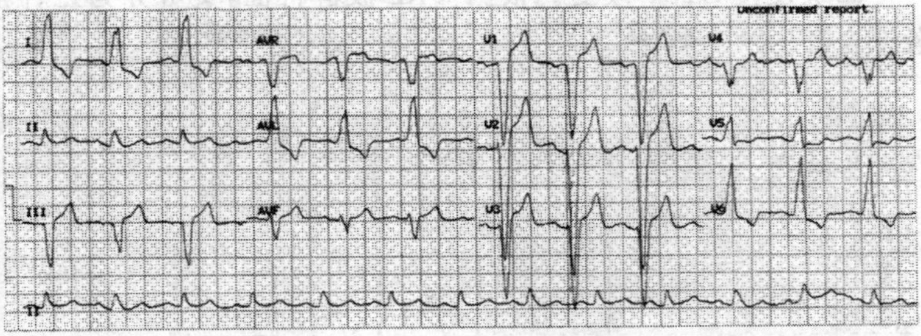

图 38　完全性左束支阻滞心电图

④左后分支阻滞心电图特征。QRS 电轴右偏，多≥+100°；Ⅰ、aVL 导联呈 rs 型，Ⅱ、Ⅲ、aVF 导联呈 qR 型。

7. 预激综合征　心室和心室之间除了正常的房室结-希浦系统之外，还可以存在附加具有传导功能的肌束称旁道或旁路。窦性心律时，心房激动从两条途径同时下传，从旁道下传的激动先于房室结到达心室，引起该部位心室肌预先激动，导致窦性心律心电图中呈现预激波(又称为 Δ 波)，同时使 QRS 波群宽大畸形，又称为显性预激。多数房室旁路具有双向传导功能，除前向传导外，逆向传导使得折返性心动过速容易发生。有的旁路不能前传，只能逆传，称隐匿性旁道，这样的患者平时心电图正常。由于在心房、房室结、心室和旁道之间可以形成一个折返环，在一定条件下可引起折返性心动过速。心电图表现为显性预激合并心动过速者称为预激综合征，分为即典型预激综合征和不典型预激症候群。

(1)典型心电图特征：见图 39。

①PR 间期缩短至 0.10～0.12 秒。

②QRS 波群起始部粗钝、挫折、有 Δ 波。

③QRS 波群延长至 0.11 秒以上。

④P-J 间期正常<0.27 秒。

⑤继发性 ST-T 改变。根据 QRS 波群特征，又可分为三种预激综合征。

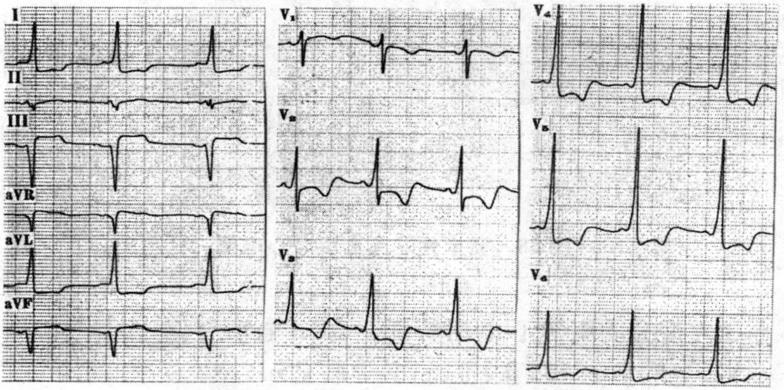

图 39　预激综合征心电图

A 型：Δ 波除极向量向前、向下、向右，故整个胸前导联主波向上。

B 型：Δ 波除极向量向后、向下、向右，故右胸导联除极波的主波向下，呈下降支钝挫的 QS 或 Qr 波。

C 型：激动从左心室前侧壁进入心室，Δ 波向量指向右前方，V_1、V_2 导联预激波及主波向上，V_5～V_7 导联预激波向下呈 Qr 型，易误为前侧壁心肌梗死。

(2)不典型预激症候群的心电图特点

①马氏预激综合征。PR 间期正常，QRS 波群有 Δ 波，QRS 波群时间正常或稍延长，多呈类左束支阻滞的图形。心动过速发作时的心电图为类左束支阻滞的宽 QRS 波心动过速。

②间歇性预激。在不同时间记录的心电图可出现两种表现形式：即典型预激图形和正常心电图图形。有少数情况在一连串的心搏中，预激波由小逐渐到大。心电图由不典型预激逐渐变为典型。

有人称为"手风琴效应"。其发生的原理可能与某些药物有关。

③隐匿型预激。有一类患者的体表心电图上无典型预激表现,常发生心动过速后做电生理检查证实有隐匿性旁道存在。

(3)房室折返性心动过速:属于室上性心动过速的一种,多为窄 QRS 波群,有时在 QRS 波群的后面可以见到逆传的 P′波,而且 RP′<P′R。这种心动过速既可由显性预激综合征引起,也可由隐匿型预激综合征引发,后者更容易。

(刘秀荣)

二、动态心电图

动态心电图又称为 Holter,是一种随身携带的连续记录心脏动态电活动的记录器,可监测人体在自然生活状态下 24～72 小时的心电信息。借助计算机进行回放、处理、分析及打印系统记录的心电图。其特点是:心电记录器随身携带,不受监测距离影响,不受体位及活动的限制;监测心电信息量是普通心电图的近万倍,甚至几万倍,能够捕捉短暂心律失常、一过性心肌缺血心电图变化。适合于捕捉短暂发作的心电图改变,为临床提供诊断、治疗及研究的客观依据。

(一)动态心电图的导联系统

目前,动态心电图多采用三通道双极导联系统和 12 导联动态心电图系统。

1. 三通道双极导联系统 目前,动态心电图多采用双极导联以 7 条导线组成 3 个双极导联及 1 个无关电极,同步记录三道心电信号。

动态心电图电极颜色编码:为区分各双极导联的正极、负极及无关电极，应该采用国际标准的动态心电图电极颜色编码作为标识。7条导线构成三通道双极导联系统(图40)。

通道1：CM5导联 正极(+)红，位于左腋前线第五肋间；负极(—)白，位于胸骨柄右缘外侧。

通道2：MaVF导联 正极(+)棕，位于左腋前线第七肋间，或左锁骨中线与肋缘交汇处；负极(—)黑，位于胸骨柄。

通道3：CM1导联 正极(+)橙，位于胸骨右缘第四肋间；负极(—)蓝，位于左胸骨柄左缘外侧。

无关电极(地线)：绿，位于右锁骨中线第5肋间(V_5R导联位置)或肋弓上。

2. 十二通道12导联系统 该12导联动态心电图系统采用

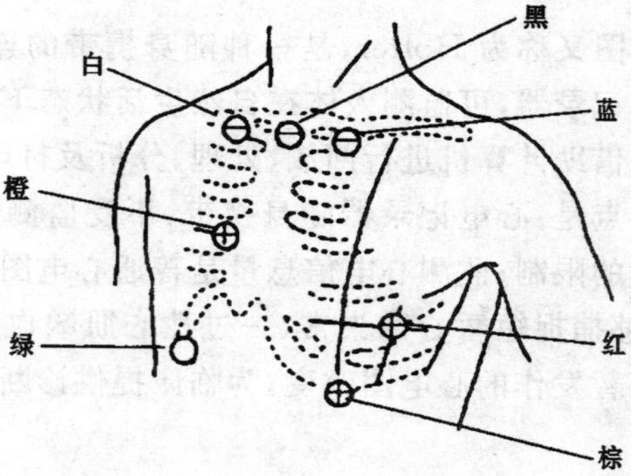

图40 三通道双极导联贴放位置

与常规12导联同步心电图相似的10根导线和电极，将肢体导联移至躯干，胸前导联与常规V_1～V_6导联位置相同，12导联动态心电图电极粘贴位置如(图41)所示。

(1)RA右上肢：位于右锁骨中线第二肋。

(2)LA左上肢：位于左锁骨中线第二肋。

(3)RL 右下肢:位于右锁骨中线第七肋。

(4)LL 左下肢:位于左锁骨中线第七肋。

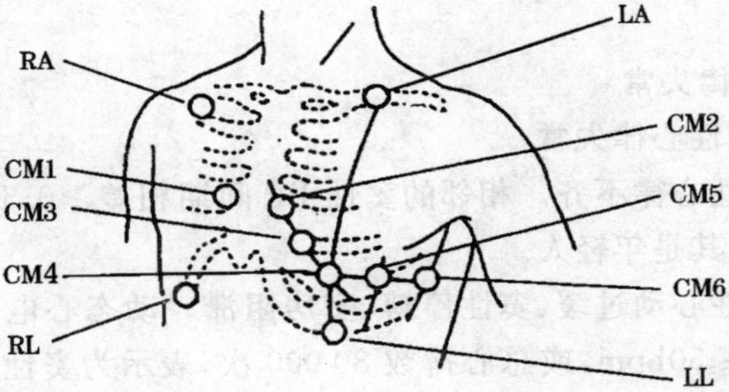

图 41　12 导联贴放位置

(二)动态心电图的结果分析

动态心电图采集记录的心电活动的节律、频率、心律失常、ST 段及 T 波改变的检测分析及诊断评价,基本参照和依据常规心电图的检测分析及诊断评价标准进行的,但又有其自身的特点。

由于受检者的年龄、性别、职业、体位、自主神经活动及情绪、活动、饮食、睡眠等在 24 小时里都有所不同,因此 24 小时动态心电图检查结果会有较大差异。

1. 心律与心率

(1)心律:正常人均为窦性心律,三通道双极导联动态心电图及十二通道同步 12 导联动态心电图各导联的窦性 P 波大致与常规心电图相应导联窦性 P 波相似。

(2)心率:窦性心律的频率可随时间、活动、睡眠等生物节律与生理状态的变化而发生一定规律的变化。白天活动时心率增快,午间休息或夜间睡眠时心率减慢。成年人24小时平均心率55～80bpm，女性略高于男性5～10bpm，老年人最快心率一般<130bpm，年轻人运动时窦性心率可达180bpm，夜间睡眠时心率明显减慢，一般40～60bpm，如夜间心率低于40bpm，应考虑迷走神经张力增高或窦房结功能低下。

2. 心律失常

(1)窦性心律失常

①窦性心律不齐。相邻的窦性PP间期相差≥0.12s，可见于正常人，尤其是年轻人。

②窦性心动过缓、窦性停搏、窦房阻滞。动态心电图24小时平均心率≤50bpm，或总心搏数80 000次，表示为窦性心动过缓。如心率<40bpm，持续1分钟以上可考虑迷走神经张力增高或窦房结功能低下，需做进一步检查。

在各年龄组正常人的动态心电图中，夜间睡眠时偶发窦性停搏及窦房阻滞，停搏时间多在1.5～2.0s，成年人或老年人出现>2.0s停搏视为异常。

(2)室上性心律失常：正常人中，50%～70%可以检测到室上性心律失常，发生率随年龄的增大而增加。房性期前收缩一般<100次/24小时，90%的老年人可发生房性和交界性期前收缩，偶见短阵房性心动过速。正常人极少发生心房扑动或心房颤动。

(3)室性心律失常：动态心电图监测中，健康成人24小时动态心电图检测室性期前收缩的发生率为17%～100%，但室性期前收缩的总数较少，一般24小时<100次，每小时<5次。在60岁以上的人群中，室性期前收缩的发生率明显升高，80岁以上的健康人几乎100%有室性期前收缩。极少发生室性心动过速，睡眠中可出现加速性室性自主心律。

(4)房室阻滞：2%～8%的正常人可出现短暂性的一度或二度房室阻滞(多为二度Ⅰ型)，多发生在夜间睡眠时，可伴有窦性心动过缓，可能与迷走神经张力增高有关。

3. ST-T 改变　正常人的动态心电图中很少出现 ST 段改变，部分人 ST-T 改变常与体位有关。有研究发现，正常人左侧卧位时影响 $V_3 \sim V_5$ 导联的 ST 段，而右侧卧位时影响 $V_1 \sim V_3$ 导联 ST 段，而肢体导联很少受影响。

4. 心率变异性　心率变异性反应是心脏节律变化的规律，而心脏自身的节律受多重因素的影响，其中包括机体的代谢，激素水平和体温等影响，但这些因素对心率的影响最后表现在自主神经，因而心率变异可作为自主神经功能变化的评价指标。

（三）动态心电图的临床应用

1. 心律失常的诊断　心律失常常见的症状是心悸、晕厥或先兆晕厥，常常是偶发。出现症状时很难在常规心电图上记录出异常；动态心电图可在日常活动中记录 24～48 小时心电图，从而能够发现心律失常的发生经过，为确定心律失常与症状间的关系提供依据。

(1)晕厥患者的评价：晕厥是一个严重的事件，如果在动态心电图监测过程中发生晕厥，可以确定是否由于心律失常引起。但由于晕厥发生率较低，单靠 24～72 小时的动态心电图监测仅能使 2%～10%患者的晕厥得到诊断。近年，可置入动态心电图问世并投入临床使用，可持续检测 14 个月以上，使晕厥的诊断率达到 65%～88%。

(2)心悸患者的评价：有些患者心悸可能由心律失常引起，如各种期前收缩、短阵心动过速，动态心电图监测到心律失常则有助于诊断。但是，有时患者症状与动态心电图监测结果并不完全一致。

(3)病态窦房结综合征的诊断：目前，病态窦房结综合征的动态心电图诊断尚无统一标准，如有下列变化应考虑病态窦房结综合征诊断。窦性心动过缓≤40bpm，持续1分钟；二度Ⅱ型窦房阻滞；窦性停搏>3.0s，窦性心动过缓伴阵发性心房颤动、心房扑动、室上性心动过速，发作停止时窦性搏动恢复时间>2.0s；排除药物引起的一过性窦房结功能异常。

亦有学者认为病态窦房结综合征患者的动态心电图的标准为：24小时全部心搏数<80 000次，最高窦性心率<90bpm，最低窦性心率<40bpm；平均窦性心率40～50bpm；出现频发的窦性停搏或窦房阻滞，如伴有房室阻滞，交界性逸搏与前一窦性P波间距>2.0秒者，提示双结病变，慢快综合征。

必须注意的是，不能单凭临床表现或一次动态心电图结果诊断或排除病态窦房结综合征，应结合患者的临床症状，包括病史、病因及临床症状进行综合判断。必要时连续多次动态心电图检查。

(4)心律失常的定性和定量分析：动态心电图对心律失常可做出准确的定性和定量分析，不仅可确定心律失常的有无、心律失常的种类和数量，而且可确定心律失常的起始时间，以及与日常生活和自觉症状之间的关系，还可以了解不同心脏病心律失常发作的特点。

(5)心律失常发作的鉴别诊断：各种心动过速的起止时间各有其特点，由于动态心电图记录时间长，可以了解心律失常发作前后的全貌，对于有些常规心电图无法明确诊断的心律失常，动态心电图有助于鉴别诊断。对鉴别不同机制引起的心动过速更有价值，如折返性心动过速发作为突发突止，发作时心率比较齐；自律性增高所至的心动过速发作时心率不甚整齐，发作时心率呈逐渐增快(温醒现象)，终止前逐渐减慢(冷却现象)。

(6)心律失常发作的危险分层：根据快速心律失常的类型可以明确其严重性和危险程度，如快速心房颤动、持续性室性心动过速、多形性室性心动过速、心室颤动等常可导致血流动力学异常，属于复杂性心律失常或恶性心律失常。

(7)评价心律失常药物

①抗心律失常药物疗效的评价。对室性心律失常药物疗效的评价,目前多采用 ESVEN 标准,即患者治疗前后自身对照达到以下标准才能判断有效:室性期前收缩减少≥70%;成对室性期前收缩减少≥80%;短阵室性心动过速减少≥90%,同时 15 次以上室速及运动时≥5 次的室性心动过速完全消失。

②抗心律失常药物致心律失常作用的评价。抗心律失常药物在治疗心律失常的同时,又可引起新的心律失常,称为抗心律失常的致心律失常作用。几乎各种抗心律失常药物都有致心律失常的作用。以下提示抗心律失常药物的致心律失常作用:室性期前收缩增加数倍以上;出现新的快速心律失常;由非持续性室速转变为持续性室速;出现明显的房室阻滞;QT 间期延长。

2. 冠心病心肌缺血的诊断与评估

(1)诊断心肌缺血的标准:冠心病心肌缺血尚缺乏统一的标准。比较通用的是 1984 年美国国立心肺血液研究院根据 Deanfield 医师提出的"三个一"标准(或"111"标准),即 ST 段压低至少 1mm(0.1mV),发作时间至少 1 分钟,两次发作间隔至少 1 分钟。1999 年,美国心脏病学会/美国心脏协会(ACC/AHA)制定的动态心电图指南中建议将"三个一"标准中的持续时间≥1分钟改为≥5 分钟,又称"115 标准"。

(2)心肌缺血总负荷:心肌缺血总负荷的概念由 Cohn 于 1986 年提出,指 24 小时心肌缺血发作(ST 段压低≥0.1mV,持续时间≥1 分钟)的总次数和总时间,即 ST 段压低幅度持续时间发作的次数,实际上就是 ST 段趋势曲线图中 ST 段压低的面积,通过计算机可以很容易计算出来。

心肌缺血总负荷的提出,大大提升了动态的心电图诊断和评估心肌缺血的价值,对患者的总发作及严重程度有了一个量化指标,有利于病情的评估和治疗效果的评价。

3. 心脏起搏器功能评价 置入起搏器术后1周观察患者在各种体位及状态下的反应和起搏器的工作情况。置入起搏器患者应每年随访1次,可做动态心电图检查,了解患者反应和治疗效果及起搏器的起搏、感知功能是否正常,评价起搏器的功能状态。

4. 其他 通过动态心电图可以对心律变异性、QT离散度和QT变异性进行分析。心率变异性是指窦性心律下RR间期的逐搏变异,它是由交感和迷走神经的共同作用决定的。心率变异性可以反映自主神经功能障碍,是心脏性死亡的预测和判断糖尿病患者是否伴有神经系统损害的敏感指标。对于心肌梗死患者,心率变异性降低提示发生心脏事件,特别是猝死的危险性增加。QT离散度的增加可能与心室复极的离散程度加大有关,与心律失常性猝死有关。

(韩桂兰　张丽丽)

三、平板运动试验

运动试验又称运动负荷试验,是各种负荷试验中最重要的一种,包括运动平板心电图、运动超声心动图、运动核素心肌显像、运动门控血池扫描等。最常用的是平板运动(心电图)试验,因其符合生理负荷的情况且安全方便,所以临床上应用最广泛,是目前诊断冠心病、对其病情进行临床评估的最实用的无创性诊断试验。但目前世界各地心脏负荷试验基本上采用活动平板或踏车,Master二阶梯运动试验已被淘汰。

(一)运动试验的设备与方法

1. 设备 平板和踏车仪都可应用于运动试验。尽管与平板运动试验相比,踏车运动试验具有价廉、占地较少及上身活动较少的优点，但股四头肌疲劳在那些不经常踩自行车的患者中成为最大的限制。因为患者往往在达到他们的最大摄氧率之前停止运动。所以，平板运动试验在临床上更为常用。

2. 平板运动方案 多采用 Bruce 方案和 Naughton 方案。Bruce 方案为变速变斜率运动，是目前最常用的方案（表 4）。其 1 级能耗为 5 运动代谢当量（METs），相当于每分钟消耗 1.7ml/kg 氧气，做工负荷相当于纽约心脏病协会心功能分级的 2～3 级；2 级能耗为 7～8 运动当量；3 级能耗为 10 运动当量，4 级能耗为 14 运动当量。多数运动 3～4 级即达到目标心率。

根据患者的性别、年龄、体重，制订出目标心率，但应依据个体患者具体情况调整运动试验在 6～12 分钟具有明显的益处。运动量应以估计的运动代谢当量（METs）报告；如果运动量也以时间分（min）来报告，应当特别指明方案的性质。

表 4 平板运动 Bruce 方案

级别	速度（mph）	斜率（%）	时间（min）	运动代谢当量
1	1.7	5	3	5
2	1.7	10	3	7～8
3	2.5	12	3	10
4	3.4	14	3	14
5	4.2	16	3	17
6	5.0	18	3	20
7	5.5	20	3	23

3. 运动试验终止标准 按照运动试验的终止标准不同，可分以下三类。

（1）极量运动试验：逐级增加运动量，氧耗量平行增加，达到某一高水平运动量时，氧耗量达到最大，继续增加运动量，氧耗量不再增加，这时的运动量称为极量运动。极量运动目标心率＝220－年龄。当受检者达到精疲力竭时可以认为已达到极量运动，此时的心率应达到该年龄组的最大平均值。

(2)次极量运动试验：当运动心率达到最大心率的 85％～90％时为次极量运动，此时的心率为目标心率；临床常用目标心率公式：目标心率＝190－年龄；或者目标心率＝(220－年龄)×0.9。

(3)症状限制性运动试验：症状限制性运动是以患者出现严重症状或体征作为终止运动指标，包括胸痛发作、血压下降、呼吸困难、头晕眼花、严重心律失常、步态不稳等。对于冠心病患者，运动试验常常达不到极量或次极量运动，因出现严重心肌缺血而中止运动。因此，症状限制性运动试验是目前临床上最常用的运动心电图试验。

(二)运动试验的临床应用

1. 适应证

(1)诊断目的：①帮助诊断胸痛原因。②高危人群中早期筛选冠心病。③早期检出高血压。④了解运动相关的心律失常。⑤了解各种与运动有关症状(如胸闷、心悸)的原因。⑥鉴别多支冠状动脉病变中的罪犯血管。⑦鉴别心肌梗死后有无存活心肌。

(2)评估疗效：①评估治疗冠心病药物的疗效。②评估抗心律失常药物的疗效。③评估冠状动脉再血管化的疗效。

(3)评估治疗和预后：①评估冠心病的预后。②评估心肌梗死患者的预后。③评估冠心病缺血阈值、冠状动脉储备及心功能。④评估冠心病高危的外科手术患者是否能够承受手术治疗。⑤评估临界冠状动脉狭窄病变是否需要进行介入(PCI)治疗。⑥评估冠状动脉搭桥后是否需要进行非药物治疗。⑦评价冠状动脉介入术后再狭窄。

(4)康复治疗：①制订心肌梗死后患者运动处方。②制订心绞痛患者治疗后运动处方。③制订其他心血管患者的康复治疗处方。

2. 禁忌证

(1)绝对禁忌证:①新发生3～5日的急性心肌梗死。②不稳定型心绞痛。③严重或伴随血流动力学异常的恶性心律失常。④急性心肌炎、心包炎、风湿热、感染性心内膜炎。⑤有症状的严重主动脉瓣或瓣下狭窄。⑥未被控制的心力衰竭。⑦严重高血压或低血压。⑧急性肺栓塞或下肢静脉血栓形成。⑨运动引起加重或影响运动的非心源性疾病(如感染、肾功能不全、甲状腺功能亢进),下肢栓塞。⑩患者不接受。

(2)相对禁忌证:①高龄(70岁或以上)或体弱老人。②左主干病变。③中度狭窄的瓣膜疾病。④明显高血压或肺动脉高压。⑤明显的心律失常,如持续的室上性心动过速,显著的缓慢性心律失常,频发、多源、成对、成串室性期前收缩,预激综合征。⑥严重贫血。⑦洋地黄用药期或中毒、电解质紊乱。⑧饮酒后,服用镇静镇痛药、雌激素等药物。⑨其他严重心脏病。⑩活动受限。

3. 心肌梗死后运动试验 心肌梗死后做运动平板试验是安全的,关键是筛选好适应证。

(1)心肌梗死后运动试验适应证:目前对于急性心肌梗死后早期进行运动试验的恰当时间尚不统一,大多数运动时间选在3～6周,目的是为进一步区分高、中、低危组。运动平板试验最常用的方案有改良的Bruce方案,改良的Naughton方案等,运动量以85%～90%次极量级及症状限制为指标。运动试验结果阳性,指示有缺血心肌存在。

(2)心肌梗死后运动试验的意义:①危险分层和预后评估。②出院后运动量的心功能储备,包括家务及工作量评估,心脏康复期运动锻炼的评估。心肌梗死后运动试验阴性,>7～10运动当量,预后较好。③评估药物治疗是否充分,以及是否需要应用其他的诊断或治疗措施。

(3)心肌梗死后运动试验禁忌证:见表5。

表5 心肌梗死后运动试验禁忌证

急性心肌梗死(7～10日)	恢复期(3～6周)
室性心动过速和心室颤动	患者不需要或患者不能活动
窦性心动过速	患者室速和心室颤动
低血压(收缩压≤90mmHg)	二度或三度房室阻滞
持久性ST段抬高>0.2mV	5日内有心绞痛发作
新出现的束支阻滞	5日内有心力衰竭表现
前壁心肌梗死伴二度或三度房室阻滞	明显的瓣膜病史
心力衰竭表现(包括第三心音)	持久性ST段抬高>0.2mV
心肌梗死后综合征	心胸比例>0.55
运动试验的其他禁忌证	>70岁的老年人
患者不同意	急性期运动试验不正常

(三)终止运动试验的指征

1. 普通患者

(1)绝对指征:①达到目标心率。②明显心绞痛。③出现ST段抬高≥1mm。④低灌注表现(发绀或苍白)。⑤明显的神经系统症状(如共济失调、眩晕、近似晕厥状态)。⑥持续性室性心动过速。⑦运动中随负荷增加,收缩压较基础血压水平下降>10mmHg,并伴随其他心肌缺血的征象。⑧由于技术的原因无法监测心电图或血压。⑨受试者要求终止。

(2)相对指征:①试验中运动负荷增加,收缩压比原基础血压下降≥10mmHg,但不伴心肌缺血的征象;或收缩压>220mmHg。②ST段或QRS波改变,如ST段过度压低(水平型或下垂型ST段压低>2mm)或显著的电轴偏移。③除持续性室性心动过速之外的心律失常，包括多源性室性期前收缩、室性期前收缩三联律、室上性心动过速、心脏传导阻滞或心动过缓。④劳累、气促、哮喘、下肢痉挛、跛行。⑤宽 QRS 波心动过速，室内阻滞（包括束支阻滞）与室速无法鉴别。⑥胸痛加重。⑦高血压反应，如收缩压＞250mmHg 和（或）舒张压＞115mmHg。

2. 心肌梗死后运动试验的终止指标

（1）达到目标心率。

（2）患者要求终止运动试验。

（3）明显症状和体征，如呼吸困难、面色苍白、发绀、头晕、疲劳、胸痛及中枢神经系统症状等。

（4）出现恶性心律失常，如室性心动过速、心室颤动、RonT 现象（QRS 波群出现在前一个 T 波上）、室上性心动过速、心房颤动、频发多源室性期前收缩。

（5）最大心率≥120bpm（应用β受体阻滞药者≥110bpm）。

（6）运动时血压低于静息时血压。

（7）心率对于运动反应不良。

（8）ST 段压低≥2mm 或抬高≥1mm。

（9）运动引起室内阻滞。

（四）运动试验结果判定

1. 运动试验阳性标准 运动中或运动后出现下列心电图改变之一者为阳性（图 42）。

（1）运动中或运动后发作心绞痛。

（2）缺血型 ST 段压低，J 点后 80ms 处 ST 段水平型或下斜型 ST 段压低≥ 0.10mV 以上，原有 ST 段压低者，在原有基础上 ST 段再下降≥ 0.10mV，持续≥ 2 分钟。

（3）ST 段弓背状急性损伤型抬高≥ 0.20mV。

（4）ST 段上斜型下降 0.2 mV 以上，伴 aVR 导联 ST 段抬高≥0.1mV。

(5)运动中或运动后发生急性心肌梗死。

(6)运动诱发一过性异常T波高耸伴对应导联T波倒置。

(7)运动诱发血压急剧下降。

(8)出现缺血性室性心动过速、心室颤动、心脏停搏等。

2. 运动试验阳性的临床意义 阳性患者，冠心病发病率70%～80%。其他原因有高血压、肥厚型心肌病、扩张型心肌病、自主神经功能紊乱等。可疑阳性的受试者中，有冠心病、高血压、左心室肥厚、心肌病、自主神经功能紊乱等。

(1)ST段压低：运动中或运动后发生缺血型ST段压低≥0.10mV，提示心内膜下心肌损伤；ST段压低≥0.20mV为强阳性，应考虑为多支病变。

一般认为，运动中或运动后出现ST段上斜型压低属于非缺血性ST段改变，但如有典型缺血性胸痛史患者，上斜型ST段压低同样具有重要意义，常见于多支病变。

(2)ST段抬高：运动试验中心电图上ST段抬高(除外aVR或V_1导联)代表透壁性缺血(由冠状动脉痉挛或严重病变引起)，发生率低(临床试验室中仅占0.1%)。在有Q波的心肌梗死后心电图中，ST段抬高相对常见。与ST段压低相比，ST段抬高更易代表缺血区域，更容易导致心律失常。V_2～V_4导联的ST段抬高，提示左前降支病变；侧壁导联ST段抬高，提示左回旋支或对角支病变；Ⅱ、Ⅲ、aVF导联出现ST段抬高，提示右冠状动脉病变或回旋支病变。

(3)T波高耸：运动中突发T波异常高耸，不论是否伴有胸痛发作，均提示急性心内膜下心肌缺血，应当作为运动试验阳性指标。

(4)运动中或运动后发生急性心肌梗死：运动试验引起的急性心肌梗死的发生率约为0.01%，主要见于不稳定型心绞痛患者。

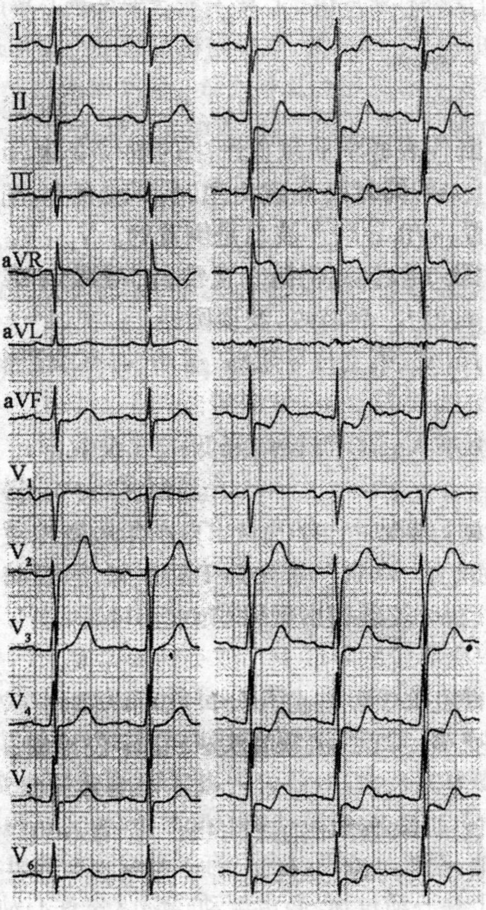

图 42　运动试验阳性

男性，61 岁，临床诊断：冠心病、心绞痛。图①为运动前常规心电图。图②为运动后 3min 发生心绞痛。Ⅱ、Ⅲ、aVF、V_3～V_6 导联 ST 段下斜型下降 0.10～0.20mV，T 波正负双向。aVR 导联 ST 段抬高 0.10mV，T 波正负双向。

(5)运动试验心率反应：心率不能达到极量心率的85%，或低负荷运动量出现ST段压低，或控制稳定的心力衰竭患者出现ST段压低，均是发生心脏死亡及非致命心肌梗死的独立预测指标。

(6)运动诱发血压急剧下降：收缩压比静态或前一级运动时降低≥10mmHg。

(7)运动试验引起室性心动过速与心室颤动：运动中室性心动过速的发生率为0.1%～0.3%，心室颤动的发生率约为0.02%。

3. 运动试验可疑阳性标准 运动中或运动后出现下列心电图改变之一者为可疑阳性。

(1)ST段水平型或下斜型下降≥0.10mV，持续时间<2分钟。

(2)ST段水平型或下斜型下降0.05～0.10mV。

(3)ST段近水平型下降≥0.10～0.20mV。

(4)T波转为倒置、负正双向或正负双向，倒置T波呈箭头样。

(5)U波倒置。

(五)运动试验的并发症

1. 心源性 窦性心动过缓；房室阻滞；室性逸搏心律；心脏停搏；室性心律失常，最常见的是室性期前收缩，也可发生室性心动过速或心室颤动；室上性心律失常，包括房性心律失常(房性期前收缩、房性心动过速、心房扑动和心房颤动)和交界区心律失常(交界性期前收缩、交界性心动过速)；有预激综合征的患者，运动试验容易诱发室上性心动过速、心房颤动；猝死(室性心动过速和心室颤动)；急性心肌梗死；急性左心衰竭；低血压或休克。

2. 非心源性 骨骼肌损伤，持续数日的过度疲劳，头晕，晕厥，全身疼痛。

(韩桂兰)

第四节 心脏超声检查

临床常规使用的超声心动图检查方法中，二维超声是最主要、最基础的检查模式。心脏超声检查应以二维切面检查为重点，根据不同需要选择不同的检查模式和方法，联合应用，综合分析，为临床提供尽可能丰富、准确的诊断信息。

一、心脏正常M型超声心动图

1. 原理 将以强弱不同的光点显示的心脏各层组织结构回声信号，通过慢扫描技术从左向右展开，使被检查部位的组织界面形成一条随时间变化而变化的运动曲线。

2. 优点 时间分辨率高于二维超声心动图，有利于对心脏和大血管腔径、运动幅度和速度、形态和功能等多种指标进行观察和测量。

3. 正常参考值 通过二维超声心动图，可以对心脏各腔大小及室壁厚度进行测量。成人二维超声心动图的正常参考值如下。

(1)左室舒张末径：35～56mm。

(2)舒张期室间隔及左室壁：6～12mm。

(3)左室射血分数：50%～85%。

(4)左房前后径：20～40mm。

(5)主动脉根部内径：20～40mm。

(6)右室内径(收缩-舒张)：7～23mm。

(7)其他参考：以下所见在超声心动图检查中也属正常。

①肺动脉瓣和三尖瓣少量反流属正常。

②随年龄增长，主动脉瓣增厚但未引起明显主动脉瓣狭窄属

于正常。

③老年人可见二尖瓣环钙化属正常。

④室间隔基底部凸出在老年妇女多见，易被误诊为肥厚型心肌病。室间隔基底部凸出由于间隔肥厚和纤维化所致，但很少引起左室流出道梗阻。

二、心脏正常血流频谱特点

1. 二尖瓣频谱 舒张期窄带正向双峰，第一峰(E)大于第二峰(A)，E峰、E-A平台、A峰分别代表快速和缓慢充盈期及心房收缩期。正常值：每秒0.6～1.3m(每秒0.9m)。二尖瓣狭窄时，二尖瓣血流速度增高；左心舒张功能减退时，第二峰(A)大于第一峰(E)。

2. 三尖瓣频谱 与二尖瓣相似，但流速略低，受呼吸影响明显。

3. 主动脉瓣频谱 收缩期窄带负向(胸骨上凹为正向)三角形单峰，正常值每秒0.9～1.7m。主动脉瓣狭窄时，流速增高；左心收缩功能减低时，流速明显减低。

4. 肺动脉瓣频谱 收缩期窄带负向三角或抛物线形单峰，正常值：每秒0.6～0.9m。肺动脉瓣狭窄时，流速增高。

三、心脏功能测定

心脏功能测定方法包括上述各种超声检查技术，可优选应用。

心脏基本功能是在舒张期接受足够的静脉血回流，并在收缩期将这些血液排入动脉系统以满足机体需要。因此，心功能包括收缩和舒张两个方面，整体心功能的正常有赖于局部心肌功能的正常和各部位的统一协调，与前后负荷、收缩力、松弛性、顺应性等多种因素有关。因此,心脏功能的测定评价亦是多角度、多方面的。

1. 心肌收缩功能 反映整体或局部的收缩能力。

(1)M 型测量指标

①左室射血分数(EF 值)。正常 45%～75%。

②左室后壁运动幅度。正常值 9～14mm。

③室间隔运动幅度。正常值 4～8mm。

④左室短轴缩短率。正常＞25%。

⑤左室后壁增厚率。正常≥30%。

⑥室间隔增厚率。正常值＞30%。

(2)二维超声:目测评定室壁运动状态。分为运动正常,运动增强,运动减弱,无运动和矛盾运动。

(3)彩色多普勒指标:主动脉瓣血流频谱(峰值流速、流速积分、加或减速时间、加或减速速度)。

2. 左心泵功能 反映左心室泵血能力。

(1)根据公式

①每搏量(SV)＝左室舒张末容积(Vd)－左室收缩末容积(Vs);正常值:35～90ml。

②每分输出量(CO)＝每搏量×心率;正常值:每分钟 3～6L。

③射血分数(EF)＝每搏量/左室舒张末容积×100%;正常值:45%～75%(40%～50%轻度减低,30%～40%中度减低,＜30%重度减低)。

(2)Simpson 法:心尖四腔或心尖两腔心描记左室舒张期容积和收缩期容积,输入仪器自动测算射血分数(EF 值)。对于心脏扩大或左室重构患者此法更为准确。

3. 心室舒张功能

(1)血流多普勒频谱分析:二尖瓣血流频谱是反映血流从左房进入左室的情况。当二尖瓣本身无器质性病变时,二尖瓣血流频谱主要受左室舒张功能的影响。左室舒张功能减低时，主要有以下改变。

①E 峰减低，A 峰增高。

②E/A 比值倒置。

(2)组织多普勒频谱分析：二尖瓣环心肌运动速度频谱，舒张早期为 E 峰，舒张晚期为 A 峰，正常时 E 峰大于 A 峰，左心舒张功能减低时，则 E 峰小于 A 峰。

四、主要疾病诊断要点

1. 二尖瓣狭窄

(1)二维超声所见：特异性强，是定性、定量诊断的主要依据之一。

①二尖瓣结构增厚、纤维化、钙化，尤以瓣尖明显，呈斑块状或团块状回声，交界处粘连，瓣尖于舒张期与瓣体部呈钩状或圆顶状(典型图像)，腱索可增厚、缩短。

②二尖瓣口面积正常为 4～5cm^2。最轻度狭窄 2.5～4cm^2，轻度狭窄 2.0～2.4cm^2，轻-中度狭窄 1.5～1.9cm^2，中度狭窄 1.0～1.4cm^2，重度狭窄＜1.0cm^2，最重度狭窄＜0.5cm^2。

(2)M 型超声所见：左房扩大，二尖瓣前叶 EF 斜率明显减低，前后叶同向运动。

(3)彩色多普勒检查：彩色血流显示二尖瓣口喷出的血流束，连续多普勒测量通过瓣口血流速度增快。

2. 二尖瓣关闭不全

(1)二维超声所见：有时可见二尖瓣前后叶对合欠佳。

(2)彩色多普勒检查：是检出二尖瓣反流最敏感的技术，是惟一的无创检查二尖瓣反流的定量和确定其反流程度的方法，具有特异的诊断价值。

①定性诊断。收缩期左房侧可见异常反流束，连续多普勒或

脉冲多普勒测到负向单峰。

②半定量诊断。轻度,反流束或反流面积在二尖瓣左房侧;中度,反流束长度达左房的 1/2 或反流面积占左房的 1/2;重度,反流束的长度到达左房顶或反流面积占左房的 1/2 以上。

3. 三尖瓣关闭不全

(1)二维超声所见:三尖瓣关闭不拢,闭合点下移。

(2)彩色多普勒检查:收缩期右房内可见异常反流束,利用连续多普勒测量最大流速估测肺动脉收缩压(mmHg):最大压差+右房压(根据右房大小加 5、10、15)。

4. 主动脉瓣狭窄

(1)二维超声所见:主动脉瓣膜增厚、纤维化、钙化,可呈团块状回声,开放受限,大动脉短轴可辨认瓣叶数目。

(2)M 型超声所见:主动脉瓣开放幅度减小,<14mm,并可见室间隔及左室后壁呈向心性肥厚。

(3)彩色多普勒检查:收缩期主动脉瓣血流流速增快,超过每秒 2m。

5. 人造瓣膜

(1)二维超声所见

①人造瓣膜支架与瓣叶上有无异常回声附着,异常回声是否运动。通常人造瓣膜血栓回声无运动,而感染性心内膜炎赘生物运动幅度较大。

②人造瓣膜瓣叶启闭运动是否自如,开放是否正常。

③生物瓣叶有无增厚、回声增强及脱垂等。

④支架之强回声与周边瓣环组织之间有无间隙。

(2)M 型超声所见

①M 型超声心动图取样线通过人造瓣膜瓣叶处扫查观察瓣叶运动幅度。

②M 型超声心动图于支架处扫查观察有无支架运动过度或

减低。

(3)彩色多普勒检查

①心尖四腔心切面观察二尖瓣位人造瓣膜下方血流束有无明显变窄及五彩镶嵌,以判断是否存在狭窄。

②心尖五腔心切面观察主动脉瓣位人造瓣膜下方有无五彩镶嵌血流束反流入左心室。

③胸骨旁左心室长轴切面观察二尖瓣位人造瓣膜置换术后,左心房内有无五彩镶嵌反流束及主动脉瓣位人造瓣膜置换术后主动脉内有无收缩期五彩镶嵌射流(采用此切面观察主要目的为避开人造瓣膜的影响,但由于此切面多普勒声束与射流角度较大,仅适用于较明显湍流的观察)。

④观察人造瓣膜支架与周围瓣环组织之间有无反流束通过及进入相应心腔。

⑤心尖四腔心切面脉冲多普勒取样容积置于人造瓣膜下方,观察血液流束的频谱,测量流速及压力阶差。

⑥心尖五腔心切面连续多普勒取样线通过主动脉瓣位人造瓣膜记录频谱,测量流速及压力阶差。

⑦彩色多普勒对瓣周漏的诊断具有明确的意义,对人造瓣膜反流的诊断具有参考意义。明显的高速湍流频谱(二尖瓣位人造瓣下流速<2m/秒,主动脉瓣位人造瓣上流速>3m/秒)对诊断人造瓣膜狭窄具有一定的临床意义。

6. 扩张型心肌病

(1)二维超声所见:全心腔扩大,以左心为著;室间隔及左室游离壁厚度早期在正常范围或稍厚,晚期较薄;室间隔及左室壁运动幅度普遍减低,呈弥漫性减弱。二尖瓣开放幅度明显减小。

(2)M 型超声所见:室间隔及左室后壁运动幅度减低,收缩期增厚率减低。

(3)彩色多普勒检查:二尖瓣收缩期可见反流血流。

(4)与冠心病鉴别:扩张型心肌病室壁运动异常为弥漫性;而冠心病室壁运动异常为节段性,但冠心病合并心力衰竭时难以区别,需做冠状动脉造影或结合临床判断。

7. 肥厚型心肌病

(1)二维超声所见

①室间隔呈非对称性肥厚,向左室流出道内凸出。

②病变部位心肌回声增强,呈毛玻璃样或粗斑点状强弱不等回声,失去正常纤细而平行的心肌纹理。

③左室后壁运动过度增强,肥厚室间隔运动和收缩期增厚率低下,甚至消失。

④左室内径缩小,左房扩大。

⑤分为局限性肥厚型心肌病和对称性肥厚型心肌病。局限性肥厚型心肌病根据肥厚部位的不同又分为心尖部、高侧壁、前侧壁、后壁、基底部后壁或乳头肌肥厚型心肌病。

(2)M 型超声所见

①收缩期二尖瓣向前运动(SAM 现象)是肥厚型心肌病的一个特征性表现。二尖瓣前叶 EF 斜率明显减低。

②舒张期二尖瓣前叶与室间隔接触。

③左室射血分数增高,整体排血功能正常。

(3)彩色多普勒检查

①舒张期二尖瓣口血流频谱 A 峰增高。

②左室流出道内可见收缩期高速血流。

8. 冠心病　主要用二维超声心动图检查。

(1)静息状态下,动态观察各切面上心腔大小、形态,室壁运动(收缩期向心性、舒张期离心性)是否协调一致,运动幅度及厚度变化(收缩期增厚、舒张期变薄)。

(2)常规测量各心腔大小及室壁厚度。

(3)室壁运动分为运动正常、运动减弱、运动消失、矛盾运动,且室壁运动异常呈节段性。心脏节段的划分一般采用美国超声心动图学会推荐的 16 段分法：将左室分为前间隔、后壁、前壁、下壁、室间隔及侧壁；而前间隔、后壁各分为中段、基底段，前壁、下壁、室间隔、侧壁各分为心尖段、中段和基底段。

(4)测算局部室壁增厚率，观察可疑部位室壁运动增厚的异常节段，测量并计算室壁增厚率。

(5)估测运动异常区的范围及部位(以解剖标志表明)，长轴及短轴切面分别估测范围，如长轴方向从乳头肌上缘至心尖，短轴方向为前壁或前侧壁。

(6)检测左心室整体收缩功能(此时多用 simpson 法)与舒张功能。

(7)心肌梗死后机械性并发症有以下几项：室壁瘤，有局部室壁膨出伴矛盾运动；室壁破裂穿孔，室间隔穿孔的二维超声显示多在近心尖部室间隔回声中断，彩色多普勒显示左向右分流；游离壁破裂形成假性室壁瘤，彩色多普勒显示心腔内血流经破口入瘤腔内；二尖瓣反流，彩色多普勒血流可估算反流量及程度；左心室附壁血栓，位于室壁运动明显异常部位附壁的实质性回声；右心室梗死，右心室扩大伴三尖瓣反流或右心室壁运动异常；心包积液，多见于急性心肌梗死。

9. 房间隔缺损

(1)二维超声所见：房间隔回声中断、断端清晰明亮，常用切面：心尖四腔心、胸骨旁四腔心、大动脉短轴及剑下四腔心切面，以剑下四腔心较为敏感。右房室扩大。

(2)分型：Ⅰ孔型，Ⅱ孔中心型，Ⅱ孔上腔型，混合型(Ⅰ孔＋Ⅱ孔)。

(3)彩色多普勒检查：彩色多普勒显示明确左向右过隔血流(右心压力大于左心时为右向左分流)，通过部位为二维显示的房间隔回声中断处。

10. 室间隔缺损

(1)二维超声所见:室间隔回声中断、断端清晰明亮,常用切面:左室长轴切面、心尖四腔心、心尖五腔心、胸骨旁四腔心、大动脉短轴及剑下四腔心切面。左心房、室扩大。

(2)分型:根据缺损部位大致分为干下型、膜周型和肌部室间隔缺损。

(3)彩色多普勒检查:室间隔缺损处左向右高速喷射性血流通过室间隔,连续多普勒测量流速在每秒 3m 以上。

11. 动脉导管未闭

(1)二维超声所见:于大动脉短轴或胸骨上窝主动脉弓长轴切面显示未闭的动脉导管,位于肺动脉分叉部偏左侧。左心房室增大。

(2)分型:管型,降主动脉与肺动脉之间有小管状结构连接;漏斗型,未闭的动脉导管主动脉端较大,肺动脉端较细;窗型,未闭的动脉导管显示为主动脉与肺动脉之间直接相通。

(3)彩色多普勒检查:可见双期异常血流束从未闭的动脉导管肺动脉端起始,沿主肺动脉外缘走向肺动脉瓣侧。连续多普勒可测到双期连续性频谱,流速在每秒 3m 左右。

12. 主动脉窦瘤破裂

(1)二维超声所见

①右窦瘤破入右室流出道。左室长轴切面显示右冠窦扩大呈圆形,窦瘤向右室流出道膨出尖端有一破口位于室间隔上部前方,瘤的基底部与主动脉窦相通。

②右窦瘤破入右室流入道。于三尖瓣隔瓣或后瓣根部穿过室间隔破入右室,于胸骨旁四腔或心尖五腔心切面显示窦瘤突向右室。

③冠窦瘤破入右房。于主动脉根部短轴切面显示无冠窦扩大,向右房突出呈奶头状或窦道状破入右房下部。

(2)M 型超声所见:右窦瘤破入右室流出道时,显示主动脉前后壁曲线明显不平行,前壁于收缩期向前运动异常增强,并突入右室流出道。无冠窦瘤破入右房时，在三尖瓣曲线之后，有一团回声，随心动周期搏动或有震颤。

(3)彩色多普勒检查：窦瘤破裂处血流射入右室流出道或右室或右房的多彩镶嵌的湍流，持续收缩期与舒张期，多普勒频谱显示双期负向或双向频谱。

13. 三尖瓣下移畸形

(1)二维超声所见：右房增大，并可见房化右室；三尖瓣前叶冗长。隔叶下移时，心尖四腔心切面可见隔瓣下移，与二尖瓣前叶瓣环距离＞15mm(儿童)或＞20mm(成年人)；后叶下移时，右室流入道切面可见后叶附着点下移。

(2)M 型超声所见：左室长轴切面可取到右室流出道内三尖瓣前叶的运动曲线。

(3)彩色多普勒检查：三尖瓣大量反流。

14. 心内膜垫缺损

(1)二维超声所见

①部分型。包括Ⅰ孔型房间隔缺损、房间隔缺损合并二尖瓣前叶裂和左室右房通道。合并二尖瓣前叶裂时，二尖瓣前叶可见裂口，四腔心可见二尖瓣前叶中部出现回声中断，左室长轴切面二尖瓣前叶突向左室流出道，四腔心显示三尖瓣隔叶和二尖瓣前叶附着点间的房室间隔缺损为左室右房通道的二维表现。

②完全型。四腔心显示心脏十字交叉部位缺失，房缺和室缺相交通，二尖瓣前叶和三尖瓣共瓣，横跨房室间隔，房室瓣口通向两侧心室。

(2)彩色多普勒检查：完全型，血流在心脏四腔之间通过共瓣交通，以左向右为主；部分型，左室右房通道时，右房内可见起自缺损部位的收缩期高速血流，横跨右房；二尖瓣裂时，左房侧可见反流束。

15. 法洛四联症

(1)二维超声所见

①四个特征。主动脉前壁与室间隔连续性中断,位置前移,并骑跨于室间隔之上;室间隔缺损;右室流出道/肺动脉瓣/肺动脉主干狭窄;右心室肥厚。

②检查切面。左室长轴切面,大动脉短轴切面,以及右室流出道包括主肺动脉、左右肺动脉长轴切面,明确狭窄部位,测量腔径大小。一般右房室扩大,左房室缩小。

(2)彩色多普勒检查:室水平双向分流,以右向左分流为主。肺动脉瓣狭窄时,可探及高速血流。

16. 心脏肿瘤 主要是黏液瘤。

(1)二维超声所见:可发生于心脏的各个心腔,其中左房最多见。表现为心腔内团块回声,常呈分叶状或不规则状,随心动周期有规律地活动,活动度取决于瘤蒂的长短,瘤蒂长,活动度大。主要与心腔内血栓鉴别:冠心病心肌梗死后血栓多位于左心室心尖部,二尖瓣狭窄血栓多见于左房上部、肺静脉入口附近及左心耳内,血栓附着面广,形状不规则,无活动性。

(2)彩色多普勒检查:黏液瘤阻塞瓣口时,造成与相应瓣口狭窄相似的血流动力学改变。

17. 心包疾病 以心包积液多见。

(1)二维超声所见

①心包壁层和脏层分离,心包腔内可见无回声区,无回声区可分布于左心室后壁、心尖、右心室前壁及心室侧壁与胸壁之间,亦可在左心房后见到。

②根据无回声区出现的部位和距离,可估测积液量(少、中、大量)。少量积液:100ml 以下,积液位于左室后壁后下方,宽度较小,而心外侧及心前区仅有极少或无液性暗区。中等量积液:积液均匀分布于左室后方、心尖、心外侧及右室前壁之前,以房室沟处

最多，量在 100～500ml。大量积液：量在 500ml 以上，积液暗带较宽，遍布心脏周围，心后最多，左房后壁之后亦见，患者心脏悬浮于积液中，呈现摇摆活动。

③根据无回声区内的有形成分，可初步分析积液性质。例如，以渗出液为主者，为“纯净”无回声区；有纤维素渗出者，可见细条状、丝状回声；化脓或血性积液时，无回声区内见较多的点、片及团块状回声。

(2)M 型超声所见：室壁、间隔和瓣膜的大波幅、形态畸变的 M 型曲线。

18. 心脏血栓 采用多切面二维超声，观察心房、心室腔的形状，在心腔内可见不规则、基本不活动且与心壁附着的团块状回声。心腔内血栓往往基底部较宽，与心壁附着面较大。常见于以下疾病。

(1)风湿性心脏病二尖瓣病变、心房增大、心房颤动者心房内、左心耳内血栓。

(2)心肌梗死、扩张型心肌病患者心室内血栓，尤其心尖部易形成血栓。

(3)心脏房室瓣膜置换人工瓣后瓣环或瓣体心房面易形成血栓。

(4)在二尖瓣严重狭窄，左心房明显扩大、心房颤动的患者，发现左心房内呈漩涡样或云雾状缓慢流动的、形态不固定的、微细的点状回声时，尤其应注意同时存在的左心房或左心耳血栓。

（刘柳华）

第五节　胸部 X 线检查

一、X 线胸片的常见投照体位及其所见

传统的 X 线平片（胸片）仍然是心血管疾病最基本的检查方法，其最大优势是"心肺兼顾"，不仅可以显示心脏轮廓和大小而且能够全面反映肺循环的状态，这是任何其他影像学方法都无法替代的。由于心脏和大血管在胸片上的投影彼此重叠，因此还需结合不同的投照体位才能大致地将各个房室和大血管的边缘显示出来，进而判断其大小变化。后前位是最常见的投照体位，根据病情需要，可进一步选择侧位或斜位等。

1. 后前位（又称远达片）　患者直立，胶片在前，X 线球管居后，靶片距离为 2m，心影放大率不超过 5%，即通常所谓的正位胸片。正常心影右缘分为上下两段：上段为升主动脉与上腔静脉的重叠影；下段为右心房所构成，弧度较大。右心室主要构成心下缘（膈面），几乎不构成左右心缘，左右心缘与膈顶相交处称为心膈角。心左缘分为三段：上段为主动脉结，由主动脉弓组成；中段由肺动脉主干和左肺动脉外缘构成，称为肺动脉段；下段由左心室构成，为一最大的弧，明显向左凸出

2. 右前斜位　患者从后前位向右旋转 45°，主要显露左心房和右心室，左心室大部分被掩盖，适合观察肺动脉段凸出程度，结合食管服钡可判断左心房大小。心前缘自上而下依次由主动脉弓及升主动脉上段、肺动脉段、右心室漏斗部、右心室前壁和左室心尖部构成。

3. 左前斜位　患者从后前位向左旋转约 60°，两侧心房和心

室大致呈对称地分为左右两半。心前缘下段为右心室，上段为升主动脉，两者间为部分右房结构；心后缘下段为左心室，上段为左心房，而主动脉升、弓、降部则与心影上缘围成“主动脉窗”。左前斜位 60°是判断左右心室增大的重要体位，也适合观察胸主动脉的全貌。

4. 侧位 通常取左侧位结合食管服钡，适合观察左心房和左心室增大的情况。心前缘下段为右心室前壁，上段则由右心室漏斗部与主肺动脉构成；心后缘中上段由左心房构成，下段则由左心室构成。

二、正常心脏大血管形态及其生理影响因素

1. 体型 正常心脏可分横位心、斜位心和垂位心三种类型。

(1)横位心：心脏纵轴与水平面的夹角＜45°，呈横位。心脏与膈肌的接触面大，心胸比率常＞0.5，心腰部凹陷，膈位置高，多见于矮胖者。

(2)斜位心：心脏纵轴与水平面的夹角约 45°，呈斜位。心脏与膈肌接触面适中，心胸比率约 0.5，心腰平直。此型最常见，又称中间型心脏，多见于体形适中者，尤其是青壮年。

(3)垂位心：心脏纵轴与水平面的夹角＞45°，呈垂位。心脏与膈肌接触面小，心胸比率＜0.5，多见于体格瘦长者。

2. 年龄 婴幼儿心脏接近球形，横径较大，主要是由于膈肌位置高和右心相对较大所致。由于胸腺与心血管影重叠，使主动脉结及心腰部显示不清，并使心底部纵隔影增宽。随着年龄增长，膈位置逐渐下降，胸腔长度增加，心脏渐成为斜位心。据统计，3 周以内婴儿心胸比率为 0.55；学龄期(6～7 岁)心影与成人接近或相同；老年的胸廓多较宽阔，膈位置高，心脏趋向横位。

3. 呼吸 深吸气时，膈肌下降，心脏与膈肌接触面减小，心脏向

下拉长，横径变小；深呼气时膈肌上升，心影趋向横位。正常情况下，应在深吸气末摄片，后前位时，右膈肌顶平第十后肋水平为最佳。

4. 体位　直立位吸气像为心脏常规检查的标准位置。如果患者取平卧位，则膈肌升高，同时体静脉回流增多，上腔静脉影增宽，导致心影增大。

5. 性别　心脏与身体大小呈一定比例，一般来说，女性心脏大约比同龄男性小5%，但总体差别不明显。

6. 心动周期和心率　心脏运动的不同时相，如最大收缩期与舒张期心脏横径可相差3%～6%；心率过缓，心室舒张期延长，过度充盈，心影增大。

三、心血管基本病变的X线征象

1. 心脏增大的X线征象　心脏增大是心脏病的重要征象，确定心脏增大的最简单方法为心胸比率法。心胸比率是正常吸气状态下心影最大横径与胸廓最大横径之比。心脏最大横径取心影左、右缘最突出的一点与胸廓中线垂直距离之和，胸廓最大横径是在右膈顶平面取两侧胸廓肋骨内缘之间的最大距离。正常成人心影横径一般不超过胸廓横径的一半，即心胸比率≤0.5。0.51～0.55，0.56～0.60及0.60以上分别为轻、中及重度心脏增大。心胸比率是一种粗略的估计方法，应用最广，但必须考虑其他影响因素，如呼吸状态、肥胖或体位等。

(1)左心室增大：常见于各种原因所致的左心衰竭，主动脉瓣关闭不全或狭窄，二尖瓣关闭不全及部分先天性心脏病(如室间隔缺损、动脉导管未闭)等。

①后前位。左心室段延长，心尖向下向左延伸。

②左前斜位。左心室段向后向下突出，与脊柱重叠，即使旋转60°时，仍不能分离。

③侧位。食管和左心室段之间的正常三角形间隙消失，心后间隙变窄。

(2)右心室增大：常见的原因为肺动脉狭窄、肺动脉高压、房间隔缺损和法洛四联症等。

①后前位。心脏横径增大，心室膈面增宽，严重者心尖圆隆上翘。

②右前斜位。右心室段前缘呈弧形前突，心前间隙变窄甚至闭塞。肺动脉段和漏斗部隆起。

③左前斜位。心前缘下段向前膨隆，心前间隙下部变窄。

④侧位。心前缘与前胸壁的接触面增大。

(3)左心房增大：左心房分为体部和耳部。左心房体部居气管分叉之下、左心室的后上方及食管前方，大部分心后缘由体部构成，左心房耳部是从体部左上方伸向前内的突起物，在正常情况下不能与左心室段区别。左心房增大主要发生在体部，可向后、右、左及上四个方向增大。左心房增大的主要原因为二尖瓣病变、心肌心包病变等。

①后前位。左心房增大时，在心底部出现圆形或椭圆形密度增高影，常略偏右与右心房重叠，在过度曝光的X线片上，更容易显示。左心房向左增大时，肺动脉段与左心室段之间的心耳部增大，通常称第三弓，因而心左缘出现四个弓。左心房明显增大时，可突出右心缘，形成双房影；向上则压迫支气管使气管分叉角度增大。

②右前斜位。左心房增大时，食管中段受压、移位。

③左侧(服钡)位。左心房增大时，食管中段受压、移位。为临床上最常用的体位。

④左前斜位。左心房增大时，气管分叉角度增大，严重者左主支气管受压抬高，甚至成水平位。

(4)右心房增大：右心房亦分为体部和耳部，体部在心脏的右侧偏后，耳部则在其前上方偏左。右心房增大可见于房间隔缺损等，但多数为继发改变如右心衰竭、三尖瓣关闭不全等。

①后前位。右心房增大，心右缘下段向右扩展、膨隆。右房显著增大时，弧度加长，常伴上腔静脉增宽。

②左前斜位。心前缘上段膨隆延长，超过心前缘长度一半。

2. 肺循环异常　肺循环由肺动脉、肺毛细血管和肺静脉组成，而肺动脉和肺静脉是正常肺纹理的主要组成部分。

(1)肺血增多：肺血增多是指肺动脉内血流量增多。常见于左向右分流的先天性心脏病，如房或室间隔缺损、动脉导管未闭等及合并肺动脉高压的先天性复杂畸形。亦见于体循环血流量的增加，如甲状腺功能亢进和肺心病的高排血状态。主要表现如下。

①肺（动脉）血管纹理增粗、增多，边缘清楚、锐利，肺静脉亦呈相应的扩张。

②肺动脉段凸出，肺门动脉扩张，透视下可见肺动脉段和两肺门血管搏动增强。

③肺野透亮度正常。

(2)肺血减少：肺血减少是指肺动脉血流量减少。主要见于肺动脉狭窄、肺动脉血栓栓塞、法洛四联症及其他合并肺动脉狭窄的先天性复杂畸形。主要表现如下。

①肺（动脉）血管纹理纤细、稀疏。

②肺门动脉缩小，肺动脉段平直或凹陷。

③肺野透亮度增加。

④肺血减少严重者有时可见较粗乱的血管纹理，为来自体动脉的侧支循环，切勿误作肺血增多。

(3)肺动脉高压：肺动脉高压X线表现如下。

①中心肺动脉（包括肺动脉段和肺门动脉）扩张或搏动增强。

②肺动脉外围分支骤然变细且扭曲。

③右心室增大，严重者可继发三尖瓣关闭不全，多见于大量左向右分流畸形的中晚期及肺心病等。

(4)肺淤血:是指肺静脉回流受阻,血液淤滞于肺内。常见原因为二尖瓣狭窄和左心衰竭等。长期肺静脉压升高,肺小动脉发生痉挛、收缩,久之肺动脉压亦升高,右心室负担加重,引起肥厚和扩张,则称为肺循环高压。主要表现如下。

①上肺静脉扩张,下肺静脉收缩。

②肺血管纹理增粗、增多,边缘模糊,尤其在肺野中下部和中外带。

③肺野透亮度减低,中下肺野明显。

(5)间质性肺水肿:间质性肺水肿和肺淤血为同一病理过程的不同阶段,典型的间质性肺水肿通常是在肺淤血的基础上发生的,或伴有肺淤血征象。X线显示肺纹理模糊和肺野透亮度减低进一步加重,有时候中下肺野呈网格状阴影,肋膈角区可见 Kerley B 线,右侧多见,呈水平走行,长 2~3cm,宽约 1mm,为肺静脉压升高引起渗出液存留在小叶间隔内所致,多见于慢性患者。有时候还可见到 Kerley A 线,表现为细长的线条影,从肺野外围斜向肺门,多见于急性左心功能不全,但比较少见且不易观察。

(6)肺泡性肺水肿:渗出液主要积聚在肺泡内,多见于急性左心功能不全。X线表现如下。

①两肺广泛分布的斑片状阴影,边缘模糊,常融合成片,有时可见含气支气管影。

②大片模糊阴影聚集在以肺门为中心的肺野中心部分,构成所谓的"蝶翼状"阴影,为其典型改变。

③阴影在短期内变化较大,"来去迅速"。由于本症的 X 线异常改变先于临床症状,所以 X 线检查具有重要的临床意义。

3. 主动脉异常 X线检查是显示主动脉形态、大小和走行方向最简单的方法,后前位结合左前斜或左侧位是最适宜的投照位置。

主动脉扩张和延长时,后前位可见升主动脉和降主动脉向两侧分离,升主动脉外缘可越过心右缘下段,升主动脉与右心房的分界点下移，心影更倾向于横位。降主动脉可位于肺动脉主干之外，向左肺野膨出，而主动脉结上移，可达到或超出锁骨水平。左前斜位或侧位可见升主动脉向前弯曲，弓部向上突出，降主动脉向后弯曲移位，服钡检查可见食管呈相应的牵引移位，一般上段较明显，下段反而前凸，借此可与左房增大的食管移位相鉴别。

主动脉弓或弓降部钙化较为常见，表现为弧形线状密度增高影，多见于年长者。较明显的胸主动脉或腹主动脉的钙化，断续且不规则常常为其本身的粥样硬化所致。

升主动脉限局性扩张主要见于主动脉瓣狭窄，升主动脉普遍扩张主要见于主动脉瓣关闭不全，升主动脉瘤则主要见于马凡综合征。此外主动脉扩张还可见于高血压、动脉粥样硬化、夹层和主动脉瘤等。

4. 心脏位置异常

(1)心脏移位：由于肺、胸膜或膈的病变而使心脏移离正常位置，称为心脏移位。例如，全肺或肺叶不张、广泛胸膜肥厚牵拉心脏向患侧移位；大量胸腔积液、气胸、巨大肿块等推压心脏向健侧移位。胸廓畸形较严重，如鸡胸时心脏常轻度前移；漏斗胸则心脏向后移位。胸椎生理后凸消失、变直，胸廓前后径缩小，则称扁平胸，若心底部大血管因此受压并于心前区产生收缩期杂音，则称为“直背综合征”，并非器质性心脏病。

(2)心脏异位：系指心脏位置的先天性异常。主要取决于心脏轴线及心脏与内脏的位置关系。心脏轴线为连接心底与心尖的轴线，指向左方、右方和居中，或心尖位于左胸、右胸和居中，分别称为心脏左位或左位心、心脏右位或右位心和心脏中位或中位心。正常心脏和内脏位置关系为心脏轴线左位，内脏正常位即正常左位心。其他变异类型包括以下几种。

①镜面右位心。其心脏和大血管的位置宛如正常心脏的镜中像，同时伴有内脏转位，如胃泡居右上腹，心脏位于右侧胸腔。这

类变异并非一定伴有心内畸形，但其发生率较正常位心脏者稍多。

②右旋心或单发右位心。心脏轴线右位，内脏正常位，常合并心内畸形。

③左旋心或单发左位心。心脏轴线左位，内脏转位，几乎经常合并心内畸形。

④中位心。心脏居中，不拘内脏位置如何。

（赵世华）

第六节　心搏、呼吸骤停与心肺复苏术

心搏、呼吸骤停是指患者突然、意外的心脏停止有效搏动和（或）自主呼吸停止。

心搏骤停最常见的心电图类型是心室颤动、无脉室性心动过速，其次为缓慢性心律失常或心室停搏，较少见为无脉搏性电活动（电机械分离）。引起心搏骤停的原因甚多，冠心病是猝死最常见原因，约占 80％ 其中约 70％死于医院外，约 40％死于发病后 15 分钟内；约 30％死于发病后 15 分钟至 2 小时。

心搏、呼吸突然停止后，血液循环终止。脑细胞由于对缺氧十分敏感，一般在血液循环停止后 4～6 分钟大脑即发生严重损害，甚至不能恢复。因此必须争分夺秒，积极抢救。在常温情况下，心跳停止 3 秒钟时患者感头晕，10～20 秒钟即可发生晕厥或抽搐，60 秒钟后瞳孔散大，呼吸可同时停止；亦可在 30～60 秒钟后停止，4～6 分钟后大脑细胞开始发生不可逆损害。

复苏开始越早，存活率越高。大量实践表明，4 分钟内进行复苏者可能有 50％被救活；4～6 分钟开始进行复苏者，10％可以救活；超过 6 分钟者，存活率仅 4％；10 分钟以上开始进行复苏者，存活率

更低。在"猝死"最终成为生物学死亡之前,正确而迅速地施行心肺复苏术,可给猝死者提供有可能接受进一步治疗的时间和机会。

一、心搏、呼吸骤停原因、诊断与注意事项

1. 原因 引起心搏、呼吸骤停的原因很多,主要有下列几方面。

(1)心脏原因约占 80%。

(2)突然的意外事件,如电击伤、溺水、自缢、严重创伤等。

(3)严重的酸中毒、高血钾、低血钾。

(4)各种原因引起的休克和中毒。

(5)手术及其他临床诊疗技术操作中的意外事件,如心包或胸腔穿刺、小脑延髓池穿刺、心导管检查、心血管造影、脑血管造影、气管切开、气管插管等。尤较常见于胸内手术过程中。

(6)如麻醉过深,可影响到呼吸及(或)血管运动中枢,结果引起继发性心力衰竭;患者对麻醉药过敏,尤其是麻醉技术上的因素;术中有力的刺激对正常的心脏可能无害,但对在麻醉过程中造成的缺氧及 CO_2 太多时则有危险,如迷走神经的刺激(牵扯肺门或肠系膜),气管支气管吸引等,阿托品及莨菪碱可阻滞这些反射,故有预防作用。

至于麻醉和手术过程中发生的心搏骤停,年龄以 20 岁以上者为多见,年龄愈高,发生率愈增加;尤以全身情况不良者较多见。

2. 心搏、呼吸骤停的诊断

(1)意识丧失。

(2)呼吸停止。

(3)大动脉(颈动脉、股动脉等)搏动消失。

3. 注意事项 在诊断和急救心搏、呼吸骤停时,应注意避免下列几点,因这些措施均需占去很多时间。

(1)不要等待静听心音。

(2)不要等待心电图的检查。

(3)不要等待静脉或动脉输血。

(4)不要等待确定股动脉和颈动脉的搏动消失。

二、心搏、呼吸骤停的抢救方法

对有上述引起心搏、呼吸骤停的疾病或准备做上述手术、操作的患者,应做好心肺复苏的抢救准备,基本的复苏过程包括判断患者有无意识和畅通呼吸道(Assessment＋Airway,A)、人工呼吸(Breething,B)、人工循环(Circulation,C),简称 ABC。

1. 判断患者有无意识和畅通呼吸道(A)

(1)判定患者有无意识

①轻轻摇动患者肩部(图 43),高声喊叫:“喂! 你怎么啦?”

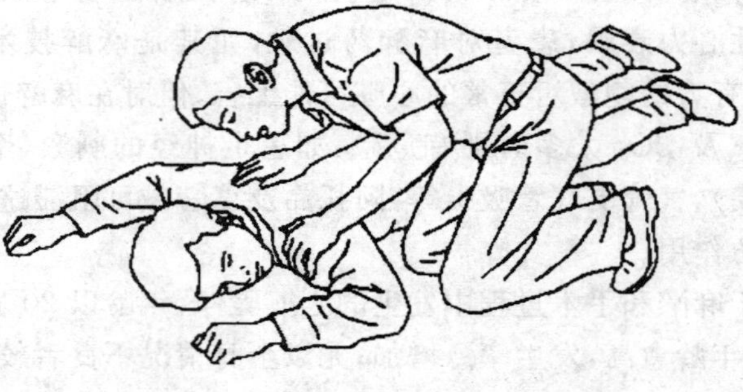

图 43　判断意识

②如认识,可直接呼喊其姓名。

③若无反应,立即用手指甲掐压人中、合谷穴约 5 秒钟。时间不可太长,应在 10 秒钟以内。患者出现眼球活动、四肢活动或疼痛感后应立即停止掐压穴位;摇动肩部不可用力过重,以防加重骨

折等损伤。

(2)呼救：一旦初步确定患者为心搏、呼吸骤停，应立即招呼周围的人前来协助抢救(图 44)。大叫："来人啊！救命啊！"

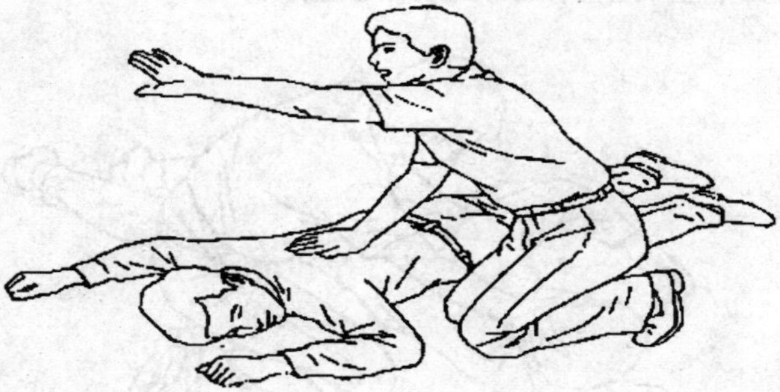

图 44　呼救

①注意。一定要呼叫其他人来帮忙，因为一个人做心肺复苏术不可能坚持较长时间，而且劳累后动作不准确，影响复苏效果。叫来的人除协助做心肺复苏术外，还应立即打"120"呼救专线电话或救护站的电话号呼救，或呼叫更多人前来帮助。

②打呼救电话内容

● 报告发生急症的地点，尽可能详细或有明显标志处。

● 告知呼救处的电话号码。

● 简单报告发生的情况，如心脏病发作、交通事故、坠落伤等。

● 患者数目、简要情况及已为患者所施行的急救情况。

● 最后，应让对方先挂断电话，然后再挂断电话。

(3)将患者放置适当体位：进行心肺复苏(CPR)时，正确的抢救体位是仰卧位。患者头、颈、躯干平直无扭曲，双手放于躯干两侧。

①方法。如患者摔倒时面部向下，应在呼救同时小心转动患者，使患者全身各部成一个整体转动。尤其要注意保护颈部，可以一手托住颈部，另一手扶着肩部，使患者平稳地转动至仰卧位（图45）。躺在平整而坚实的地面或床板上。

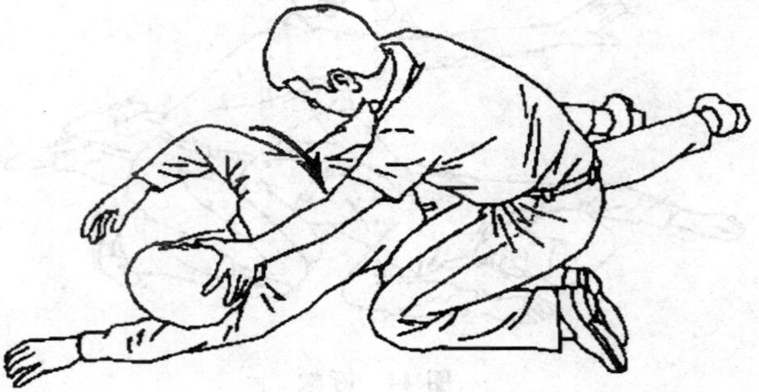

图 45　将患者放置仰卧体位

②注意。抢救者跪于患者肩颈侧，将患者手臂举过头，拉直双腿，注意保护颈部。解开患者上衣，暴露胸部。

（4）畅通呼吸道

①方法。仰头举颏法（或仰头举颌法）：一手置于前额使头部后仰，另一手的食指与中指置于下颌骨近下颏或下颌角处，抬起下颏（颌）（图 46）。

②注意。手指不要压迫患者颈前部、颏下软组织，以防压迫气道。不要使颈部过度伸展。疑有颈椎损伤者，心肺复苏时不能使头部后仰，以免进一步加重颈椎损伤。

（5）判断呼吸：在畅通呼吸道之后，可以明确判断呼吸是否存在。

①方法。维持开放气道位置，用耳贴近患者口鼻，头部侧向患者胸部。眼睛观察患者胸部有无起伏；面部感觉患者呼吸道有无气体排出；耳听患者呼吸道有无气流通过的声音（图 47）。

②注意。

● 气道保持开放位置。

● 观察 5 秒钟左右。

● 有呼吸者，注意气道是否通畅。

● 无呼吸者，立即做人工呼吸。

● 有部分患者因呼吸道不通畅而发生窒息，以致心搏停止，往往可在畅通呼吸道后，呼吸恢复，而致心搏亦恢复。

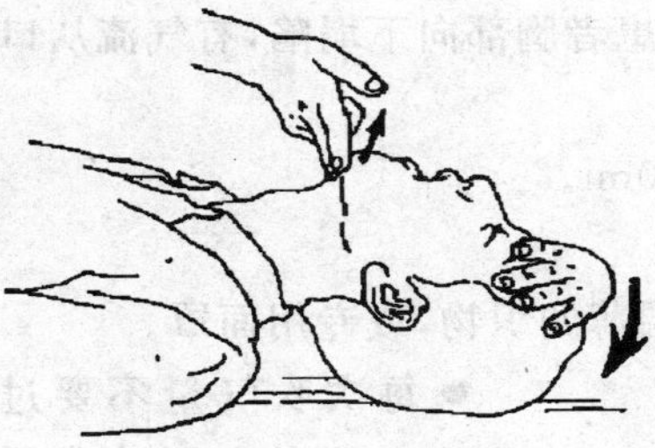

图 46　畅通呼吸道仰头举颏法

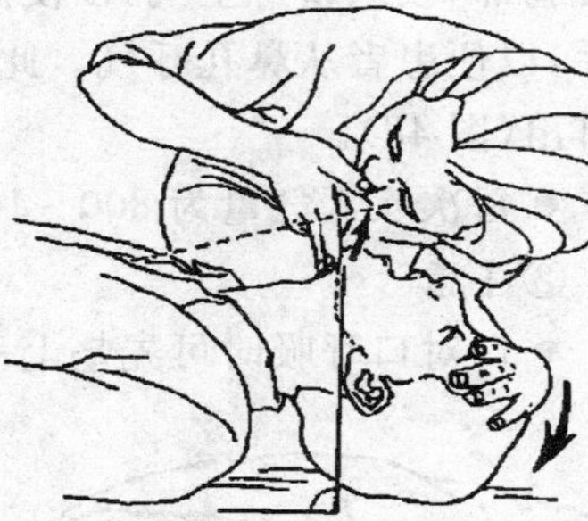

图 47　判断患者有无呼吸

2. 人工呼吸(B)　患者呼吸停止后，首先应设法给患者肺部吹入新鲜空气。在畅通呼吸道之后，就能用口向患者肺内顺利吹气。正常人给患者吹气时，只要吹出气量较多(＞800ml)，则进入患者的氧气量可达 18%，基本上是够用的。心搏、呼吸停止后，患者的肺处于半萎陷状态，因此首先要给患者缓慢吹气两口，以扩张肺组织，有利于气体交换。

(1)口对口人工呼吸：在畅通呼吸道、判断患者无呼吸后，即应做口对口人工呼吸。

①方法

● 在保持呼吸道畅通和患者口部张开的位置下进行。

● 用按于前额一手的拇指与食指，捏闭患者的鼻孔(捏紧鼻翼下端)。

● 抢救开始后首先缓慢吹气两口,以扩张萎陷的肺脏,并检验开放气道的效果。

● 抢救者深吸一口气后,张开口贴紧患者的嘴(要把患者的口部完全包住)。

● 用力向患者口内吹气(吹气要求快而深,直至患者胸部上抬)。

● 一次吹气完毕,应即与患者口部脱离,轻轻抬起头部,眼视患者胸部,吸入新鲜空气,以便做下一次人工呼吸。同时放松捏鼻的手,以便患者从鼻孔呼气。此时患者胸部向下塌陷,有气流从口鼻排出(图 48)。

● 每次吹入气量为 800～1 200ml。

②注意

● 口对口呼吸时可先垫上一层薄的织物,或专用面罩。

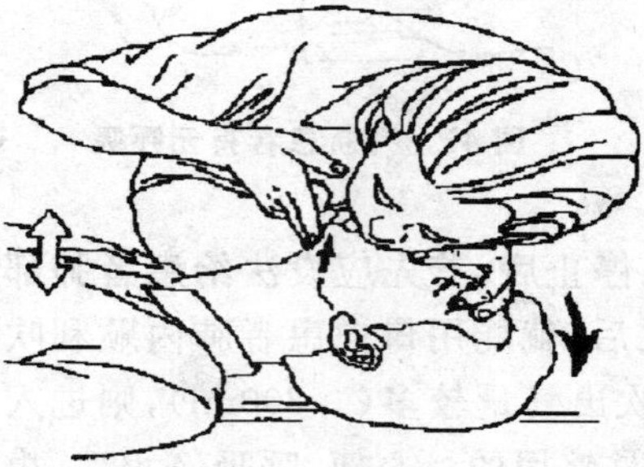

图 48　口对口人工呼吸

● 每次吹气量不要过大,1 200ml 以上可造成胃大量充气。

● 吹气时暂停按压胸部。

● 儿童吹气量需视年龄不同而异,以胸廓上抬为准。

● 按压胸部 30 次,吹气 2 口,即 30∶2。

● 有脉搏无呼吸者,每 5 秒钟吹气 1 口(每分钟 10～12 次)。

● 亦可用口对口呼吸专用面罩,或用简易呼吸机代替口对口呼吸。

● 在做口对口呼吸前,应先查明口腔中有无血液、呕吐物或其他分泌物。若有,应先尽量清除之。

(2)口对鼻人工呼吸：在某些患者口对鼻人工呼吸较口对口人工呼吸更为有效。口对鼻人工呼吸主要用于不能经口进行通气的患者。

①方法

● 一手按于前额，使患者头部后仰。

● 另一手提起患者的下颌，并使口闭住。这种头后仰、抬举下颌或下颏的手法可使舌根部向上提起，从而使呼吸道畅通(图 49)。

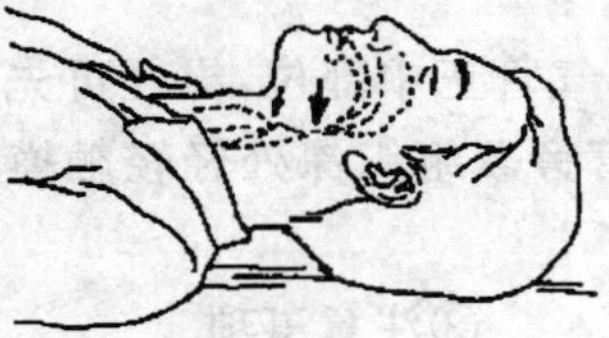

①舌肌和会厌后坠阻塞气道

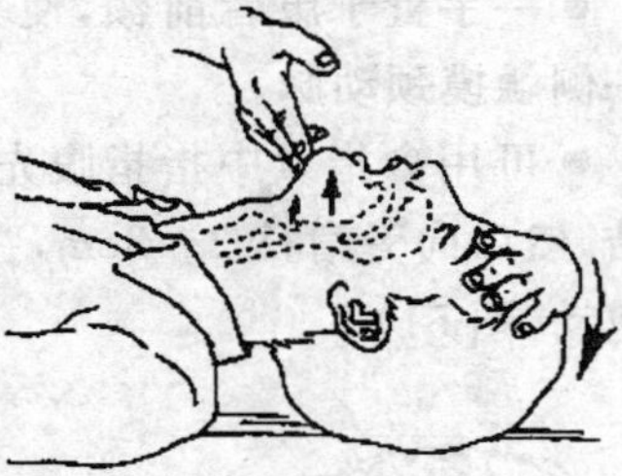

②仰头举颏开放气道

图 49　开放呼吸道

● 抢救者做一深吸气，用嘴唇包住患者的鼻部，并吹气(图 50)。

● 停止吹气，让患者被动呼气。因有时患者在被动呼气时鼻腔闭塞，有时需间歇地放开患者的口部，或用拇指将患者的口唇分开，以便于患者被动呼气。

②注意。同口对口人工呼吸。

3. 人工循环(C)　建立人工循环是指用人工的方法

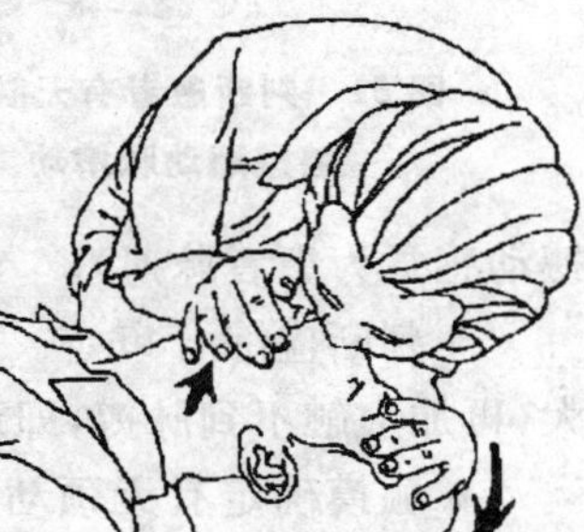

图 50　口对鼻人工呼吸

促使血液在血管内流动，通过动脉压监测可以发现，有效的心外按压可使动脉的收缩压达到 70～90mmHg。

(1)判断患者有无动脉搏动：患者心搏停止后，脉搏即消失。颈动脉位置靠近心脏，容易反映心搏的情况。此外，颈部暴露，便于迅速触摸。

①触摸颈动脉的方法

● 在开放气道的位置下进行(首先两次人工呼吸后)。

● 一手置于患者前额，使头部保持后仰，另一手在靠近抢救者一侧触摸颈动脉。

● 可用食指及中指指腹先触及气管正中部位，男性可先触及喉结，然后向旁滑移 2～3cm，在气管旁软组织深处轻轻触摸颈动脉搏动(图 51)。

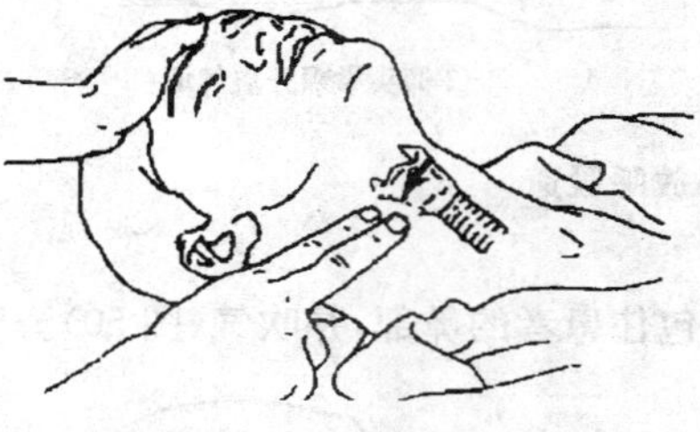

图 51　判断患者有无脉搏，触摸颈动脉搏动

②注意事项

● 触摸颈动脉不能用力过大，以免颈动脉受压，妨碍头部血液供应。

● 检查时间不要超过 10 秒钟。

● 未触及搏动表明心搏已停止。注意避免触摸感觉错误(可能将自己手指血管的搏动感觉为患者脉搏)。

● 判断应综合审定。如无意识，皮肤黏膜发绀，双侧瞳孔散大，再加上触不到脉搏，即可判定心搏已经停止。

● 触摸确定有无颈动脉搏动费时而且并不可靠，尤其对非医护人员而言。因此，对一个无反应、无呼吸的成年人，不能单靠触摸脉搏来决定是否需要做胸部按压。

(2)闭式按压术：人工建立循环的方法有两种。闭式按压和开胸心脏按压，现场急救中，主要应用前一种方法。

①方法

● 患者应仰卧于硬板床或地上。如为弹簧床，则应在患者背部垫一硬板，硬板长度及宽度应足够大，以保证按压胸骨时，患者身体不会移动，但不可因寻找垫板而延误开始按压的时间。

● 首先以食指、中指沿患者肋弓处向中间滑移；在两侧肋弓交点处寻找胸骨下切迹。以切迹作为定位标志，不要以剑突下定位；然后将食指及中指横放在胸骨下切迹上方，食指上方的胸骨正中部即为按压区（胸骨中下 1/3 交界处）；以另一手的掌根部紧贴食指上方，放在按压区（图 52）；再将定位之手取下，将掌根重叠放于另一手背上，使手指脱离胸壁，可采用两手手指交叉抬起法。

● 抢救者双臂应绷直，双肩在患者胸骨上方正中、垂直向下用力按压，按压利用髋关节为支点，以肩、臂部力量向下按压（图 53）。

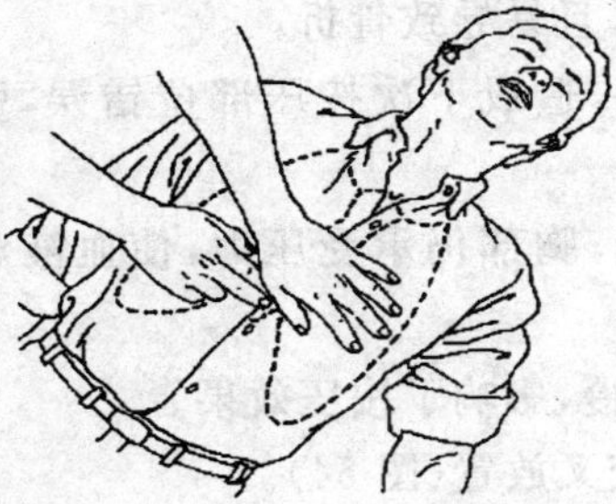

图 52 快速测定正确的按压部位

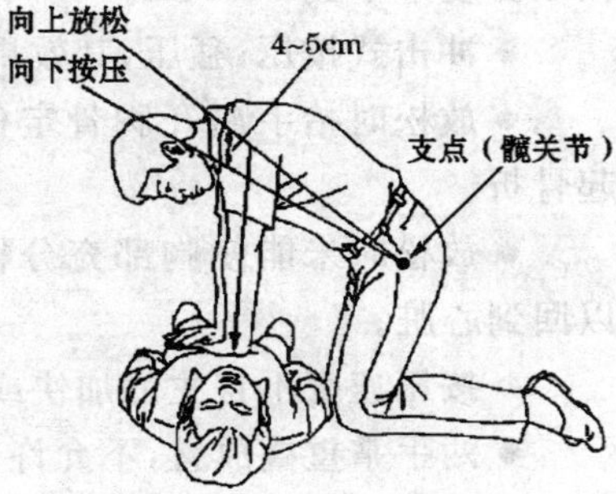

图 53 抢救者双臂绷直向下按压

● 按压应平稳、有规律地进行，不能间断；不能冲击式的猛压；下压及向上放松的时间应大致相等；垂直用力向下，不要左右摆动；放松时手掌根部不要离开胸骨定位点，但应尽量放松，务必使胸骨不受任何压力。

● 按压频率 100bpm;如有两个专业抢救人员在场,亦可采用双人心脏复苏法,即一人进行胸外按压,另一人进行人工呼吸,按压与人工呼吸之比仍为 30∶2。

● 按压深度成年患者为 4~5cm。

● 按压时应随时注意有无肋骨或胸骨骨折。

● 如有两名抢救者,则一人按压有效时,另一人应能触及患者颈动脉搏动。

②闭式按压常见的错误

● 按压时除掌根部贴在胸骨外,手指也压在胸壁上,这样容易引起肋骨或肋骨肋软骨交界处骨折。

● 按压向下错位,易使剑突折断而致肝破裂;按压向两侧错位,易致肋骨或肋骨肋软骨交界处骨折,发生气胸、血胸。

● 抢救者按压时肘部弯曲,会使用力不垂直,按压力量减弱,按压深度达不到 4~5cm。

● 冲击式按压、猛压,其效果差,且易导致骨折。

● 放松时抬手离开胸骨定位点,造成下次按压部位错误,引起骨折。

● 放松时未能使胸部充分松弛,胸部仍承受压力,使血液难以回到心脏。

● 按压速度不自主的加快或减慢,影响了按压效果。

● 两手掌重叠放置,不允许呈交叉放置(图 54)。

三、现场心肺复苏的药物治疗

心肺复苏时,应对心搏骤停患者尽早开放静脉通路,以供静脉用药。药物治疗是心肺复苏的重要组成部分,常应用下列药物。

1. 肾上腺素　肾上腺素的心血管效应为:全身血管阻力升高,收缩压、舒张压上升,心肌电活动增强,冠状动脉血流和脑血流增加,

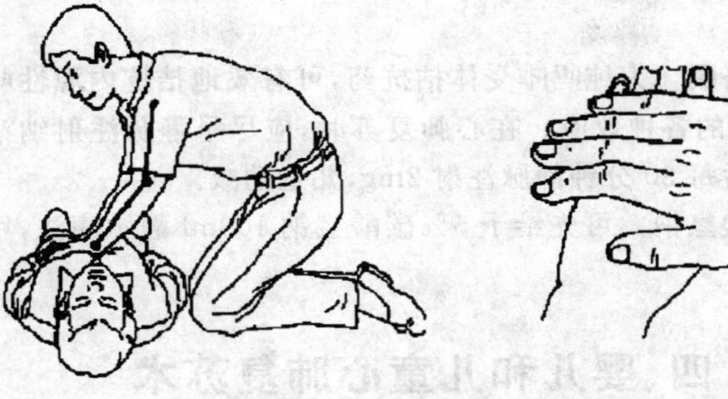

图 54 按压时肘部弯曲和两手掌交叉放置

心肌收缩力增强，心肌氧需增加。肾上腺素的最佳剂量一直存在争议，现规定的剂量为肾上腺素 1mg，静脉注射，3～5 分钟 1 次。

2. 加压素 加压素 40 单位，静脉注射，心肺复苏全程只使用 1 次。

3. 阿托品 心脏停搏时每次 1mg，静脉注射，3～5 分钟 1 次；心动过缓时首次 0.5mg，必要时每 5 分钟重复 1 次。

4. 胺碘酮 心肺复苏时主要用于心室颤动和无脉性室性心动过速。初始剂量为 300mg，溶于 20～30ml 生理盐水或 5%葡萄糖注射液内，静脉注射。对血流动力学不稳定的心室颤动或有反复/顽固性心室颤动或无脉性电活动的患者，可再追加 150mg，然后按每分钟 1mg 的速度持续泵入 6 小时，再减量至每分钟 0.5mg，每日最大剂量不超过 2g。

5. 利多卡因 适于胺碘酮无效的室性期前收缩和阵发性室性心动过速，除颤后又反复心室颤动者。负荷量为成年人 50～100mg，静脉注射，继以每分钟 1～4mg 的速度连续静脉滴注。

6. 去甲肾上腺素 仅对顽固性休克者适用，每分钟 8～30μg，静脉滴注。

7. 多巴胺 用于复苏后心动过缓及低血压，不能与碱性药物同用。

8. 纳洛酮 为纯吗啡受体拮抗药，可有效地拮抗内源性吗啡样物质介导的各种效应。在心肺复苏时，应尽早静脉注射纳洛酮2毫克，以后每30分钟静脉注射2mg，儿童酌减。

9. 碳酸氢钠 可先给予5%碳酸氢钠100ml静脉滴注，用于纠正酸中毒。

四、婴儿和儿童心肺复苏术

婴儿的心搏、呼吸骤停极少突然发生，而是呼吸和循环功能进行性恶化的最终结果。婴儿一旦发生心搏骤停，则预后极差，故医护人员应及早发现婴儿呼吸衰竭或休克的临床表现并及时给予治疗，往往可以防止发生心搏、呼吸骤停。

在心肺复苏中，1岁以内的小儿称为婴儿，1～8岁为儿童。其心肺复苏处理基本同成年人，但有以下几点特殊之处。

1. 判断意识 婴儿对语言如不能反应，可以用手拍击其足部，或捏掐其合谷穴，如能哭泣，则为有意识。

2. 人工呼吸 婴儿韧带、肌肉松弛，故头不可过度后仰，以免气管受压，影响气道通畅，可用一手举颏，以保持气道平直(图55)。因婴儿口鼻开口均较小，位置又很靠近，抢救者可用口贴紧婴儿口与鼻的开口处，施行口对口鼻呼吸(图56)。

3. 检查肱动脉 婴儿因颈部肥胖，颈动脉不易触及，可检查肱动脉。拇指放在上臂外侧，食指和中指轻轻压在内侧即可感觉到搏动(图57)。在施行心肺复苏后2分钟内，应再次检查肱动脉。

4. 闭式按压部位及方法 应让患婴仰卧在坚硬的平面上，婴儿心脏按压部位是两乳头连线与胸骨正中线交界点下一横指处。

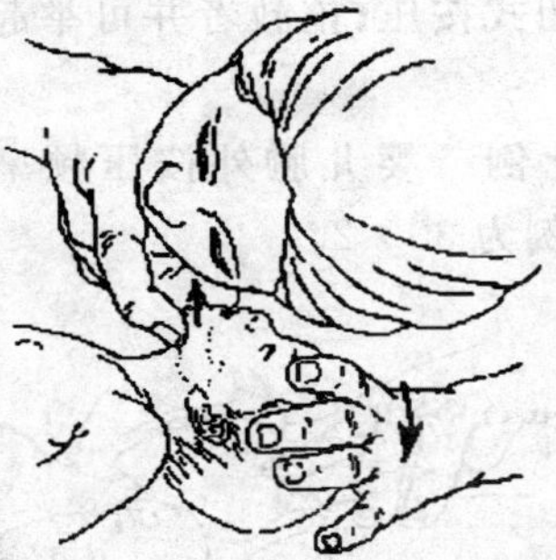

图 55　以仰头举颏法畅通婴儿呼吸道

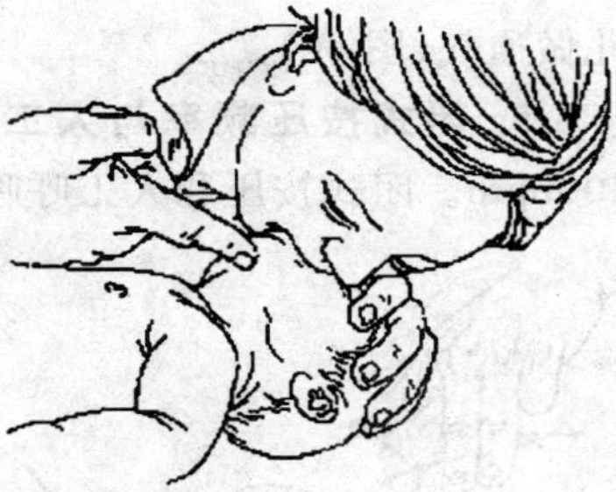

图 56　对婴儿做口对口鼻人工呼吸

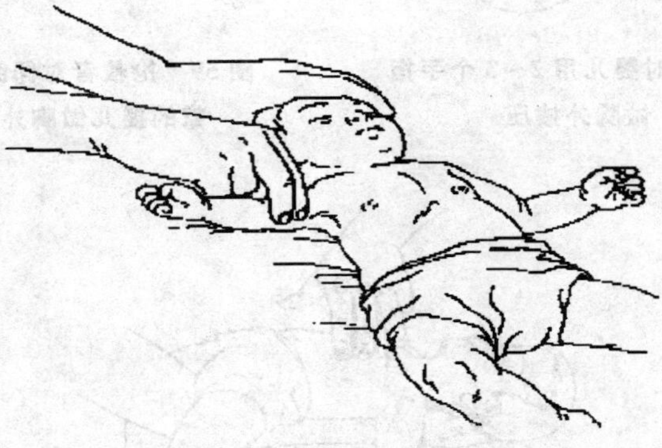

图 57　触摸肱动脉搏动

一般根据抢救者的手和患者胸廓大小的不同，用 2～3 个手指轻轻下压 2cm 左右(图 58)。应注意避免按压胸骨最下部的剑突。可将抢救者的手或前臂作为坚硬的支持面，用手支撑婴儿的背部，此法可有效地抬起婴儿的两肩，使头部轻度后仰，保持气道通畅的位置(图 59)，便于胸外按压。如抱着婴儿做心肺复苏时，则抢救者的前臂支撑婴儿的躯干，用手支撑婴儿的头颈，亦应注意保持头部轻度后仰。抢救者的另一手可做闭式按压，抢救者并可举起婴儿做通气(图 60)。

5. 闭式按压频率与人工呼吸比例 婴儿胸外按压频率＞100bpm。闭式按压和人工呼吸的比例为 30∶2。

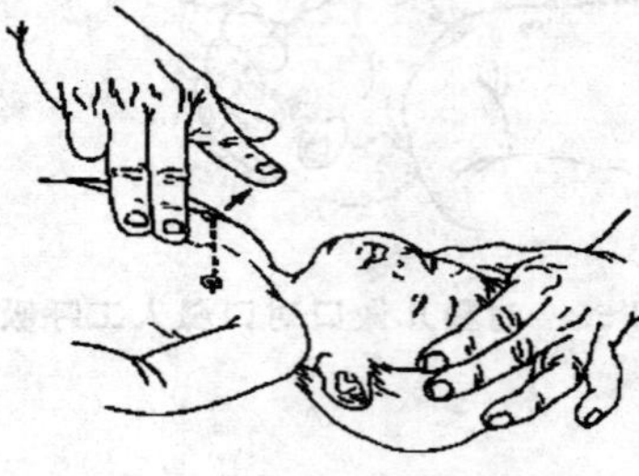

图 58 对婴儿用 2～3 个手指做胸外按压

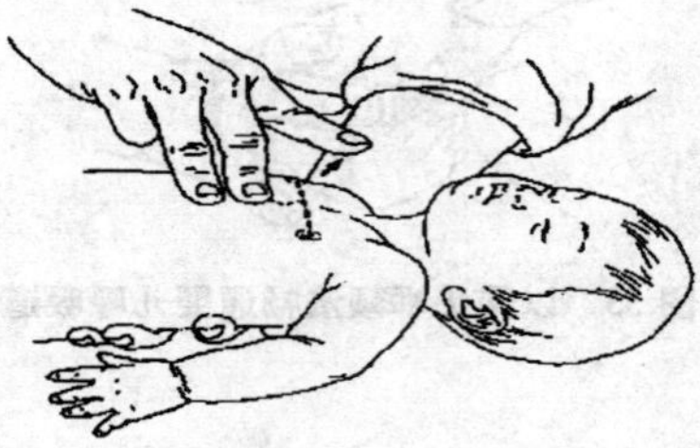

图 59 抢救者对仰卧在其手掌的婴儿做胸外按压

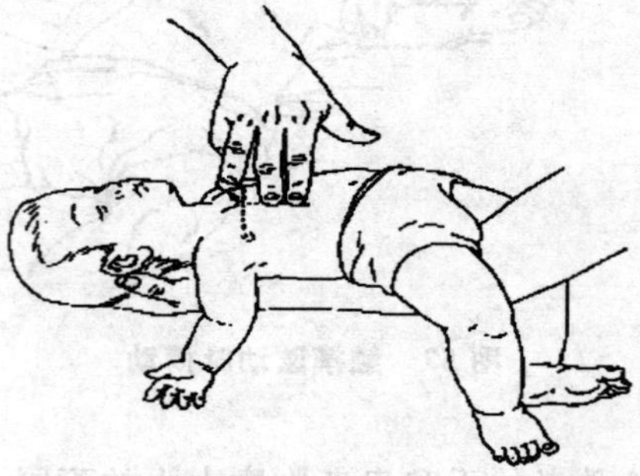

图 60 抱着婴儿时做胸外按压

五、除 颤

1. 除颤时机 早期除颤在心搏、呼吸骤停患者的复苏中占有很重要地位，这是因为80%～90%成年人突然非创伤性心搏骤停的最初心律失常为室颤。除颤是对室颤最有效的治疗。随着时间的推移，除颤成功的机会迅速下降，每过1分钟下降7%～8%（图61）。

现已明确，基础生命支持包括心肺复苏和除颤都是非常必要的。现在主张，对非目击的心搏骤停患者在除颤前，尤其是从呼救至现场救护之间，超过4～5分钟者，先做5个轮回的按压和通气（约2分钟）。

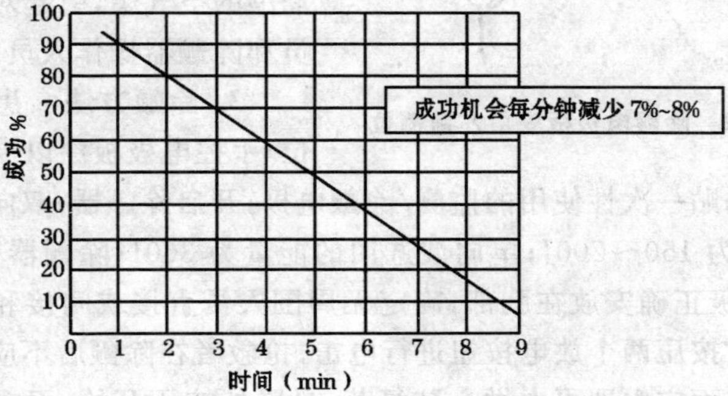

图61　复苏成功率和时间的关系

2. 除颤器电极板及放置

(1)电极板大小：一般电极板愈大，则阻抗愈小。但如电极板太大，则会使其不能很合适地紧贴胸壁或者一大部分电流将通过心脏以外途径而未达到心脏。成年人最常用而有效的电极板的直径为8.5～12cm。

一般1岁以上的儿童、体重＞10kg者，宜用较大的成人电极板，使其能完全紧贴儿童的胸壁。

(2)电极的位置：电极的位置对除颤和心脏复律极为重要。电极的安放应能使电流最大限度通过心肌。一般均用左前—侧位，即前电极放在胸骨上部、右侧锁骨下方，而侧电极放在左下胸乳头左侧，电极的中心适在腋中线上(图 62)。

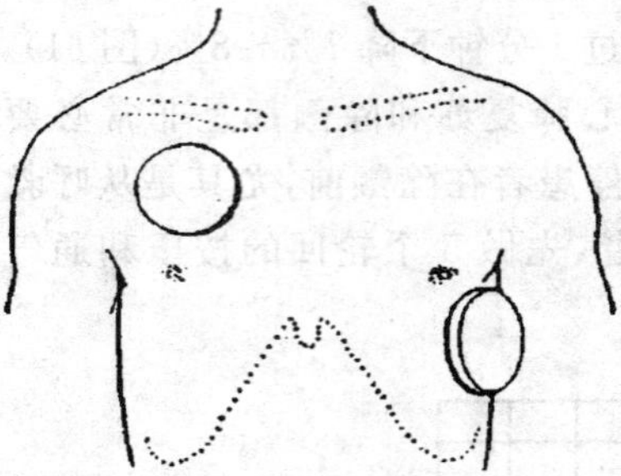

图 62　除颤电极板安放左前侧位

如用手控电极，则必须将电极紧压于胸壁。两个电极必须分开，电极上的导电胶不能涂到两电极间的胸壁，否则电流将首先通过胸壁而未达到心脏，甚至电弧放电至电极周围的空气中，引起对周围人员和除颤器操作人员的损伤。

3. 除颤方法　患者仰卧位；手控电极板涂以专用导电胶，或粘贴一次性使用的监测/除颤电极；开启除颤器；双向波选用的能量为 150～200J；单向波选用的能量为 360J；除颤器充电；确定两电极正确安放在胸部；确定无周围人员直接或间接和患者接触；同时按压两个放电按钮进行电击；抢救者在除颤后不应立即检查脉搏，而应立即再次做心肺复苏，自胸外按压开始，而在 5 个轮回心肺复苏(或约 2 分钟)后，再检查脉搏。

4. 自动体外除颤器　由于现在有了自动体外除颤器，因而使得早期除颤有可能实施。自动体外除颤器有诸多优点，仪器轻巧，自重仅 3kg 左右，术者只需接受很简单的训练便能操作，使及早除颤现实可行。

(1)除颤电极的位置：将一次性使用的除颤电极贴在患者胸廓的前一侧位。即前电极安放在右上胸锁骨下胸骨右缘，侧电极则安放在躯干的左下胸乳头左侧，电极的中心适在腋中线上。

(2)操作方法：自动体外除颤器的仪器面板仅有三个按钮：绿色，开关；黄色，分析；红色，电击。操作时尚有声音和文字提示。步骤为：连接电极，启动仪器，按压分析按钮，仪器迅即提示正在分析，并告知分析结果，如建议电击除颤，要求大家离开患者身体，按压电击键，即电击除颤。对持续心室颤动/室性心动过速患者，做1次电击(150～200J)，继续做心肺复苏约2分钟，再次检查脉搏。自动体外除颤器不适用于8岁以下的儿童，因其释放的电能量太高。

六、心肺复苏有效指标和终止抢救的标准

是否终止复苏，应以患者对复苏有无心血管效应为根据。复苏持续时间的长短，则不能作为依据。

1. 心肺复苏有效的指标　心肺复苏操作是否正确，主要靠平时严格训练，掌握正确的方法。而在急救中判断复苏是否有效，可根据以下4个方面综合考虑。

(1)瞳孔：复苏有效时，可见瞳孔由大变小；如瞳孔由小变大、固定、角膜混浊，则说明复苏无效。

(2)面色(口唇)：复苏有效，可见面色由发绀转为红润；如若变为灰白，则说明复苏无效。

(3)颈动脉搏动：按压有效时，每一次按压可以摸到一次搏动；如若停止按压，搏动亦消失，应继续进行心脏按压。如若停止按压后，脉搏仍然跳动，则说明患者心跳已恢复。有条件时，按压时可测到血压在60/40mmHg左右。

(4)神志：复苏有效，可见患者有眼球活动，睫毛反射与对光反射出现，甚至手脚开始抽动，肌张力增加。自主呼吸出现，并不意味可以停止人工呼吸，如果自主呼吸微弱，仍应坚持口对口人工呼吸。

2. 终止心肺复苏的指标　现场心肺复苏应坚持持续进行，在现场抢救中不能专断地做出停止复苏的决定。现场急救人员停止抢救复苏的条件如下。

(1)患者自主呼吸及心跳已恢复良好。

(2)有其他人接替抢救,或有医生到场承担了复苏工作。

(3)有医生到场,确定患者已死亡。

(4)患者送达医院后,对非目击的心搏骤停患者,在心肺复苏期间,了解患者自发生心搏骤停至开始心肺复苏的时间超过15分钟,经心肺复苏30分钟无效者,即可停止心肺复苏。凡能确定脑死亡者,均为停止心肺复苏的指征。

(5)在医院内对目击的心搏骤停患者,则心肺复苏的持续时间应适当延长。

(闫 波)

第七节 心内科常用操作技术

一、心脏电除颤和电复律

1. 概念 用电能治疗异位快速性心律失常,使之转复为窦性心律的方法。

(1)电复律:以患者自身的心电信号为触发标志,同步瞬间发放高能电流,使异位快速心律失常转复为窦性心律。电复律利用同步触发装置,使电流仅在心动周期的绝对不应期(R波下降支)中发放,避免诱发室颤。

(2)电除颤:应用瞬间高能电流对心脏进行紧急非同步电击,以消除心室颤动或扑动。电除颤无须同步触发装置,可在任何时间内放电。

2. 适应证

(1)心室颤动和心室扑动:应紧急行电除颤。

(2)室性心动过速:药物治疗无效或伴有严重血流动力学障碍应紧急行电复律。但洋地黄中毒所致室性心动过速一般禁用电复律。

(3)心房颤动:合并预激综合征旁路前传和(或)血流动力学不稳定者,应紧急行电复律;具复律适应证的心房颤动患者,可择期行电复律。

(4)心房扑动:合并预激综合征旁路前传和(或)血流动力学不稳定者,应紧急行电复律。

(5)阵发性室上性心动过速:血流动力学不稳定者,应立即行电转复。室上性心律失常伴高度或完全性房室阻滞患者,禁行电转复。

3. 术前准备

(1)器械准备:急救药品器材,如氧气、吸引器、气管插管装置、心电监护器等;除颤器设备完好,同步功能正常。

(2)患者准备:完善术前常规检查,纠正电解质紊乱等并存情况;适宜的抗心律失常药物治疗;术前空腹 6 小时以上;建立静脉通路和给予镇静药物等。心室颤动、心室扑动或血流动力学严重紊乱等紧急情况下,可无须镇静等处理而立即行除颤或复律治疗。

4. 操作方法

(1)电极板放置

①位置。两电极板分别放置于与左乳头平齐的左胸下外侧部及右锁骨下方(胸前位)或左前胸及左背部上方(前后位)。电极板间距离应>10cm;起搏器置入术后,患者需注意电极板应尽量避开起搏器部位。

②力度。电极板紧贴皮肤,施加压力约 4.5kg。

(2)能量选择:双相波除颤的能量大致相当于单相波除颤能量的一半,下面心律失常以单相波除颤所需的能量:

①心室颤动。360J。

②心房扑动、阵发性室上性心动过速。50～150J,不成功可逐渐增加能量。

③心房颤动、室性心动过速。100～200J,单形性室性心动过速常于首次100J即可转复成功。多形性室性心动过速一般直接选择200J转复,未成功则逐渐增加能量。

(3)操作流程:器械和患者准备→除颤器开关→调整心电图导联为电极板→电极板涂抹导电糊或包以多层生理盐水纱布→描记心电图确定心律失常类型→选择同步/非同步→选择能量→充电→放电→效果评估→术后处理(除颤/复律未成功者考虑下一次治疗)。择期电复律一般不超过3次,心室颤动电除颤治疗则没有次数限制。

(4)术后观察要点:患者的生命体征,复律成功与否。

(5)并发症

①心律失常。如窦性心动过缓、窦性停搏、房室阻滞等缓慢型心律失常或各类期前收缩,以观察和对症处理为主。

②心肌损伤。心肌酶升高,一般于1周内恢复正常。少数患者可伴有心电图ST-T改变。

③栓塞。多为心房栓子脱落所致。

④低血压。多发生于高能量电击后,常能自行恢复。

⑤肺水肿。常见于基础病变严重、心功能较差患者。

⑥软组织灼伤。操作不当引起。

(周益峰)

二、经食管心房调搏

经食管心房调搏技术在我国应用已有30余年,因其设备简单、易于掌握、操作方便、安全可靠,具有较高的临床应用价值,适用于大、中、小城市的各级医院，尤其是基层医院。

1. 概述

(1)定义：经食管心房调搏是应用心脏程序刺激的方法，通过在食管内放置的电极间接起搏左心房，用以复制心律失常，测定传导系统不应期，研究心脏特殊传导现象与心律失常的发生机制，终止快速心律失常的一种非创性心脏电生理技术。

(2)原理：食管位于心脏的后方，其下段的前壁与左心房和左心室紧邻，将食管电极导管经鼻腔或口腔送入食管内靠近心脏的位置，发放电脉冲即可起搏心房或心室。

(3)设备

①心脏程序刺激仪。心脏程序刺激仪是食管心房调搏的关键设备，应具备以下功能。

● 同步功能。是指该刺激仪能够感知到自主的心电信号，并根据心电信号同步触发刺激脉冲发放的功能。

● 完整的程序刺激功能，可任意选择发放脉冲的方式，调整刺激的参数。

● 发放的电信号为直流电方波。

● 刺激脉宽设置为 10ms。

● 脉冲输出电压可以调整，调整的范围为 0～40V。

②食管电极导线。食管电极导线是记录食管心电图、进行食管心房调搏的重要组成部分。常用的普通食管电极导线直径为 2.1mm(7F)，长度约 120cm；从顶端计算，在 10～80cm 每隔 10cm 标有代表长度的横线。电极导线按照电极的个数分成双极导线和多极导线。双极导线尾端的插头可直接插入食管调搏仪的输出孔；多极导线则需用特殊连线，一端是与双极导线相同的插头，从插头中伸出黑红两支连线，连线顶部分别焊有黑、红鳄鱼夹，分别连接导线的 1、2 极。

2. 操作方法

(1)插管方法

①检查前准备

● 给心脏程序刺激仪充电。

●将食管电极导管用75%酒精浸泡30分钟,或用0.2%浓度的891消毒液浸泡30分钟,浸泡后用生理盐水冲洗干净即可使用;有条件的医院可将电极导线单支密封进行环氧乙烷消毒后使用。

●检查前应详细询问患者病史,进行有关的体检和辅助检查,选择适应证,明确检查目的。

●检查前与患者沟通,向患者说明此项检查的必要性和安全性,以及可能出现的轻微反应,以取得患者的配合。

●受检者不需要禁食,停用抗心律失常药物至少5个半衰期(一般至少48小时),如果是终止心动过速,则不受用药的限制。

②传统插管方法

●插管时患者一般采取仰卧位,也可采取坐位插管。

●用生理盐水冲洗电极导线,并在导线前端1～2极的部位涂无菌液状石蜡。

●将电极导管前端略弯曲成弧度,从鼻孔送入,经鼻腔到上腭部的生理弯曲时,将鼻孔外的电极导线向头顶方向上抬,即可顺利通过。继续送入电极导线至咽部出现轻微的阻力时,可嘱患者做吞咽动作,随阻力消失迅速将电极导线送入食管。对一些咽部敏感的患者,插管前可让患者嘴里含一口水,电极导线经过咽部出现阻力时,令患者咽水,同时检查者迅速将电极导线送入食管,到达与心脏最接近的位置。或用吸管连续喝水,同时送入食管电极导管也能有效避免电极导管误送入气管。

③插管新方法。先将患者鼻腔、咽喉部滴入2～3滴盐酸丁卡因胶浆,麻醉鼻腔、咽喉部,并嘱患者做吞咽动作使药物进入食管,

10 分钟后将电极导管顶端及前部涂抹少量盐酸丁卡因胶浆，之后再按照上述方法将电极导管送入食管相应部位。

④插管注意事项

● 操作时应认真，动作轻柔，注意随时与患者沟通，如遇患者不适时，应及时停止插管动作。

● 插管过程中患者出现呛咳，有可能是电极导管误入气管，应立即拔出重插。

● 如果插管中电极导线前端出现明显阻力，不可用力猛插，应立即拔出重插。

● 为避免反复刺激咽部引起患者紧张，最好一次插管成功。

(2)记录食管导联心电图

①单极食管导联心电图记录方法。选择胸前 $V_1 \sim V_6$ 中的任意一导联记录单极食管导联心电图。记录时，用 1 根两端均为鳄鱼夹的连线，一端夹住所选心电图导联线尾部的金属柱，另一端夹住食管电极导线露在体外尾端的第一极(如果是双极食管导线，则是插头的圆形顶部)，记录所选的胸导联，即为单极食管导联心电图。应用胸导联描记单极食管导联心电图是临床最常用方法。

②双极食管导联心电图的记录方法。选择Ⅰ、Ⅱ、Ⅲ导联中的任意一个导联，用 2 根两端均为鳄鱼夹的连线，其中 1 根的一端夹住所选标准导联的正极，另一端夹住食管电极导线尾部的 1 极(如果是双极食管导线，则是圆形顶部)；另 1 支连线的一端夹住所选导联的负极，而另一端夹住食管电极导线尾部的 2 极(如果是双极食管导线，则是圆柱形部分)，记录相应的标准导联，即可获得双极食管心电图。记录双极食管心电图时，除了连接食管电极的导联外，其他导线仍然应该按照常规安置。

(3)食管电极定位

①经验值定位。根据患者的身高进行定位。一般男性电极导管深度从鼻孔到心房水平为 35～40cm，平均 37cm；女性 33～

37cm，平均 35cm。到达相应的深度后，再根据食管导联心电图准确定位。

②心电图定位。选择记录到最佳部位食管导联心电图的位置为起搏部位，P 波呈正负双相，正相波略高于负相波；最高的 P 波振幅。

(4)食管心房调搏的基本流程

①连接电极导线。双极导线直接将插头插入食管调搏仪的输入孔。多极电极导线需用特殊连线，将与双极导线相同的插头插入食管调搏仪的输入孔，用伸出的黑、红两支连线顶部的黑、红鳄鱼夹，分别连接导线的 1、2 极。

②连接感知线。在胸前(相当于 V_2 导联部位的附近)和下肢用酒精消毒皮肤后，粘贴一次性电极片，将仪器配给的感知连线尾端插头插入调搏仪的感知输入孔，黑、红两支连线顶部的黑、红鳄鱼夹分别夹住贴在胸前和下肢的一次性电极。

③心电图记录导联选择。应常规记录 V_1 导联心电图(脉冲发放后 V_1 导联的 P 波最容易辨认)。如长时间碗状电极吸嘬 V_1 导联局部皮肤，可致皮肤损伤，故应选用一次性电极片贴在 V_1 导联的位置，再用两端均有鳄鱼夹的连线，分别夹住贴在 V_1 导联部位的电极片和心电图机胸前导联中的任意一支电缆金属端，记录时选择心电图机上的相应导联便可记录出 V_1 导联心电图。

④调整感知灵敏度。调整感知灵敏度时，一般从小逐渐增大，即将调搏仪感知旋钮从左向右缓慢旋转，同时观察心电图与感知蜂鸣音是否同步，一旦二者同步后，再稍增大些许灵敏度即可。感知灵敏度良好的标志是既可以感知全部心电信号，而又不感知心电信号以外的信号。

⑤测定起搏阈值。起搏阈值是指引起心肌稳定、连续除极所需的最小起搏电流。测定方法如下。

● 采用连续刺激法(S_1S_1 法)。

● 刺激频率高于自身心率每分钟 10～20 次，刺激脉宽 10ms。

● 开始刺激时的电压可选择从高到低，即边起搏，边降低起搏电压，同时观察起搏心电图，直到全部可以起搏心房的最低电压。

● 食管心房起搏的阈值通常≥15V。

● 在起搏阈值基础上增加 3V 即为实用起搏电压。

(5)基本程序：心脏程序刺激是在患者自身窦性心律或心房调搏的基础上，利用心脏程序刺激器，程序地输入一个或多个刺激，刺激心房或心室，观察心脏活动的变化，研究、诊断和治疗心律失常。

①A 程序。A 程序又称为人工固定频率刺激法或 S_1S_1 刺激，属于连续刺激。

● A 程序的特点与应用。该程序又称为基础刺激，在整个程序中，每一个刺激都称为 S_1 刺激。两个刺激信号之间的间期称为 S_1S_1 间期，用 ms(毫秒)表示。

● 刺激频率的设置。基本刺激频率应高于自身心率 10%或在自身心率的基础上增加每分钟 10～20 次。

● 刺激种类。根据刺激频率的变化又可分为以下三种。

固定频率刺激(固率刺激)。指在发放一次的刺激中给予的起搏频率一致，如窦房结恢复时间测定(SNRT)。

变化频率刺激(变率刺激)。属于连续递增，其在不间断刺激的情况下，有规律的逐渐增加起搏频率。通常用于房室结前传功能或房室旁路不应期的测定。

超速抑制。特指刺激频率每分钟＞200 次或比心动过速时的心率高 20%～30%的刺激频率称为超速抑制，用于终止心动过速，也属于 S_1S_1 刺激。

②B 程序。B 程序又称自主心律下的程序刺激，该程序属于扫描刺激。

● B 程序的特点及命名。基本心律为自主心律，包括窦性心律、房性心律、交界区心律、室性心律及心动过速时的节律。该程序中只有 S_2 刺激。S_2 是指每次单个发放的早搏刺激，在食管心房调搏中 B 程序又称为 RS_2 刺激，S_2 前面的 R 则特指被刺激仪感知的波形是 QRS 波群。刺激信号 S_2 与前一个自身 QRS 波群之间的间期称为 RS_2 间期，用 ms(毫秒)表示。

● 刺激的设置。在自身 8 个心动周期后规律地发放一个 S_2 刺激，每发放一次 S_2 刺激，刺激仪立即自动调整下一个 S_2 刺激与其前面的心动周期的距离，即逐渐缩短 RS_2 间期，以达到最终扫描的目的。进行 RS_2 刺激扫描前，应先在程序中设定 QRS 波群至 S_2 刺激脉冲的间期，该间期长度应小于 RR 间期减去 PR 间期的长度或 PP 间期×80%～85%的长度(ms)，即第一个 RS_2 刺激联律间期(ms)＝(RR－PR)或×80%。例如，基础心率 70bpm (800ms)，PR 间期 200ms 时，给予最长的 RS_2 刺激间期(ms)＝800－200＝600ms；或 800×80%＝640ms，一般取整数 600ms。只有这种长度才能保证 S_2 刺激有效夺获心房。

● 应用 RS_2 刺激测定不应期的计算方法。RS_2 刺激可以测定全传导系统不应期，但是由于该刺激为 QRS 波群感知，因此在发放 RS_2 刺激起搏心房时，起搏部位(心房)与感知部位(心室)缺少了房室之间的传导时间(PR 间期)。B 程序不应期计算时应包括：扫描进入不应期时 S_2 刺激与 QRS 波群的联律间期；该次刺激信号前的 PR 间期。

● 与 B 程序相关的两个概念

逆扫描刺激。在 RS_2 刺激时，如果逐渐缩短 RS_2R 间期称为逆扫描刺激。反之，如果逐渐延长 RS_2 间期称为正扫描刺激。

步长。紧邻的两个 RS_2 间期之差称为步长。心房调搏时，步长多选用 10ms，当选用 20ms 步长时，应注意在测定不应期和诊断时将步长改为 10ms。

扫描刺激的终点。心房不应期。

③C 程序。C 程序又称为起搏心律下的程序刺激或 S_1S_2 刺激，该程序将 A 程序和 B 程序有机地结合在一起。

● C 程序特点。基本心律是起搏节律。该程序中有两种刺激，即 S_1S_1 基础刺激和 S_2 早搏刺激，8 个 S_1S_1 基础起搏周期后发放一个 S_2 早搏刺激。S_2 刺激与前一个相邻的 S_1 刺激之间的间期称为 S_1S_2 间期。500/400ms 代表 S_1S_1 间期 500ms，S_1S_2 间期 400ms。

● 刺激频率的设定

8 个 S_1S_1 起搏周期的频率高于自身心率 10～20bpm，或根据需要提高刺激频率(缩短起搏间期的长度)。

S_1S_2 间期的时限应短于 S_1S_1 起搏周期的时限。

3. 适应证

(1)病态窦房结综合征：窦性心动过缓或怀疑病窦综合征，体表心电图或动态心电图没有诊断病窦综合征的证据时，都应进行食管心房调搏，进一步检查患者窦房结的自律性和传导性。

(2)预激综合征：患者体表心电图呈典型预激表现而没有临床症状者，或有反复心悸症状而没有发作的心电图者，应行食管心房调搏，诱发心动过速，明确心动过速性质，并可通过食管心电图增加心房起搏频率，使预激成分增加等方法对旁路进行初步定位。

(3)有反复心动过速病史者：临床经常遇到一些患者有明确的突发、突止性心动过速表现，有心动过速心电图，但心动过速的性质不明时，可以通过食管心房程序刺激确定心动过速的起源和传导途径，找出心动过速的发生机制，提供进一步治疗方案。对于没有心电图的患者，也可检查有无室上性心动过速及其机制。

(4)心动过速正在发作的患者：食管心房调搏发放快速刺激脉冲可夺获心房终止心动过速，该方法适用于窄 QRS 波群心动过速，或通过食管心电图或食管调搏能证实该心动过速为室上性心动过速伴束支阻滞的患者，食管心房调搏终止室上性心动过速的有效率可高达95%以上。食管电极可以记录到P波，通过P波的频率及其与QRS波群的关系，有助于明确心动过速的类型。

(5)心房扑动：心房扑动临床发生率较高，药物转复效果差，而食管心房调搏可有效地终止房扑。因此，急需终止心房扑动时，可首选食管心房调搏。

(6)了解特殊传导系统功能：食管心房调搏可测定特殊传导系统不应期，凡特殊传导系统出现可疑传导功能不良时，都可进行食管心房调搏，观察特殊传导系统各部位的传导状态和不应期。

(7)冠心病或可疑冠心病：对需要了解心肌供血情况，行动不便、不愿意接受冠状动脉造影者，可行食管心房调搏提高心率，增加心脏负荷以增加心脏心肌氧耗量而诱发心肌缺血，从而达到与运动试验相类似的效果。

(8)了解抗心律失常药物疗效：对接受抗心律失常药物的患者，治疗前后进行食管心房调搏，观察药物对特殊传导系统不应期的影响。

4. 禁忌证

(1)食管病变：插入食管电极导管容易引起局部出血的病例，如食管癌、食管炎、严重食管静脉曲张者等。

(2)心律失常：如在心房颤动的情况下，心房无法有效起搏，故无法进行电生理检查。

5. 并发症

(1)下管时引起鼻腔黏膜损伤、出血。

(2)食管痉挛，较强刺激时(>30V)或刺激器漏电可引起食管痉挛，患者出现胸骨后剧痛，此时心电图正常，做食管镜可见食管黏膜充血、水肿。其发生几率极低。应注意与冠状动脉痉挛相鉴别，后者伴有心电图改变。

6. 食管心房调搏中的注意事项 经食管心房起搏是以P波定位发放，脉冲刺激是间接刺激心房，从而保证了该项技术的安全,也保证了该项技术的推广和普及,使越来越多的人接受该项检查。

在检查过程中,插管时少数受检者有较明显的恶心反应;少数人对脉冲刺激难以忍受;电极导管插入过浅,在食管上段时可引起臂丛神经刺激征;过深则在心室水平,可诱发室性心律失常,如特发性室性心动过速等。为确保受检者安全,在进行食管心房调搏检查时,仍应采取一定的安全措施。

(1)检查前停用抗心律失常药物 48 小时。

(2)准备好除颤器和急救药品。

(3)应用普通食管刺激仪时,需提前将心脏刺激仪充电,不可边充电边进行检查。

(4)病窦综合征伴有晕厥者,诊断过程中,应密切观察,如发现有长间歇窦性停搏者,随时按起搏键,行保护性起搏,以防发生阿-斯综合征。

(5)在检查过程中,有可能诱发心房颤动,正常房室传导者可不必处理,一般经数分钟可自行复律。持续时间较长者可静脉注射毛花苷丙。预激综合征患者在检查时可诱发心房颤动,如心室率超过180bpm,QRS 波群宽大畸形,临床症状恶化,应立即电复律。

(6)旁路电生理检查时,可检出多条旁路。偶可诱发旁路与旁路之间的房室折返性心动过速,其血流动力学影响类似室性心动过速。旁路有时可与快径路形成房室折返性心动过速,心室率极快,均应采取措施,立即终止。

(7)偶有心房调搏时可诱发特发性室性心动过速,因此食管心房调搏时应备有必要的抗室性快速性心律失常药物。

(8)罕见的情况下因静脉注射阿托品、普萘洛尔而引起心脏意外事件。

(许 原)

三、临时心脏起搏

临时心脏起搏器越来越广泛地应用于临床，它所需要的设备条件也越来越简单。尤其是床旁经静脉心内膜起搏的应用，不仅操作时间短，而且安全有效，已经挽救了许多患者的生命。

1. 适应证

(1)各种原因引起的一过性严重窦性心动过缓、二度或三度房室阻滞(如急性心肌梗死、药物过量或中毒、电解质紊乱)等原因。

(2)有心动过缓倾向的患者做心血管造影或外科手术时备用起搏。

(3)心外科术中及术后。

(4)需要永久起搏器治疗而暂不具备条件时的过渡期治疗。

(5)起搏器依赖患者更换起搏器时。

(6)室上性心动过速和室性心动过速用其他方法不能终止，需抗心动过速起搏终止者。

(7)心律失常患者在行电复律时，有可能出现心脏骤停的情况，预先置入备用。

(8)心脏骤停患者抢救措施。

2. 常用方法

(1)经表皮电极起搏：可经胸壁电极体外心脏起搏，又称经胸经皮紧急起搏。应用面积宽大的起搏电极板，阴极紧贴胸前心前区，阳极紧贴背后。所用的刺激脉冲宽度为20～30ms，起搏器输出的电流强度为40～200mA，成年人起搏电流平均为70mA。此方法优点是较易操作，实现速度快。但有较明显的全身骨骼肌的刺激，起搏时患者常有抽动，对心电图仍有较大的干扰，临床已经很少用。

(2)心外膜起搏：主要是心脏手术后缝扎在心脏表面的针状电

极与体外的临时起搏器相连，待病情稳定后拔除或剪断电极导线。

(3)经静脉心内膜起搏：是目前常用的临时心脏起搏方法，包括床旁和在X线透视下两种。其中床旁静脉穿刺经漂浮电极心内膜起搏在临床上应用最多，也是本章节重点讲述的内容。

①用品。临时起搏器(脉冲发生器)，临时起搏电极导管，静脉穿刺用具(穿刺针、扩张管及鞘管、导引钢丝、尖刀、蚊式钳)。

②静脉选择及穿刺。最常选用的静脉是锁骨下静脉、颈内静脉或股静脉。床旁临时心脏起搏通常选用左侧锁骨下静脉或右侧颈内静脉，而左、右股静脉途径通常在X线透视下进行。

● 锁骨下静脉穿刺。一般采取自然平卧位，平静呼吸即可。穿刺点选在锁骨中线外锁骨下2cm处，尽量靠外；针尖朝向胸骨上窝或甲状软骨。

● 右颈内静脉穿刺。患者头向左侧转，去除枕头，在锁骨上颈三角的中上1/3处进针，针头平行血管指向同侧乳头方向。

● 股静脉穿刺。在腹股沟韧带下：在腹股沟韧带下1.5～2cm，股动脉内侧0.5cm处进针。股静脉入路到心脏的距离较长，因此在X线透视下可以采用此途径。

③操作方法

● 先选择好深静脉途径，如左锁骨下静脉。用Seldinger法穿刺静脉并置管。以1%利多卡因局部麻醉。将穿刺针安到10ml注射器上，抽1～2ml生理盐水，从麻醉部位与皮肤平面呈45°进行穿刺，边穿边回抽，如见回血，颜色暗红且通畅无阻，停止穿刺，卸下注射器，将导引钢丝软端穿入穿刺针并继续向前推送，遇到阻力时钢丝停止前进并拔出，以注射器检查回血是否通畅，确认通畅后再重新放入导引钢丝，在无阻力情况下送进20cm左右，退出穿刺针保持钢丝，以尖刀将穿刺点皮肤划开2～3mm，继以蚊式钳扩张皮下，然后将扩张管及鞘管沿钢丝插进，拔出钢丝与扩张管，保留鞘管。生理盐水冲洗鞘管。

●沿着 7F 动脉鞘管送起搏电极导管到心室。

●在心电监护下，带“电”作业。将起搏电极导管连接上起搏器，打开起搏器并开启起搏功能（频率 80bpm，电压 5V，感知 2mV）。一旦出现与电极相关的室性期前收缩和室性心动过速提示电极导管已进入右心室，调节并固定起搏电极。从穿刺部位至三尖瓣环的距离分别如下：经右侧颈内静脉穿刺处至三尖瓣环的长度约为 20cm，从左锁骨下静脉穿刺处至三尖瓣环的长度约为 30cm，从股静脉穿刺处至三尖瓣环的长度约为 40cm。

●将起搏电极导线和 7F 动脉鞘管分别与皮肤缝扎，再用无菌敷料包扎。

④心脏起搏的基本设置

●模式。临床最常用的临时起搏器为 R 波抑制型心室按需临时起搏器（VVI）。

●起搏阈值。所测得的参数包括起搏阈值、起搏输出电压与 R 波振幅及感知灵敏度。分别以 V 和 mV 来表示。起搏阈值测定：一般先从 5V 开始，以高于患者自身心率 10～20bpm 的频率起搏，逐渐降低起搏电压，直至起搏不能夺获心室，能夺获心室的最低起搏电压即起搏阈值，通常起搏阈值应该＜1V，而起搏输出电压通常是阈值电压的 2～5 倍，紧急起搏时可以允许较高的起搏阈值，甚至是最大电压输出。R 波振幅需要＞5mV，而 R 波感知灵敏度为 2mV 左右。

●起搏频率。起搏频率依临床情况而定，一般为 60～90bpm。

●脉冲宽度。简称脉宽，是指单个起搏脉冲电流持续的时间，以 ms 表示。临时起搏器的脉宽一般定为 1～2ms 。

●阻抗。是指电极和心脏等人体组织的总阻抗。临时起搏时对阻抗要求不是太高。

⑤心室有效起搏的判断

●有明确起搏信号。

● 起搏信号后有畸形而宽大的 QRS 波，其后的 T 波倒置。

● 查体有随起搏信号的心搏。

3. 注意事项

(1)首选左锁骨下静脉，由于穿刺时鞘管较粗，需注意避免误穿动脉，尤其是误扩张和置入鞘管，避免损伤神经，造成气胸、血胸。如锁骨和第一肋骨间隙较窄，可改在稍外侧处重新穿刺。插入“J”形指引钢丝时，宜将钢丝的弯头指向下肢，病人头转向导线插入侧，以利于进入上腔静脉，避免误入颈内静脉。从外套管插入电极时，应将电极前端的弯度方向指向下肢。急性心肌梗死患者需溶栓或介入的，可能造成无法压迫的出血，应选颈内或股静脉。

(2)由于临时起搏的电极导管固定不太可靠，容易脱位。应随时注意起搏器的感知和起搏功能情况，电池电力是否充足。

(3)严格无菌操作，严格护理，注意患者整体及电极口有无感染。临时起搏电极导管一般留置时间不超过两周。需要每天消毒穿刺部位、换药。如果发生菌血症，起搏电极导管需尽快拔出，兼做血培养，针对致病菌选用适当的抗生素治疗。

(4)对于急性心肌梗死患者，起搏电极对于心脏的刺激可以出现室性期前收缩、室性心动过速，甚至是心室颤动，尤其是感知不好的情况下(多与设置有关)。必要时需电除颤。

(5)对于心脏骤停的患者，此时漂浮电极不可能“漂”到心室，常常需要比较硬的起搏电极。

4. 并发症 同一般静脉穿刺的并发症。但是对于锁骨下静脉穿刺来说，也可能出现以下并发症。

(1)气胸：由于穿刺针误入胸腔引起。少量气胸不必特殊处理；如为张力性气胸，应做紧急处理。

(2)血胸：如血管损伤且流到胸腔则可致血胸，单纯的血胸少见，常为血气胸，必要时应会同胸科医生积极处理。

(3)误入锁骨下动脉：可见鲜红的搏动性血液喷出。只要拔出针头，局部压迫即可；如已插入穿刺鞘者，不要贸然拔出，需请胸外科医师会诊一起处理，以防产生灾难性后果。

(4)穿过锁骨下动静脉：常由于进针太深，穿过静脉和动脉，形成通道，较少见。必要时需做外科修补术。

(5)空气栓塞：发生率<1%。因为胸腔在吸气时为负压，可在穿刺或插入电极的过程中吸入空气形成肺动脉气栓。预防的方法是取头低脚高位，穿刺后最好始终有静脉血缓缓流出，或嘱患者在呼气状态下屏气。

(6)其他少见的并发症：损伤迷走神经和喉返神经、血栓形成、胸导管损伤、皮下气肿及臂丛神经损伤等；局部出血或血肿；心肌穿孔、心脏压塞；心律失常，以室性心动过速、心室颤动最为严重，需要电除颤等紧急处理。

（赵占勇）

四、心包穿刺术

心包穿刺术是通过穿刺针直接刺入心包腔抽取液体以达到诊疗目的的技术。随着心脏介入手术的开展，发生心脏、冠状动脉、静脉穿孔的机会大大增加。一旦发生，血液往往进入心包腔，严重者可发生急性心脏压塞（又称心包填塞），需要紧急心包穿刺引流。

1. 目的

(1)明确心包积液的病因。

(2)抽取心包积液，以解除心脏压塞症状。

(3)向心包腔内注入药物，如抗肿瘤药、抗生素。

2. 术前准备

(1)定位：患者应常规做心脏超声，了解积液量多少，并可进行穿刺部位的定位。同时，可了解心脏的大小、室壁运动和心脏功能情况。

(2)物品准备

①无菌心包穿刺包,其内包括心包穿刺针(针座接胶管)、5ml和50ml注射器、7号针头、血管钳、洞巾、纱布。

②1% 利多卡因或普鲁卡因注射液、无菌手套、试管、量杯等。

③心电图机、抢救药品、心脏除颤器、气管插管设备和人工呼吸器。

(3)告知患者:术前向患者说明穿刺目的和可能存在的危险,消除紧张情绪,必要时给镇静药。应考虑让患者签署知情同意书。

3. 操作方法

(1)患者取半卧位,检查血压和心率,并做记录。

(2)常规皮肤消毒,用1%利多卡因注射液做皮下浸润麻醉。如使用普鲁卡因注射液作为局麻药,则术前应做皮试。

(3)穿刺部位包括左剑肋角、心前区、心电监护指导穿刺。

①左剑肋角穿刺点。剑突下与左肋缘相交的夹角处,向左肩方向进针(穿刺针向上、后、左),与腹壁角度为30°～45°,针头边进边吸,进针深度成年人为3～5cm。当穿破心包时会有突破感,同时能够抽出心包积液,有时可感到心脏搏动感。

②心前区穿刺点。于左侧第五肋间隙,心浊音界左缘向内1～2cm处,沿第六肋上缘向内向后指向脊柱进针,有突破感时提示穿破心包,常常可抽出心包积液。此部位操作技术较胸骨下部位穿刺的难度小,但不适于化脓性心包炎或渗出液体较少的心包炎穿刺。

③心电监护指导穿刺。此方法较为安全。用一根两端带金属夹的导线,连接在胸导联和穿刺针上,接好地线,检查机器确无漏电。穿刺中严密观察心电图变化,一旦出现ST段抬高或室性心律失常,表示针尖刺到心脏,应立即退针。穿刺部位、层次等同上。

(4) 穿刺成功后,左手固定穿刺针,由助手帮助用50ml注射器进行抽液。如果需要用抽液检验,常将第一针管液体去掉,采用第二针管。抽液速度宜缓慢,首次抽液量以 100ml 左右为宜,以后每次抽液 300～500ml,避免抽液过多、过快引起心脏急性扩张。在更换空注射器抽液时,助手应注意随时夹闭胶管,防止空气进入心包腔。

(5)术中密切观察患者的脉搏、面色、心律、心率变化,如有虚脱等情况,应立即停止穿刺,将患者置于平卧位,并给予适当处理。

(6)抽液完毕,若需注入药物,将事先准备好的药物注入后拔出穿刺针,局部盖以纱布,用胶布固定。

(7)术后静卧,24 小时内严密观察脉搏、呼吸及血压情况。

(8)对于需要短期反复穿刺心包的患者,应考虑置入导管。其方法是:在穿刺成功后,在实施紧急心包腔抽液后,沿穿刺针送入导丝,然后撤出穿刺针,扩张局部皮肤后,送入鞘管,然后通过鞘管或直接送入带有多个侧孔的导管,撤出导丝,保留导管,抽液后封管。

4. 并发症 心包穿刺术的并发症可能包括:心腔被穿破或撕裂,冠状动脉撕裂,心室颤动,气胸,穿入腹腔,感染。

(1)心腔被穿破或撕裂:这种危险经常存在,尤其是当积液量少或为分隔包裹性积液时更容易发生。一般而言,刺入心肌,尤其是左室心肌后果不大,但右房或右室被穿刺后,尤其是合并肺动脉高压时,可能需要手术修补。除非操作者有十足把握肯定导引钢丝是在心包腔内,否则决不可顺导丝插入扩张管或导管,因为易造成穿刺孔可能被扩大成裂口而危及患者生命。如果穿入心脏,按以下程序处理。

①立即拔出穿刺针,拔出导引钢丝。

②监视心脏压塞的征象及其进展。

③请心胸外科医生会诊。

④如心脏压塞进展迅速,应做好再次穿刺引流的准备。

⑤必要时行开胸手术修补破裂的心脏。

(2)冠状动脉损伤：由于冠状动脉位于心脏面的心包腔内，因此心包腔穿刺时有可能被损伤。倘若发生，可引起或加重急性心脏压塞(心包填塞)或心室颤动。实际上发生几率很低。

(3)心室颤动：心室颤动(室颤)可由冠状动脉损伤、针尖触及心室(左室或右室)或心电图机外壳上的漏出电流经由穿刺针导入心脏而引起。一旦发生应立即拔针，给予直流电除颤。

(4)气胸/血气胸：当穿刺针误损伤肺时，则气体可进入胸腔发生气胸，慢性阻塞性肺部疾病患者，或采用胸骨旁或心尖径路穿刺时易发生。气胸轻者无需特殊治疗，需要严密观察肺压缩情况；严重者需要插管负压引流；发生血气胸者，常需胸腔引流。

(5)穿入腹腔：患者有大量腹腔积液时可能发生；如果操作时未将针尖送至肋缘，再将针尖略偏移以避开肋缘面时也可发生。如有腹腔积液时可抽出草黄色液体，术者因此误认为穿刺针已进入心包，并随即将导管送入腹腔。穿入腹腔一般无严重后果，除非误穿腹内脏器。从左侧剑肋角穿刺时，如果穿刺针角度过大(离开皮肤较远)，则可能穿刺到肝脏内，从而引发出血。

(6)其他并发症：包括心包腔感染、出血等。

(王　斌　方俊平)

第八节　心血管疾病的介入诊疗技术

一、冠状动脉造影

冠状动脉造影术是一种有创临床检查，是通过向冠状动脉内注入造影剂，从而准确显示位于心脏心外膜下的冠状动脉的形态、走行和病变的一种心血管造影检查方法，是临床上检查冠心病的"金标准"。传统上通过股动脉径路来完成，现在多数经过桡动脉径路完成。

1. 适应证

(1)典型的稳定型劳力型心绞痛患者：是冠状动脉造影最重要的适应证，特别是对内科药物治疗效果较差，症状控制不满意，运动耐量较低者，可通过冠状动脉造影了解冠状动脉病变的程度和分布情况，探讨进一步施行冠状动脉介入性治疗和冠状动脉旁路移植术治疗的可能性。

(2)不稳定型心绞痛或急性非 ST 段抬高型心肌梗死患者：不稳定型心绞痛和非 ST 段抬高型心肌梗死患者，如果药物能控制症状、肌钙蛋白(cTnI、cTnT)阴性，可以择期做冠状动脉造影＋介入治疗。如果患者症状不能控制，反复发作，应尽早做冠状动脉造影，甚至介入治疗。

(3)急性 ST 段抬高型心肌梗死患者：发病在 12 小时(尤其 6 小时)内的急性心肌梗死的患者，如果条件允许应尽早实施急诊冠状动脉造影和介入治疗术，以挽救心肌、保护心功能。如果超过 12 小时，但仍有胸痛持续，心电图 ST 段仍抬高、梗死范围大的患者，或溶栓失败后但发病仍在 12 小时内，须立即进行冠状动脉造影，多数需同时完成介入治疗。

(4)陈旧性心肌梗死或多次心肌梗死患者：心肌梗死后即使无症状者，为了解其冠状动脉病变的程度和判断预后，最好也应行冠状动脉及左心室造影。另外，如果急性心肌梗死患者在发病早期未做冠状动脉造影和介入性治疗，择期冠状动脉造影的时机应以发病后 1～2 周较为适宜。

(5)有易患因素，但症状不典型患者：患者有动脉硬化易患因素，其胸痛症状难以确定为心绞痛或心绞痛等同症状，临床上又缺乏心肌缺血的其他证据，可做冠状动脉造影以明确诊断。

(6)准备接受心脏外科手术治疗的40岁以上男性或50岁以上女性患者：无论有无心绞痛症状，在行外科手术前均应常规行冠状动脉造影检查。如果同时合并有冠心病，可将其他心脏外科手术和搭桥手术同时完成，避免二次开胸手术。

(7)其他适应证：对内科冠状动脉介入性治疗或外科冠状动脉搭桥术后疗效的评定。

2. 禁忌证 一般来讲，冠状动脉和左心室造影无绝对禁忌证，但下列情况下暂不宜行常规择期冠状动脉和左心室造影检查。

(1)急性感染期。

(2)严重心律失常未控制者。

(3)血液电解质紊乱者。

(4)严重高血压未控制者。

(5)现患有出血性疾病或有出血倾向者。

(6)活动性心脏炎症患者。

(7)严重心力衰竭者(心功能Ⅳ级，射血分数＜20%)，心脏显著扩大者(左心室舒张末期径＞75mm，收缩末期径＞55mm)。

(8)伴有其他重要脏器功能衰竭，如严重肝、肾功能不全者。

(9)对造影剂有严重过敏反应者。

3. 术前准备

(1)了解患者情况、合并的疾病、冠状动脉造影检查的适应证、禁忌证、重要脏器功能状态，尤其是心功能和肾功能。

(2)完成血和尿常规、肝肾功能、电解质、出凝血时间、超声心动图检查等。

(3)术前患者准备包括术前4～6小时禁食、禁水；练习深吸气、憋气动作，以便术中配合；练习在床上卧位解大小便。

(4)医疗准备包括碘过敏试验；抗生素试验；手术区域备皮(双侧腹股沟或右上肢)；术前24小时做全导联心电图1份，并标出导联位置；检查双侧股动脉和足背动脉搏动情况，做标记。

4. 冠状动脉造影的方法 目前，选择性冠状动脉造影常用下肢股动脉入路和桡动脉入路。

(1)穿刺动脉：在常规局部麻醉下，采取 Seldinger 法穿刺桡动脉或股动脉，成功后送入带止血阀的动脉鞘管，注入肝素 3 000U。如果穿刺桡动脉，应注入硝酸甘油 200～400mg。

(2)送造影导管：通过置入好的动脉鞘管，在导丝(如"J"形)引导下，将造影导管送入冠状动脉开口。在送入过程中，注意不要阻力太大、随时"冒烟"了解血管情况，导管到位后注意压力监测，防止导管嵌顿，尤其是冠状动脉开口有病变者。

(3)冠状动脉造影：导管到位后，当确定造影导管尖端在冠状动脉内且压力正常之后，即行多体位、多角度手推造影剂进行冠状动脉造影。左冠状动脉造影时，每次手推造影剂 4～8ml；右冠状动脉造影时，每次推注造影剂 3～5ml。冠状动脉显像满意后，撤出导管。

(4)左心室造影：很多情况下，在进行冠状动脉造影同时需要进行左心室造影，以了解左心室大小、功能、二尖瓣反流的情况。撤出冠状动脉造影导管后，将已插入引导钢丝的猪尾巴导管送至主动脉根部，通过顶起、旋转等手法送入左心室。在记录左心室压力后，连接高压注射器，选择右前斜位 30°，或加左前斜位 60°用高压注射器注射造影剂进行左心室造影。造影条件：造影剂总量 30～36ml，压力 700～1 000 psi(磅/平方英寸)，注射速度每秒13～18ml。

(5)压迫止血：造影结束后，如果不再进行其他介入诊疗项目，即可撤出造影导管，拔除鞘管，局部压迫止血后，加压包扎。

5. 术后处理

(1)注意患者的主诉，监测心率、血压、心电图变化。

(2)注意动脉穿刺部位压迫止血和加压包扎情况，穿刺部位有无出血、血肿，如果经过股动脉途径，严密定期观察患侧足背动脉搏动情况。

(3)经桡动脉途径造影者,不需要卧床;经股动脉穿刺途径进行冠状动脉造影的患者,一般应卧床 12～24 小时,穿刺部位用沙袋压迫 6 小时。

(4)鼓励患者饮水,以尽快排出造影剂。

6. 并发症

(1)动脉穿刺部位出血、血肿:最常见。表现在局部肿胀、青紫,甚至出血,患者可感到局部疼痛。

(2)严重心律失常:多为一过性,可自行恢复正常,左心室造影时几乎都有室性期前收缩。但有时可发生严重心律失常,如室性心动过速、心室颤动、窦性停搏和三度房室阻滞等,甚至危及生命。严重的心律失常多见于有冠状动脉左主干病变、严重三支病变、伴严重心功能不全、操作时导管嵌顿造成冠状动脉或分支堵塞。

(3)心绞痛:在冠状动脉造影过程中,如患者原有的心绞痛症状术前控制得不够满意,或各种原因均可造成患者短暂缺血,并可发作心绞痛。

(4)急性心肌梗死:在冠状动脉造影过程中,由于各种原因均可造成冠状动脉管腔完全闭塞而引起急性心肌梗死。

(5)栓塞性并发症:冠状动脉造影偶尔可引起脑栓塞和周围动脉栓塞。造成栓塞的栓子通常来自导管壁形成的小血栓或导管操作导致的动脉粥样硬化的斑块碎片脱落。

(6)造影剂过敏反应:症状轻者表现为皮肤潮红、苍白、瘙痒、荨麻疹或血管神经性水肿、出汗、头痛、头晕、咳嗽等,严重者可致低血压、休克、严重心律失常、喉头水肿、支气管哮喘等。目前临床广泛使用的非离子型造影剂发生过敏反应者非常少见,但也有过敏试验没有发现过敏,在造影过程中或造影后出现严重过敏的情况。

(7)造影剂肾病:有肾功能不全、糖尿病、心功能不全的患者,如果术中使用的造影剂剂量偏大,可能造成肾功能损害或原有肾功能不全加重。

(8)死亡:死亡的发生率极低,但却是冠状动脉造影最严重的并发症,其发生率与病例的选择、术者的技术熟练程度和经验,以及技术设备有关。对于有冠状动脉开口部病变、左主干病变、三支严重病变、严重心绞痛、严重心功能不全、严重室性心律失常、急性心肌梗死的患者,冠状动脉造影属于高危险范畴。

(9)其他并发症:如血管迷走神经反射等,多在拔管时出现。

二、冠状动脉介入治疗

冠状动脉介入治疗术(PCI)是指采用经皮穿刺技术送入球囊导管或其他相关器械,解除冠状动脉狭窄或梗阻,重建冠状动脉血流的技术。

1. 适应证

(1)慢性稳定性冠心病:PCI 是缓解慢性稳定性冠心病患者症状的有效方法之一。有证据表明,在有较大范围心肌缺血的患者中,PCI 仍比药物治疗具有优势。PCI 应主要用于在有效药物治疗的基础上仍有症状的患者,以及有明确较大范围心肌缺血证据的患者。

(2)非 ST 段抬高型急性冠状动脉综合征:包括不稳定性心绞痛和非 ST 段抬高心肌梗死。在这些患者中,最新的循证试验和指南均指出,早期保守策略和早期介入策略均可采取。但是,临床症状越重,血流动力学不稳定,心功能越差,ST 段压低越明显的患者,采取早期介入治疗的策略获益也越大。

(3)急性 ST 段抬高心肌梗死(STEMI):循证医学证据表明,PCI 能有效降低 STEMI 总体死亡率。

①急诊 PCI。对所有发病 12 小时(尤其是 6 小时)内的急性

ST段抬高心肌梗死患者采用介入方法直接开通梗死相关血管(IRA)称为急诊PCI或直接PCI，是最有效降低死亡率的治疗。

②补救PCI。是指溶栓失败后仍处于闭塞状态的梗死相关动脉的PCI。溶栓剂输入后45～60分钟的患者，胸痛无缓解和心电图示ST段无回落，临床提示溶栓失败，应考虑进行PCI。

2. 介入治疗的主要步骤

(1)冠状动脉造影：是介入治疗前第一步，通过造影可了解冠状动脉病变的类型、性质、严重程度、病变复杂程度，进一步决定是否要进行介入治疗、介入治疗的部位及所要采取的策略和技术。

(2)单纯球囊扩张术(PTCA)：是指用球囊扩张冠状动脉狭窄病变的方法。目前，单纯的PTCA应用比较少，多数作为总体介入治疗的一部分。其应用包括以下几种。

①严重冠状动脉狭窄，支架置入前的预扩张。

②支架置入后，如存在贴壁不良，应使用低顺应性球囊进行扩张。

③某些不适合置入支架的病变，小血管病变或分支血管病变的治疗，可用低压力和较长时间的扩张，防止内膜明显撕裂。

④支架置入后再狭窄治疗，可用球囊、切割球囊或药物球囊进行扩张治疗。

(3)支架置入术：现在大多数病变都需要置入支架。支架的置入大大降低了介入治疗急性并发症的发生和后期的再狭窄。目前，多数情况下使用药物涂层支架(DES)，但在患者近期可能接受外科手术、不能长时间服用抗血小板药物等特殊情况下，仍需要置入金属裸支架。

(4)冠状动脉斑块旋磨术：用高速旋转的金刚钻磨头(每分钟14万～18万转)来消蚀病变，主要适用于高度钙化的病变，先进行旋磨，再进行置入支架，提高介入治疗的成功率，减少并发症的发生。

(5)其他技术

①切割球囊。用来扩张冠状动脉分支开口处病变和支架内再狭窄的病例治疗中。

②血栓抽吸装置。在急性心肌梗死直接 PCI 术中或是血栓较多的病例中，抽出血栓后再置入支架，能降低无复流的发生，增加介入手术的成功率，改善心功能和预后。

③远端保护装置。绝大多数 PCI 时，均存在冠状动脉栓塞的可能性，尤其是静脉桥血管 PCI 或急性心肌梗死直接 PCI 治疗时。远端保护装置可以减少远端栓塞发生率，减少无复流的发生。

3. 并发症 随着介入治疗技术的逐渐成熟和器材的改进，冠状动脉介入治疗的并发症发生率很低，但仍难避免，有些甚至可引起严重后果。

(1)与“冠状动脉造影”相同的并发症。

(2)急性和亚急性血栓形成，发生率较冠状动脉造影明显增高。

(3)出血及血管并发症，发生率更高，由于抗凝和抗血小板治疗力度加大、手术复杂性增加所致。

(4)冠状动脉夹层导致血栓形成或急性闭塞。

(5) 分支受压闭塞。

(6)支架脱落或栓塞。

(7)支架释放后无血流或血流缓慢。

(8)冠状动脉破裂穿孔、心脏压塞。

(9)其他并发症。

(10)死亡。

（董　鹏）

三、射频导管消融术

射频导管消融术是在心腔内电生理检查基础上应用射频电流对快速型心律失常病灶进行消融的一种根治性技术。医生通常先进行心内电生理检查,然后确定病变的部位或靶点进行消融,达到根治快速心律失常的目的。

1. 设备及材料

(1)设备

①基本设备。大型C型臂X线心血管造影机或800mA左右的胃肠造影机、多导心脏电生理仪、射频消融仪、心脏电生理刺激仪(或食管调搏刺激仪)。

②监护设备和必备抢救器械。心脏除颤器、心脏临时起搏器、心脏监护仪、心包和胸腔穿刺引流包、抢救药品。

③三维电解剖标测系统。目前,临床上应用的心脏三维电解剖标测系统有Carto系统、Ensite 3000系统和磁导航系统。其原理是将标测导管采集到的磁场或电场信号转换为电信号,并与同时采集的心电信号一起滤波放大,经处理后输入计算机,从而显示心腔内的三维解剖图像,电激动传导顺序和导管位置。临床上,心脏三维电解剖标测系统主要用于一些复杂的心律失常,如房性心动过速、心房扑动、心房颤动及室性心动过速的射频消融治疗。

(2)导管:根据用途不同,心脏电生理检查和射频消融的导管可分为标测导管和消融导管(消融大头)。

2. 适应证与禁忌证

(1)适应证

①旁路参与的房室折返性心动过速(预激综合征)。

②房室结折返性心动过速。

③房性心动过速。

④不适宜性窦性心动过速。

⑤心房扑动(典型心房扑动消融成功率高)。

⑥心房颤动(主要是阵发性)。

⑦室性心动过速(尤其是特发性)。

(2)禁忌证:在某些情况下,不宜进行射频消融治疗,包括尚未控制的感染性疾病(如肺部炎症),妊娠,粒细胞减少症,凝血功能异常,心房或心室血栓,严重心功能不全,部分不能配合或精神异常的患者。

3. 术前准备 射频消融术虽然是微创介入手术,但手术涉及局部麻醉、小儿患者尚需全身麻醉、血管穿刺和导管操作,术前充分准备是保证手术安全和成功实施的重要环节。

(1)完善术前检查

①详细了解病史和完善体格检查。

②相关的实验室检查,如肝、肾功能和出凝血时间,以及血电解质水平等。

③通过心脏超声检查可以了解心脏结构和功能及其与心律失常的关系。

④术前积极纠正合并的其他异常情况,如心功能不全、高血压。

⑤老年患者应考虑到动脉硬化可造成血管迂曲或走向异常,可预先准备超滑导丝及金属长鞘,必要时还应准备房间隔穿刺针和 Swartz 鞘。

(2)分析心电资料:仔细分析患者的全部心电图资料(包括窦性心律和心动过速心电图),初步判断心动过速的机制。必要时应进行食管心脏电生理检查。

(3)患者准备:射频消融治疗前,应停用各种抗心律失常药物至少 5 个半衰期,以避免影响术中心动过速的诱发。对于部分发作频繁的室上性心动过速患者,可采用食管调搏或静脉注射三磷腺苷(ATP)方法终止(曾有心房颤动发作的预激综合征且旁道不应期<240ms者除外,因为食管调搏或ATP均有可能诱发心房颤动)。对于部分精神高度紧张的患者,术前1日可给予地西泮等镇静药物,以保证患者充分睡眠,缓解其紧张情绪,便于次日手术的顺利进行。同时,术前应向患者及其家属说明射频消融手术的目的和治疗效果,简要介绍手术过程,以便于取得患者及家属的理解和同意并签署术前知情同意书,便于术中患者配合。

4. 手术方法

(1)导管放置:根据需要,可将多根不同的标测电极导管放置在高位右房(二极或四极电极导管)、希氏束区(二极或四极电极导管)、右室心尖部(二极或四极电极导管)和冠状静脉窦(四极或十极电极导管)。

(2)电生理检查:其检查的目的在于了解房室旁路的特点、所在部位,以及与心动过速的关系,鉴别可能存在的其他类型心动过速。通常进行的方法有以下几种。

①心室刺激。右室频率递增刺激(S_1S_1)和期前刺激(S_1S_2)是明确房室传导类型和诱发心动过速的常用检查方法。通过心室刺激和观察心房激动的顺序,可以明确房室旁路逆传的功能和其大致的解剖部位。

②心房刺激。心房频率递增刺激和期前刺激,则可评估房室结的前传功能、心房和房室结的不应期、房室旁路前传的功能和诱发心动过速。

③靶点标测

● 房室旁路标测。可采用窦性心律标测(仅适用于显性旁路)、起搏标测和激动标测(即心动过速下标测),以寻找最早的心室激动点或心房激动点,通常表现为室房波(V波和A波)的融合。

● 房室结双径路。多在希氏束导管与冠状窦口间中下1/3,

从下往上消融，功率从小逐渐增加。

● 峡部依赖性心房扑动（典型心房扑动）。消融三尖瓣环峡部。

● 室性心动过速。左室特发性室性心动过速多起源于左室中后间隔（即左后分支的浦肯野纤维网），可以通过寻找P电位帮助消融；右室流出道室性心动过速可采用起搏标测或激动标测。

● 心房颤动。在三维标测系统指导下消融肺静脉开口或肺静脉前庭，必要时再辅以线性消融。

④消融靶点。射频消融成功的关键是在于寻找到理想的消融靶点。一经确定消融靶点，即可进行放电消融。在放电过程中，常需要监测放电功率（一般10～60W），温度（40℃～60℃）和持续时间（30～120s），并观察放电时患者的反应和心电变化。术后最好观察10～30分钟。

⑤消融后复查电生理检查。以了解心动过速是否能诱发；旁路或双径路的慢径、心房扑动的三尖瓣峡部是否消融成功；房室传导等功能有无损伤；其他可能的并发症。

5. 并发症 房室旁路射频消融并发症的发生率为0.86%～4%。

(1)血管穿刺引起的出血，如局部血肿、动静脉瘘、假性动脉瘤、气（血）胸和纵隔血肿。

(2)动静脉血栓形成，比较多见的是下肢静脉血栓形成及肺栓塞。

(3)各种程度房室阻滞。

(4)主动脉窦内放电引起冠状动脉痉挛，甚至心肌梗死或猝死。

(5)瓣膜损伤，如主动脉瓣或二尖瓣关闭不全可引起心力衰竭。

(6)心脏穿孔导致心脏压塞（心包填塞），见于冠状静脉窦、冠状动脉、心房穿孔或心室穿孔，可由导管直接的机械刺激，也可由放电损伤引起。

(7)脑卒中或体循环栓塞。

(8)肺静脉狭窄或闭塞。

(9)左房食管瘘。

(10)膈神经麻痹。

(11)其他并发症,如心房颤动术后发生心房扑动或房性心动过速等。

(黄卫斌)

四、永久性心脏起搏术

自从1958年世界上第一个人工心脏起搏器置入人体以来,随着电子技术和人工材料的发展,起搏器已经进入了第四代,其具有结构精密、功能繁多、体积精小、电池寿命长,而且手术简单、安全等特点。此外,起搏器置入的适应证也从单纯的心动过缓型心律失常扩展到心力衰竭、晕厥等。

1. 起搏器基本概念

(1)起搏器系统:起搏器系统是由脉冲发生器和电极导线构成。

①脉冲发生器。实际上是一个微型计算机或处理器,由高性能电池提供能量,一方面可以发放起搏信号,经电极导线传至心脏刺激心脏跳动,同时可以将电极导线传来的心脏电信号进行分析,以调整起搏器的功能。

②电极导线。起一个电线的作用,将电信号在脉冲发生器和心脏之间进行有效传输。电极导线可分为单极导线(只有导线头端的一个电极)和双极导线(头端和相近1cm处各有一个电极)。

(2) 起搏器功能及类型:随着起搏器工作方式或类型的不断增加,其各种功能日趋复杂。为便于医生、技术人员与患者间的各种交流,1987 年国际心电图会议和心脏起搏会议制订了起搏器的代码(表 6)。

表 6 起搏器代码序号和字母含义

第一位 起搏心腔	第二位 感知心腔	第三位 感知后反应方式	第四位 程控功能
	O 无	O 无	O 无
A 心房	A 心房	I 抑制	P 简单程控
V 心室	V 心室	T 触发	M 多项程控
D 心房+心室	D 心房+心室	D 双重(I+T)	C 遥测
S 心房或心室	S 心房或心室		R 频率调整

如 VVI 起搏器代表该起搏器起搏的是心室,感知的是自身心室信号,自身心室信号被感知后抑制起搏器发放一次脉冲;DDD 起搏模式起搏的心腔是心房及心室,感知的是自身心房及心室信号,自身心房及心室信号被感知后抑制或触发起搏器发放一次脉冲;VAT 起搏模式代表起搏器感知了自身心房,起搏心室,触发型,常用于窦房结功能良好而房室结功能不良的患者;AAIR 起搏器起搏的心腔是心房,感知的是自身心房信号,自身心房信号被感知后抑制起搏器发放一次脉冲。第四位 R 代表该起搏器有频率适应性起搏功能。

(3)心脏起搏系统及起搏方式:起搏器可根据电极导线置入的部位进行分类。

①单腔起搏器。起搏器的电极导线只置入一个心腔,根据置入的心腔,又可分为 VVI 起搏器(电极导线放置在右室,多在心尖部)和 AAI 起搏器(电极导线放置右心房,多在右心耳)。

②双腔起搏器。置入两根电极导线,常分别放在右心耳(心

房)和右室心尖部(心室),进行房室顺序起搏。

③三腔起搏器。电极导线放置在右心房+双室(右心室、左心室)的三腔起搏,用于治疗充血性心力衰竭,又称心室再同步化治疗(CRT)。另一种三腔起搏器是用来治疗和预防心房颤动,电极导线分别放置在双房(左心房、右心房)+右心室,现在已经较少应用。

④四腔起搏器。电极导线放置在双心房+双心室,治疗心力衰竭伴阵发性心房颤动,目前四腔起搏器在临床上应用并不多。

(4)起搏器基本功能和参数

①起搏功能。起搏功能是指起搏器能否发放刺激脉冲,通过电极导线到达心脏(心室或心房),引起心脏除极并产生机械收缩。代表起搏功能的主要参数是起搏阈值。

● 起搏阈值。是指能够在心脏不应期以外使心脏持续、稳定、有效地兴奋所需的最低电刺激能量,临床上一般用电压或电流表示。在起搏器置入时需要测量起搏阈值。为了安全起见,实际起搏电压至少为阈值的 2 倍(200%)。

● 起搏阈值的影响因素

阴极的面积。起搏导线面积越小,与心脏接触的电流密度越高,因此所需的起搏阈值越低。

导线距正常心肌细胞的距离。微脱位或脱位引起的起搏阈值增加即为导线与正常心肌细胞距离的增加引起的。

脉宽。刺激电压阈值与脉宽之间呈非线性指数关系。在一定范围内,脉宽越宽,起搏阈值越低。

药物的影响。奎尼丁、普罗帕酮、普萘洛尔等药物能引起起搏阈值增高。

起搏系统阻抗。起搏阈值与起搏系统阻抗有关,系统阻抗越低,阈值则越低。

● 刺激信号。指在心电图上出现的脉冲信号。单极刺激信号明显大于双极刺激信号，便于分析。

②感知功能。感知是起搏器的基本功能之一，是指起搏器通过电极导线系统能够探查到心腔内电信号，主要是自主心肌的除极波，以便做出适时反应。

● 感知灵敏度。指起搏器感知到心脏电信号的能力或敏感性。其设置的数值越小，灵敏度越高，这样比较小的信号也能感知到。

● 影响感知功能的因素。起搏系统及其与心脏连接的完整性；心脏电信号的高低，心肌梗死、纤维化等使心肌细胞减少，产生的除极电信号也低；感知灵敏度的设置。

2. 适应证 永久起搏器的最初适应证主要是“症状性心动过缓”。所谓症状性心动过缓是指由于心率过于缓慢，引起心排血量下降，导致器官和组织灌注不足而引起的一系列临床症状，如晕厥、头晕、黑矇、疲乏等。近年来，已开始通过起搏器治疗心电紊乱，如预防和治疗心房颤动，预防和治疗长 Q-T 间期综合征的恶性室性心律失常。除此以外，起搏器还能辅助治疗非心电性心血管疾病，如肥厚梗阻型心肌病、神经介导性晕厥、顽固性心力衰竭等。因此，心电衰竭、心电紊乱、部分非心电性心脏病是当今起搏器治疗适应证的三大方面。

(1)起搏器适应证

①完全性房室阻滞（获得性或先天性）伴严重的心动过缓，有一过性晕厥、黑矇、头晕、活动耐力下降及心功能不全。

②有症状性二度房室阻滞伴血流动力学不稳定者。

③病态窦房结综合征（窦性心动过缓、窦房阻滞、窦性停搏）伴相关的晕厥、黑矇、头晕、疲乏等症状，或心力衰竭难以控制。

④虽无症状，但逸搏心率＜40bmp 或心脏停搏时间＞3s 者。

⑤心房颤动、心房扑动或阵发性室上性心动过速合并完全性或高度房室阻滞或心动过速终止时有＞3s 的窦性停搏者。

⑥双束支阻滞伴有间歇性完全性阻滞或晕厥发作者。

⑦双束支及三分支阻滞伴有二度Ⅱ型阻滞，无论是否有症状者。

⑧由于长期应用抗心律失常药物而引起的症状性心动过缓而又不能停用药物或采用其他方法治疗者。

⑨心脏手术及心脏介入治疗后并发的高度或完全性房室阻滞，经临时性起搏持续3～4周仍无恢复迹象者。

⑩原位心脏移植后，心脏出现明显窦房结功能低下及完全性房室阻滞者。

⑪急性心肌梗死后持续存在（≥1个月）的完全性或高度房室阻滞者。

⑫心脏抑制型颈动脉窦过敏综合征伴随晕厥、黑矇等临床表现者。

（2）起搏器治疗的新指征

①慢性心力衰竭。有30%～40%心力衰竭患者合并有心室内障碍，表现为室内阻滞（尤其是左束支阻滞），导致左右心室收缩不同步，室间隔矛盾运动，造成二尖瓣严重反流，心排血量下降。用三腔（右心房＋双腔心室）起搏可使双心室收缩及舒张恢复同步性，增加心室的收缩力和顺应性，明显改善了血流动力学效应。所以，又称为心脏再同步治疗（CRT）。

起搏治疗心力衰竭的适应证为：心功能不全，经充分药物治疗后效果不满意，NYHA心功能分级Ⅲ级至Ⅳ级；左室射血分数（LVEF）≤35%，左室舒张末径LVEDD≥55mm；存在室内阻滞（尤其是左束支阻滞），QRS波群≥120ms伴有心脏运动不同步；窦性心律；预期寿命≥1年。

②肥厚性梗阻型心肌病。肥厚性梗阻型心肌病由于左室流出道梗阻易发生晕厥，甚至猝死。起搏器通过起搏右心室心尖部可使右心室与室间隔先收缩，待左心室延后收缩时，室间隔已经收缩

完毕，进而缓解左心室流出道的梗阻。因此，要保证心室持续、完全起搏，才能保证疗效。为了保证心室持续起搏，对于房室传导功能正常的患者，常常需要配合应用β受体阻滞药和钙离子拮抗药。

起搏器治疗肥厚型心肌病的适应证包括：经内科正规药物治疗，梗阻性肥厚型心肌病仍伴有严重症状；静息时左心室流出道压力阶差＞30mmHg；梗阻性肥厚型心肌病合并房室阻滞、缓慢交界区性心律，伴或不伴有心功能不全者；患者不愿意接受外科手术或化学消融。

③神经心源性晕厥。这是一组包括迷走性晕厥、颈动脉窦高敏综合征等神经反射性晕厥，其特点是由于神经反射的机制引起严重的心动过缓。起搏器可始终使患者的心率保持在一个稳定的水平，新型起搏器也可以在短时间内根据心率骤降自动提高起搏频率，因此可以用来治疗心脏抑制型（窦性心动过缓、窦性停搏等）的血管迷走性晕厥。最好选择带有频率骤降反应功能的双腔起搏器。

起搏器治疗神经性晕厥的适应证为：颈动脉窦高敏反应引起的心脏停搏（＞3s）、晕厥；可能与心脏抑制反应有关的反复晕厥发作；伴有心动过缓症状的神经心源性晕厥。

④心房颤动。对于心房颤动的非药物治疗，目前主张首选射频消融术。除非是心动过缓相关的心房颤动，通过起搏治疗（一般AAI起搏或DDD起搏即可）能够减少心房颤动发作，同时也便于使用抗心律失常药物。但是，双房十右室三腔起搏已经不主张用于心房颤动的治疗。

3. 置入步骤

(1)术前准备

①了解患者的基本病情和需置入起搏器的适应证，同时根据患者的情况、有无心房颤动发作来选择起搏器的类型。持续心房颤动选择 VVI；病态窦房结综合征而房室传导功能正常，可选

AAI 单腔起搏器；窦房结和房室结功能都不好，应该选择 DDD 起搏器。如果患者运动时自身心率上不去，应该选择带频率适应功能的起搏器，即带 R 功能的起搏器。

②起搏器置入部位，右利手患者一般可置入在左侧；三腔起搏器和 ICD 一般置入在患者左侧。

③完善相关检查，如血常规、肝肾功能、电解质、凝血功能、心电图、心脏超声，评估患者的心功能。

④右心房室增大、严重三尖瓣反流的患者，心房和心室尽量采用螺旋的主动固定电极。如果患者曾经接受开胸手术，要注意右心耳是否切除，如果切除，心房电极导线应该选择主动固定导线。

⑤术前患者禁食 6～8 小时，做造影剂和抗生素过敏试验。

⑥术前要与患者及其家属签署知情同意书。

⑦术前 24 小时停用静脉抗凝药，术前 5～7 日尽量停用华法林、阿司匹林和氯吡格雷。

⑧拟行手术的区域备皮。

⑨精神紧张患者可术前或头天晚上使用镇静、催眠药物。

(2)手术步骤

①选择手术部位(左侧还是右侧)，常规消毒后，用 1%利多卡因注射液局部浸润麻醉。

②穿刺锁骨下静脉或切开找头静脉，并置入鞘管。

③送电极导线至右心房、右心室，X 线透视影像显示位置合适，测定参数合适。一般要求脉宽 0.5ms 时，心房起搏阈值＜1.5V，心室阈值应＜1.0V。一般心房内 P 波振幅应＞1.0mV，心室内 R 波振幅应＞5.0mV。固定电极导线。

④制作起搏器囊袋并充分止血。抗生素生理盐水冲洗囊袋。

⑤将起搏器与电极导线相连，起搏器置入囊袋。

⑥依次缝合皮下组织、皮肤。

目前起搏器置入手术比较成熟，手术时间多在 1～2 小时。

(3)术后处理及注意事项

①术后回病房应观察患者切口部位有无渗血、皮下青紫、血肿。

②记录12导联心电图,心电监护24小时。

③卧床2～3日,患者吃饭、上厕所可以下床,不必绝对卧床。也有不主张卧床的。

④静脉滴注抗生素3天。

⑤必要时,程控起搏器参数。

⑥术后仍需要抗凝治疗者,可在手术结束后8～12小时静脉滴注肝素,华法林在术后当天晚上即可恢复使用。由于起搏器置入早期有发生囊袋血肿的危险,抗凝药物不宜大剂量使用。

4. 并发症 永久起搏器置入术为一有创性手术,尽管很安全,但仍有并发症。按照发生的时间,并发症可分为早期并发症和晚期并发症。早期并发症指发生在手术当时或术后1个月内的并发症,而晚期并发症指术后1个月后发生的并发症。

(1)早期并发症:早期并发症多与手术相关操作相关,如气胸和血气胸,出血、血肿、起搏器囊袋出血,起搏导线脱位,心脏穿孔。

(2)晚期并发症:电极导线损伤和断裂,起搏器介导的心律失常,起搏器囊袋感染,心内膜炎,起搏器综合征。

5. 起搏器随访 置入起搏器患者定期到医院检查起搏器功能,调整工作参数的过程称为随访。随访是了解起搏器功能的一个重要手段。

(1)随访时间:一般在起搏器置入时要进行系统的参数测定。此后在出院前,出院后1个月、3个月、半年至1年随访。如果起搏器功能正常,以后每半年至1年随访一次。在电量保证期满的情况下,以后每半年随访一次。

(2)随访的方法

①通过病史,了解患者置入起搏器前后的症状变化。

②通过程控仪了解起搏器的功能状态、参数的设定,是否需要调整。

③心电图和动态心电图,可了解间歇性出现的症状及心律失常,并可判断起搏器的功能状态。

④X 线透视或胸片,可了解电极导线的位置是否发生移位,心影大小,有无肺淤血。

⑤其他手段,如远程心电遥测。

(3)随访的内容

①起搏器的基本功能和参数是否正常,主要是起搏和感知功能,评估的指标有电极导线的阻抗、感知自身电活动的幅度和起搏阈值。

②起搏器的高级功能是否需要开启,如模式转换功能、频率适应功能。

③置入前患者的症状在置入后有无改善,有无新的症状出现。

④有无晚期并发症出现。

⑤有无起搏器相关心律失常,如起搏器介导的心动过速。

⑥起搏器电池的电量。

⑦如果符合以下条件,应考虑更换起搏器。

● 起搏频率变化,单腔起搏器主要表现为起搏频率减慢,程控的基础频率下降 10%左右,起搏频率快慢不一,起搏频率奔放。

● 脉宽延长 10%~15%。

● 磁频率改变,各起搏器厂家将磁频率下降 10%作为更换起搏器的一项指标,但各厂家所设计的磁频率下降指标不同,应参照相应的用户手册。

● 电压下降 15%~20%,或者 2.5V 以下。

● 起搏器感知功能丧失。

(易 忠 郭继鸿)

五、先天性心脏病的介入治疗

1. 概述 先天性心脏病的介入治疗是指通过不开胸、经导管技术达到治疗先天性心脏病的目的。20 世纪 90 年代中期以来，随着 Amplatzer 系列先天性心脏病介入器材的开发(包括动脉导管封堵器、房间隔缺损封堵器、室间隔缺损封堵器、卵圆孔未闭封堵器等)，使其介入技术和器材日趋完善，疗效不断提高，加上介入治疗的创伤小、术后恢复快，促进了先天性心脏病介入治疗的推广和应用。先天性心脏病介入治疗包括以下几种。

(1)心内缺损封堵术：包括房间隔缺损、室间隔缺损、动脉导管未闭、卵圆孔未闭、主动脉窦瘤破裂的封堵术及其他异常缺损(或瘘口)封堵术等。

(2)经皮瓣膜球囊成形术：包括肺动脉瓣、主动脉瓣、二尖瓣的球囊扩张术等。

(3)血管球囊成形术/支架置入术：包括主动脉缩窄介入治疗、肺动脉及分支狭窄的介入治疗、先天性腔静脉狭窄的介入治疗、动脉导管内支架置入术、其他先天性血管内狭窄的介入治疗、先天性心脏病术后人工血管或通道狭窄的介入治疗等。

(4)血管栓塞术：包括体肺侧支栓塞术、肺动静脉瘘和冠状动脉瘘栓塞术、各种先天性心脏病术后人工血管后期闭合术、其他异常血管栓塞术等。

(5)房间隔造口/开窗术：主要是一种先天性心脏病外科手术前后的姑息治疗。

(6)心外科手术与介入技术相结合的杂交技术(Hybrid 技术)：是指心外科手术与上述先天性心脏病介入技术相结合，共同治疗某些复杂或复合心脏畸形。

2. 经导管房间隔缺损封堵术 主要指采用封堵器械经导管

介入性闭合继发孔型房间隔缺损(ASD),目前临床上主要采用Amplatzer房间隔缺损封堵器(国产及进口封堵器)闭合房间隔缺损。

(1)适应证

①年龄通常≥3岁。

②直径5～36mm的继发孔型ASD,左向右分流。

③缺损边缘至冠状静脉窦,上、下腔静脉及肺静脉开口的距离≥5mm;距离房室瓣的距离≥7mm。

④房间隔的总长大于封堵器左房侧伞的直径。

⑤外科ASD修补术后残余漏。

(2)禁忌证

①原发孔型ASD及静脉窦型ASD。

②重度肺动脉高压伴双向分流。

③导管路径中有血栓形成。

④合并其他需手术矫治的心内畸形。

⑤活动性心内膜炎、心内赘生物、败血症、菌血症及其他全身感染性疾患。

⑥对镍钛合金过敏体质者。

(3)术前准备

①术前12小时禁食、禁水。

②术前建立静脉通道。

③右侧腹股沟区备皮。

(4)操作步骤

①设备器材。包括常规心导管室设备、6F端侧孔导管、0.038英寸加硬交换导丝(长260cm)、0.035英寸普通直头导丝、Amplatzer房间隔缺损封堵伞(ASO)及配套传输系统等。

②手术过程

● 局麻(10岁以下儿童全麻)下穿刺右股静脉,常规行右心导管检查。

● 静脉推注肝素 100U/kg，将端侧孔导管过 ASD 送入左房，并将交换导丝置于左上肺静脉。

● 超声测量 ASD 的伸展直径。

● 选择合适的封堵器经输送鞘管送至左房，在透视及经食管超声(TEE)监测下，先打开左房侧伞盘，然后回撤至贴住房间隔左房面，固定输送导丝释放封堵器腰部和右房侧伞盘。

● 可轻轻用力推拉输送导丝和鞘管，当封堵器位置不变，且反复经超声和透视核实封堵器形态位置满意、无残余分流、未影响房室瓣运动时，可逆时针方向旋转输送导丝螺杆，释放封堵器。

(5) 术后处理

①术后局部穿刺部位沙袋压迫 4 小时，卧床 6～12 小时。

②术后常规应用抗生素 2 天。

③低分子肝素皮下注射，12 小时 1 次，共 2 次。

④术后口服阿司匹林 3～5mg/kg，每日 1 次，4～6 个月。

⑤术后 3 个月内避免剧烈运动。

⑥术后 24 小时及 1、3、6、12 个月复查胸 X 线片、超声、心电图。

(6)并发症及处理

①封堵器脱落栓塞。发生时可考虑经导管圈套取出，如不成功可外科手术取出。

②冠状动脉栓塞。较为常见。因封堵器置入过程中排气不彻底引起气体栓塞，一旦发生应停止操作，严密观察心电图变化，给予吸氧或硝酸甘油治疗，大部分患者短时间内可缓解。

③心律失常。包括房性期前收缩、心房颤动、束支阻滞、房室阻滞等，大多与导管刺激及术后封堵器机械压迫传导组织有关，多发生于术中或术后早期，少数患者可持续 3 个月以上。轻者可观察，重者需药物治疗。

④脑或其他脏器栓塞。因抗凝治疗不充分、封堵器上微血栓脱落所致。患者术后可出现头痛、视物模糊，重者可偏瘫、失语和失明。术中、术后应充分抗凝，重者可对症及溶栓治疗。

⑤心脏压塞。较少见。与心导管操作不当有关，应及时行心包引流及外科处理。

⑥房室瓣穿孔反流。可能与术后封堵器摩擦损伤有关，严重时需外科处理。

⑦主动脉-心房瘘。与封堵器摩擦损伤主动脉壁有关，需外科处理。

⑧头痛或不明原因胸部不适感，较少见。具体原因不明，对症处理。

⑨其他并发症。心导管并发症，如血管损伤、血栓栓塞等。

3. 经导管室间隔缺损封堵术 主要指采用封堵器械经导管介入性闭合膜周部或肌部室间隔缺损(VSD)，目前临床上主要采用 Amplatzer 封堵器(进口偏心伞及国产对称伞)。

(1)适应证

①年龄通常≥3 岁。

②有血流动力学意义的心室水平左向右分流。

③膜周部 VSD 直径 3～14mm；肌部 VSD 直径 5～20mm。

④VSD 上缘距主动脉右冠瓣的距离≥2mm。

⑤无轻度以上的主动脉瓣反流及右冠瓣脱垂。

⑥VSD 外科修补术后残余分流。

⑦创伤性室间隔缺损及急性心肌梗死后室间隔穿孔。

(2)禁忌证

①重度肺动脉高压伴双向分流。

②缺损解剖位置不良，封堵器放置后影响瓣膜功能。

③导管路径中有血栓形成。

④合并其他需手术矫治的心内畸形。

⑤活动性心内膜炎、心内赘生物、败血症、菌血症及其他全身感染性疾患。

⑥对镍钛合金过敏者。

(3)术前准备

①碘过敏试验。

②术前12小时禁食、禁水。

③术前建立静脉通道。

④术前给予地塞米松静脉推注(成年人1mg,小儿3～5mg)。

⑤右侧或双侧腹股沟区备皮。

(4)操作步骤

①设备器材。包括常规心导管室设备、6F端侧孔导管、5F猪尾导管、Judkins5F右冠导管、0.035英寸泥鳅导丝(长150cm)、0.035英寸普通直头导丝、0.035英寸特制面条导丝(长300cm)、圈套器、Amplatzer封堵伞及配套传输系统等。造影剂采用非离子型造影剂(碘海醇或碘普罗胺),总量不超过5mg/kg体重。

②手术过程

● 麻醉。局麻(10岁以下儿童全麻)下穿刺右股动静脉(肌部VSD通常要穿刺右颈内静脉),先常规行右心导管检查,并将端侧孔导管置于肺动脉。

● 送入心导管。送入5F猪尾导管依次行左心导管检查、左室造影及升主动脉造影(通常取左前斜60°加足头位20°),以确定VSD的位置及大小、有无主动脉瓣反流等。静脉推注肝素100U/kg。

● 建立动静脉轨道。用右冠导管或其他导管经主动脉、左心室配合导丝探查VSD左心室开口,并穿过VSD入右室,然后将软头长交换导丝(面条导丝)经导管送入右心室、肺动脉。由股静脉侧经端侧孔导管送入圈套器,在肺动脉套住交换导丝头端,由股静脉拉出,建立股静脉(右颈内静脉)-右心房-右心室-VSD-左心室-

股动脉导丝轨道。

●放置鞘管。由股静脉端沿轨道插入输送鞘(带扩张管)至右房与右冠导管相接,将输送鞘及扩张管一起沿导丝送至主动脉弓顶部,后撤扩张管头端至右室,然后缓慢回撤输送鞘管至主动脉瓣下,然后由动脉端推送交换导丝及右冠导管至左室心尖,从左室内输送鞘头端顺势指向心尖部。

●放置封堵器。选择合适大小的封堵器与装载系统和输送导丝螺杆连接好,沿输送鞘送至鞘管头端,固定输送导丝回撤输送鞘在左室腔内打开左室盘,然后将输送鞘和输送导丝一起后撤使封堵器左室盘紧贴室间隔左室面。经超声心动图(经食管或经胸)监测确认无明显残余分流和主动脉瓣反流、封堵器位置形态位置良好后再固定输送导丝并迅速回撤鞘管,打开封堵器腰部及右室盘,使其腰部卡在 VSD 上,双盘紧紧“夹住”室间隔。

●检查确认后释放封堵器。重复左室造影、升主动脉造影及超声心动图检查,确认无明显残余分流、主动脉瓣关闭不全、三尖瓣关闭不全或狭窄后,可逆时针方向旋转输送导丝螺杆释放封堵器。

(5)术后处理

①术后局部穿刺部位沙袋压迫 6 小时,卧床 12 小时。

②连续心电监护 5 天。

③术后常规应用抗生素 3 天,静脉注射地塞米松 3 天(200μg/kg,每日 1 次)。

④低分子肝素皮下注射,12 小时 1 次,共 2 次。

⑤术后每日口服阿司匹林 3～5mg/kg,用 4～6 日。

⑥术后 3 个月内避免剧烈运动。

⑦术后 24 小时及 1、3、6、12 个月复查胸 X 线片、超声、心电图。

(6)注意事项

①建立轨道时,如发现推送导管或拉动导丝困难,或导丝导管

走行异常、出现频发室性期前收缩或室性心动过速时，应高度警惕导丝穿过了右室肌小梁结构或三尖瓣腱索，此时应动作轻柔地撤出导丝和导管后重新建立轨道，切不可强行拉扯，以免造成心脏结构的损伤。

②将封堵器送入输送鞘管时，应避免转动输送鞘、推送导管及输送导丝，应始终保持左室盘的铂金标志朝向患者的脚端，这样才能保证封堵器放置后不会影响主动脉瓣。

③如撤出交换导丝后鞘管从左心室滑入右心室则必须重新建立轨道后再次将输送鞘管放置于左心室，切不可图省事试图直接将鞘管由右心室送入左心室。

④打开左室盘后，应在超声监测下回撤鞘管和输送导丝并释放腰部和右室盘，以保证封堵器完全“夹住”室间隔。

(7)并发症及处理

①心律失常。可发生在术中、术后1～5日。主要为各种室性心律失常、房室阻滞等，以束支阻滞多见，大多能恢复。少数严重情况下可发生三度房室阻滞，需安装临时起搏器；如不能恢复自主心律则需安装永久性起搏器。封堵术前后应用激素可减少局部组织水肿或减少其发生。

②主动脉瓣反流。如适应证把握得当，操作规范，一般不会引起。一旦发生，轻者可随访观察，重者则需外科换瓣手术。

③三尖瓣狭窄或关闭不全。一般操作规范，术中严密超声监测则不会发生。一旦发生，轻者可随访观察，重者则需外科手术处理。

④残余分流及溶血。少量残余分流，部分可随时间自行消失。发生溶血，可用激素、碳酸氢钠等药物保守治疗；如无效可考虑外科取出封堵器修补 VSD。

⑤封堵器脱落栓塞。发生时可考虑导管圈套取出，如不成功应外科手术取出。

4. 经导管动脉导管未闭封堵术 主要指采用封堵器械经导管介入性闭合动脉导管(PDA),目前临床上以 Amplatzer 法和 Cook 可控弹簧圈封堵法最为常用。

(1)适应证

①年龄通常≥6 个月,体重≥4kg。

②直径 14mm 以下的 PDA,左向右分流。直径<2mm 的 PDA 采用 Cook 弹簧圈法,直径≥2mm 的 PDA 采用 Amplatzer 封堵器封堵。

③外科 PDA 结扎术或缝扎术后残余漏。

(2)禁忌证

①重度肺动脉高压伴右向左为主的双向分流。

②导管路径中有血栓形成。

③合并其他需手术矫治的心脏畸形。

④活动性心内膜炎、心内赘生物、败血症、菌血症及其他全身感染性疾患。

⑤对镍钛合金过敏者。

(3) 术前准备

①碘过敏试验。

②术前 12 小时禁食、禁水。

③术前建立静脉通道。

④右侧腹股沟区备皮。

(4)操作步骤

①设备器材。包括常规心导管室设备、6F 端侧孔导管、5F 猪尾导管、0.038 英寸加硬交换导丝(长 260cm)、0.035 英寸普通直头导丝、Amplatzer 动脉导管未闭封堵伞(ADO)及配套传输系统等(弹簧圈法需要 4~6F 的右冠导管,有时需圈套器)。

②Amplatzer 法

● 局麻(10 岁以下儿童全麻)下穿刺右股动静脉,先常规行右心导管检查。

● 送入猪尾导管行主动脉弓降部造影，以明确 PDA 形态、位置、大小。

● 将端侧孔导管通过 PDA 送入降主动脉，并将交换导丝置于降主动脉下方(肾动脉水平)。

● 沿交换导丝将输送鞘管及扩张管送入降主动脉上端，并撤出扩张管。

● 选择合适的封堵器经输送鞘管送至鞘管头端，在透视下先打开主动脉侧伞盘，然后回撤输送鞘管及封堵器入 PDA 内，固定输送钢丝，回撤鞘管至 PDA 的肺动脉侧，使封堵器的腰部卡在 PDA 内。

● 10 分钟后重复主动脉弓降部造影，若无残余分流或微量分流、听诊无明显杂音，测量左肺-主肺动脉压和升主-降主压有明显压差，封堵器形态位置合适时可操纵旋转柄将封堵器释放。

● 重复右心导管检查，撤出导管压迫止血。

③Cook 可控弹簧圈法

● 前两步同 Amplatzer 法。

● 将 4F 和 5F 端孔导管通过动脉导管送入主肺动脉。

● 在体外顺时针方向旋转输送导丝，通过螺丝机制将其与弹簧圈相连，然后推送轴芯导丝到达弹簧圈的顶端使其伸直。

● 将装好的弹簧圈装置通过端孔导管缓慢推送至导管头端，直至其从端孔导管内伸出，回撤轴芯导丝，使弹簧圈在主肺动脉内形成 1/2～1 圈，同时后撤弹簧圈和导管导丝，使该部分弹簧圈紧卡在动脉导管之肺动脉端，回撤端孔导管及轴芯导丝，将弹簧圈其余部分释放在动脉导管内及主动脉端。

● 封堵后行主动脉弓降部造影，以了解有无残余分流等情况，如弹簧圈位置、形态满意，无残余分流，可逆时针方向旋转输送导丝释放弹簧圈。

(5)术后处理

①术后局部穿刺部位沙袋压迫 6 小时，卧床 12 小时。

②术后常规应用抗生素 2 天。

③术后 3 个月内避免剧烈运动。

④术后 24 小时及 3、6、12 个月复查胸 X 线片、超声、心电图。

(6)注意事项

①端孔导管经主肺动脉、动脉导管至降主动脉时，应将替换导丝送至膈下腹主动脉，以确保导丝已通过了未闭的动脉导管，而不是位于左下肺动脉内。

②输送鞘管不能沿替换导丝进入主肺动脉时，应注意导丝是否穿行于右心室的腱索或乳头肌内，此时不要强行通过，以免损伤腱索。

③Amplatzer 动脉导管封堵器调整位置时，反复回收的次数不宜过多，以免封堵器脱落。

④封堵器完全释放后，行右心导管检查和主动脉弓降部造影时，导管操作应轻柔，避免将封堵器扯落。

⑤用弹簧栓子封堵时，要经端孔导管推注少量对比剂或送入长导丝经动脉导管至主肺动脉，以确保导管头端位于未闭的动脉导管内，从而避免误栓支气管动脉或肋间动脉。

(7)并发症及处理

①封堵器脱落栓塞。常脱落至肺动脉、腹主动脉及其分支。一旦发生，先可试用网篮导管将其圈套出体外；如不成功，再行外科手术取出。严格规范操作，选择合适封堵器一般可避免。

②溶血。溶血均发生于残余分流的基础上。病情不严重者，可保守治疗，如适当降血压、碱化尿液、给予激素和抗生素等药物；如无效，则手术取出封堵器再行 PDA 缝扎术。

③主动脉或左肺动脉狭窄。与封堵器型号选择过大、置入位置不当等因素有关。封堵器释放前，应行造影检查或进行压力测

定，尽量避免这一并发症的发生。如果发生中重度狭窄(压差20mmHg以上，堵塞1/2血管管腔)，则应尽早手术治疗。

④一过性高血压。如血压过高，可适当给予降血压治疗，一般短期内即可恢复正常。

5. 经皮肺动脉瓣球囊成形术 目前，经皮球囊扩张已成为治疗单纯肺动脉瓣狭窄的首选方法，且大部分病例可替代外科手术，达到根治效果。

(1)适应证

①理想适应证。单纯肺动脉瓣狭窄，跨肺动脉瓣收缩压差≥50mmHg；最佳年龄2～4岁，其余各年龄均可施行。

②相对适应证

● 单纯肺动脉瓣狭窄，跨肺动脉瓣收缩压差≥35mmHg，但<50mmHg。

● 新生儿重度肺动脉瓣狭窄；重度肺动脉瓣狭窄伴心房水平右向左分流。

● 轻、中度发育不良型肺动脉瓣狭窄。

● 合并其他可行介入治疗的心脏畸形，如动脉导管未闭或二孔型房间隔缺损等。

● 复杂性先天性心脏病合并肺动脉瓣狭窄的姑息疗法。

● 部分隔膜型室间隔完整的肺动脉闭锁，先行射频穿孔闭锁的瓣膜，再采用经皮球囊肺动脉瓣成形术建立右室-肺动脉间的交通。

(2)禁忌证

①合并右室流出道重度狭窄或以其为主者(收缩及舒张期狭窄程度无变化)。

②重度发育不良型肺动脉瓣狭窄。

③伴重度三尖瓣关闭不全需外科处理者。

④余同一般心血管造影术。

(3)术前准备

①术前 4 小时禁食、禁水。

②建立静脉通道。

③右侧腹股沟区备皮。

④备皮及做碘过敏试验。

(4)方法

①设备器材

● 聚乙烯球囊导管。适用于各年龄组患者，一般多用于 25kg 以下儿童。其球囊直径/肺动脉瓣环直径比值为 1.2～1.4；2cm 长球囊适用于婴儿，3cm 长球囊可适用于除小婴儿外的病例。相匹配的动脉鞘管(6～10F)；6～7F 侧孔及端孔导管；260cm 长 0.035或 0.038 英寸加硬交换导丝，20～30ml 塑料注射器。聚乙烯球囊导管可用于单球囊或双球囊法。

②Inoue 球囊导管系统。一般多适用于 25kg 以上的儿童和成人。另需 6～7F 侧孔及端孔导管；145cm 长 0.032 英寸导丝；Inoue 球囊导管附件。Inoue 导管系统仅适合于单球囊法。

②操作步骤

● 右心导管及造影。局麻或全麻下穿刺右股静脉插管，先行右心导管检查及左侧位右室造影，除外并存畸形及判定肺动脉瓣狭窄的类型和狭窄程度。根据所测量的肺动脉瓣环直径选择适宜的球囊导管。术中静脉内推注肝素 0.5mg/kg。

● 聚乙烯单球囊法。将 6～7F 端孔导管或球囊端孔漂浮导管尖端置于左下肺动脉，经导管将 0.035 英寸(260cm 长)交换导丝硬端送至左下肺动脉，退出导管，保留导丝，用扩张管扩大股静脉穿刺口。将适宜的球囊导管沿导丝送至肺动脉瓣区，用 1∶3 稀释的对比剂轻充球囊，观察狭窄瓣口切迹位置准确无误后迅速充盈球囊至腰部切迹消失，立即抽空球囊，使其保持负压并送至主肺动脉内。若效果不满意可重复扩张 1～2 次，每次间隔 2～3 分钟。

扩后听杂音、P_2 及核实收缩期震颤情况有改善后，抽瘪球囊，保持负压，沿导丝退出体外。更换端孔导管，测肺动脉-右室跨瓣压差，效果满意后，退出导管和鞘管，压迫止血。若效果不满意，又除外了扩张时由于球囊位置不当原因后，则应考虑球囊/瓣环比值不足所致，需更换更大直径球囊进行扩张。有时可酌情重复左侧位右室造影，以观察扩张术后疗效及右室流出道是否存在由于球囊导管刺激引起的激惹性狭窄。

● Inoue 球囊法。穿刺股静脉，经端孔导管引入 Inoue 环形导丝于右房内。保留导丝，撤出导管及鞘管。沿环形导丝引入 14F 扩张管，扩大穿刺口，撤出扩张管。沿导丝送入 Inoue 球囊导管至右房，撤出环形导丝及延长器，换入成形导丝。将球囊送入右室，用稀释的对比剂轻充球囊远端，使其抵达肺动脉瓣下。抽瘪球囊，将导管尖端送入肺动脉。继之充盈远端球囊并将其回撤至肺动脉瓣口，迅速加压充盈球囊至腰部切迹消失后立即回吸。若球囊直径和位置适宜，经 1～2 次扩张即可完成操作。测肺动脉-右室跨瓣压差满意后，退出导管，压迫止血。若效果不满意，可采用同一球囊导管酌情增加球囊直径再行扩张。

● 双球囊法。有时对年龄较小的病例，单一大的球囊导管难以插入血管，而为了达到足够的球囊/瓣环比值，可行聚乙烯双球囊扩张术。一般选用两根直径较小的球囊导管（其总直径的计算通常以一个球囊直径加上另一球囊 1/2 直径的总和），分别从左、右股静脉穿刺插入。方法同单球囊扩张术，为避免扩张时球囊在肺动脉瓣水平上下滑动，选用的两个球囊直径和长度应基本相同。由于两个球囊之间有空隙，右室流出道排血不会被完全阻断，从而减轻了经皮肺动脉瓣球囊成形术时血流动力学的不良影响。

(5)术后处理

①术后局部穿刺部位沙袋压迫 4 小时，卧床 12 小时。

②术后常规应用抗生素 2 天。

③24 小时后复查超声心动图；半年至 1 年后复查超声心动图、心电图及心脏平片。

(6)并发症及处理：经皮穿刺肺动脉瓣球囊成形术的并发症发生率为 1%～5%，总死亡率＜ 0.5%，多见于婴幼儿及重症病例。主要并发症：心动过缓，可行心外按摩或酌情使用阿托品；重度三尖瓣关闭不全，内科保守治疗、随诊，择期外科手术；球囊导管嵌顿及心脏穿孔等偶有发生，需急诊外科手术处理。

（胡海波　宋会军）

六、心脏瓣膜病的介入治疗

经皮瓣膜球囊成形术是利用球囊扩张的机械力量使粘连的二尖瓣叶交界处分离，治疗瓣膜狭窄病变，缓解瓣口狭窄程度，使瓣膜狭窄患者缓解症状。这种治疗方法部分代替外科手术，创伤小，相对安全。目前，临床应用较多且疗效肯定的是经皮二尖瓣球囊成形术和主动脉瓣球囊成形术，三尖瓣及肺动脉瓣球囊成形术应用较少。下面主要讨论治疗二尖瓣狭窄的经皮二尖瓣球囊成形术(PBMV)。

1. 病因

(1)风湿性心脏病，多见于 20～30 岁的青中年，女性多见，约 2/3 患者有风湿热史。

(2)二尖瓣瓣环及环下区钙化，多发生于老年人，由于瓣环或环下部分的瓣膜有大量钙化粥样瘤隆起，造成瓣口狭窄。

(3)其他罕见的病因，如结缔组织疾病、肠源性脂代谢障碍、恶性类癌瘤、多发性骨髓瘤及先天性瓣膜狭窄。

2. 适应证　PBMV 术的适应证可分为理想适应证和相对适应证。

(1)理想适应证

①二尖瓣口面积≤1.5cm²，瓣膜柔软，无钙化和瓣下结构异常(Wilkins超声计分<8分)。

②窦性心律，无体循环栓塞史。

③不合并二尖瓣关闭不全及其他瓣膜病变。

④无风湿活动。

⑤有明确临床症状，心功能为NYHAⅡ级至Ⅲ级者。

⑥年龄在50岁以下。

(2)相对适应证：二尖瓣口面积≤1.5cm²，合并下列情况者。

①二尖瓣叶弹性较差及钙化，Wilkins超声计分>8分，或透视下二尖瓣有钙化者。

②外科闭式分离术后或PBMV术后再狭窄者。

③合并轻度二尖瓣关闭不全或主动脉瓣关闭不全。

④心房颤动患者食管超声心动图证实无左心房血栓(需抗凝治疗4～6周)。

⑤合并仅限于左心房耳部机化血栓或无左心房血栓的证据，但有体循环栓塞史者(需抗凝治疗4～6周)。

⑥高龄患者(需行冠状动脉造影)。

⑦合并中期妊娠患者。

⑧合并急性肺水肿患者。

⑨合并其他可施行介入性治疗的先天性心血管畸形患者，如房间隔缺损、动脉导管未闭、肺动脉瓣狭窄及肺动静脉瘘等。

⑩合并其他不适合外科手术情况的患者，如心肺功能差或因气管疾病等不宜手术麻醉者。

⑪合并其他心胸畸形，如右位心或明显脊柱侧弯者。

⑫已治愈的感染性心内膜炎且经超声心动图证实无瓣膜赘生物者。

3. 禁忌证

(1)合并左心房新鲜血栓者。

(2)有活动性风湿病者。

(3)未控制的感染性心内膜炎或有其他部位感染疾病者。

(4)合并中度以上的二尖瓣关闭不全、主动脉瓣关闭不全及狭窄者。

(5)瓣膜条件极差,合并瓣下狭窄,Wilkins 超声计分＞12 分者。

4. 手术方法 根据所用扩张器械的不同可分为 Inoue 球囊法、聚乙烯单球囊法、双球囊法及金属机械扩张器法。目前临床普遍应用的是改良 Inoue 球囊法。

(1)股静脉置管:用 Seldinger 技术穿刺右侧股静脉,置入 6～8F 导管鞘。

(2)穿刺房间隔:送入 150cm 的 J 型头 0.032 英寸导引钢丝(导丝)至上腔静脉处,保留导丝退出导管鞘,沿钢丝送入房间隔穿刺套管,经房间隔穿刺套管送入房间隔穿刺针穿刺房间隔,穿刺成功后将穿刺套管前送并留置在左心房,撤出房间隔穿刺针,沿房间隔穿刺套管送入左房导丝至左心房中央,退出房间隔穿刺套管。

(3)扩张皮下及房间隔:沿导丝送入 14F 扩张管扩张股静脉及房间隔穿刺孔。

(4)扩张狭窄的二尖瓣:撤出扩张管,将球囊导管沿导丝推送,球囊导管进入左心房后,经球囊导管插入探条至球囊处,送入左心室,退出探条。注入造影剂,先充盈远端球囊,然后回撤卡在二尖瓣环上,使球囊中央正好嵌在二尖瓣环水平,使球囊完全充盈,充盈后立即回抽排空球囊。

(5)评估效果:扩张后观察有无心音及杂音改变,重测二尖瓣压力阶差。如未达到理想效果又无二尖瓣反流,可重复扩张或加大球囊直径 1～2mm,球囊的腰部充分扩张,然后再次扩张。

5. 并发症

(1)心脏穿孔和(或)急性心脏压塞。

(2)二尖瓣关闭不全。

(3)体循环栓塞。

(4)房间隔损伤及其所致的心房水平分流。

(5)心律失常。

(6)急性肺水肿(球囊堵塞二尖瓣口太久引起)。

(7)其他并发症,如急性心肌梗死、低心排综合征,感染性心内膜炎、股动静脉损伤等。

(王智勇)

第二章 心力衰竭

第一节 慢性心力衰竭

心力衰竭(简称心衰)是一种复杂的临床症状群,是由于任何原因的初始心肌损伤(如心肌梗死、心肌病、血流动力学负荷过重、炎症等),引起心肌结构和功能的变化,最后导致心室泵血和(或)充盈功能低下。它为各种心脏病后期的严重阶段,其发病率高,5年存活率与恶性肿瘤相仿,正在成为21世纪最重要的心血管病症。由于多数心力衰竭发生过程缓慢,常常合并明显的淤血,因此又称为慢性心力衰竭或慢性充血性心力衰竭。根据发生的部位不同,又可分为左心衰竭和右心衰竭。

【诊断要点】

1. 左心衰竭临床表现

(1) 症状

①呼吸困难。左心衰竭的呼吸困难主要有劳力性呼吸困难、夜间阵发性呼吸困难和端坐呼吸三种类型,往往代表了心力衰竭从轻到重的发展经过。

● 劳力性呼吸困难。是左心衰竭最早出现的症状,表现为劳累时出现的气短、憋气,停止活动后可减轻。与活动使回心血量增加,肺淤血加重有关。

● 夜间阵发性呼吸困难。表现为患者睡眠中突然因憋气而惊醒,被迫采取坐位或侧卧位,甚至需要站起。同时,伴随呼吸深快,重者可有哮喘发作,又称为“心源性哮喘”。大多数患者于端坐休息后可自行缓解，再继续入睡，持续时间多在数十分钟至2小时。其发生原因是睡眠平卧时，回心血量增加，加重肺淤血，同时由于夜间迷走神经张力增加引起小支气管收缩等。

● 端坐呼吸。病情严重时，患者只能采取端坐位，常伴大口喘气、大汗、发绀、情绪急躁，再严重者可咯血。

②咳嗽、咳痰。咳嗽、咳痰是肺泡和支气管黏膜淤血所致，开始常于夜间发生，坐位或立位时咳嗽可减轻。单纯左心衰竭的咳痰为白色浆液性泡沫状痰，容易咳出，严重时可出现血色泡沫样痰。由于心力衰竭患者常合并肺部感染，因此患者也可出现黄痰、灰色痰等。

③咯血。左心衰竭的患者偶可见痰中带血丝。严重左心衰竭患者可出现粉红色泡沫样痰，量多，更严重时可从口内涌出。长期慢性左心衰竭患者也可出现大咯血，由淤血肺静脉压力升高，支气管黏膜下血管扩张、破裂引起。

④乏力、疲倦、头晕、心慌。这些是心排血量不足，器官、组织灌注不足及代偿性心率加快所致的主要症状。

⑤少尿及肾功能损害。严重的左心衰竭患者血液进行再分配时，肾的血流量明显减少，因此患者可出现少尿。长期慢性的肾血流量减少，可出现血尿素氮、肌酐升高并可有肾功能不全的相应症状。

(2)体征

①肺部体征。早期可出现肺部呼吸音减低，以肺底部明显，与肺泡淤血、弹性下降有关。随着病情的进展可出现湿性啰音，提示肺毛细血管压增高、液体已经由肺毛细血管渗出到肺泡内。较低肺部出现小水泡音或湿性啰音是左心衰竭的重要特点。在左心衰竭较早期，肺内的湿性啰音主要集中在肺部位置较低处，如坐位位于两肺底，患者如取侧卧位则下垂的一侧肺啰音较多。随着病情的发展，肺部啰音可从局限于肺底部直至全肺，啰音也可变成中大

水泡音。合并肺部感染时，湿性啰音可变得不典型，位置可能在一侧或某个部位，湿性啰音可较粗，同时合并干性啰音。

②心脏体征。除基础心脏病的原有体征外，慢性左心衰竭的患者一般均有心脏扩大（单纯舒张性心力衰竭除外）、心尖部第一心音减低，部分患者可出现肺动脉瓣区第二心音亢进及舒张期奔马律。

2. 右心衰竭临床表现　以体循环淤血的表现为主。

(1)症状

①消化道症状。为右心衰竭最常见的症状，主要表现为胃肠道及肝淤血引起腹胀、上腹疼痛、食欲缺乏、恶心、呕吐等。因此，很容易误诊为“胃炎”、“胃溃疡”等。

②乏力、疲倦、头晕。这是右心排血量不足，进而导致左心排血量减少，从而引起器官、组织灌注不足所致的症状。

③呼吸困难。由于右心衰竭常继发于左心衰竭或肺部疾病，因此常出现呼吸困难，劳累时容易出现或加重。如果单纯性右心衰竭为分流性先天性心脏病或肺部疾患所致，均有明显的呼吸困难。

④尿量。早期由于肾脏淤血，滤过率增加尿量可增加；随着病情的发展，则出现尿少。

(2)体征

①水肿。体静脉压力升高使皮肤等软组织出现水肿，其特征为首先出现于身体最低垂的部位，常为对称性、压陷性。由于壁层胸膜静脉回流至腔静脉，脏层胸膜静脉回流至肺静脉，所以胸腔积液更多见于全心心力衰竭时，以双侧多见；如为单侧则以右侧更为多见，可能与右膈下肝淤血有关。

②颈静脉怒张。颈静脉压力增加、充盈、怒张，搏动增强，是右心衰竭时的主要体征，肝颈静脉回（反）流征阳性则更具特征性。三尖瓣反流时，颈静脉可出现明显搏动。

③肝大。肝因淤血肿大常伴压痛，质地较软，以上腹部（剑突下，肝左叶区）明显。持续慢性右心衰竭可致心源性肝硬化，表现为肝大、质硬，晚期可出现黄疸及大量腹腔积液。

④心脏体征。除基础心脏病的相应体征之外，右心衰竭时可因右心室显著扩大而出现心界向左偏上扩大，三尖瓣关闭不全时出现反流性收缩期杂音。

3. 辅助检查

（1）实验室检查

①脑利尿肽（BNP）。它是一个可靠的心力衰竭诊断指标，其升高程度和心力衰竭严重程度一致，诊断心力衰竭的临界值一般为 100pg/L。

②肝肾功能。血清胆红素和谷氨酸氨基转移酶（ALT）可略增高。肾功能（血肌酐）一般正常，但可有轻度氮质血症（血尿素氮升高）。

③尿检查。可有轻度蛋白尿、尿中有少量透明或颗粒管型和少量红细胞。

（2）X 线胸片

①心影扩大及外形改变。慢性心力衰竭患者的常见 X 线表现，并为心脏病的病因诊断提供重要的参考资料，根据心脏扩大的程度和动态改变也间接反映心脏功能状态。

②肺淤血。肺淤血程度直接反映心功能状态。早期肺静脉压增高时，主要表现为肺门血管影增强，上肺血管影增多与下肺纹理密度相仿，甚至多于下肺。肺动脉压力增高可见右下肺动脉增宽。

③肺水肿。心力衰竭严重时可出现间质性肺水肿，表现为肺野模糊，Kerley B 线是在肺野外侧清晰可见的水平线状影，是肺小叶间隔内积液的表现，是慢性肺淤血的特征性表现。急性肺泡性肺水肿时肺门呈蝴蝶状，肺野可见大片融合的阴影。

(3)心脏超声检查

①比 X 线更准确地提供各心腔大小、心瓣膜结构及功能。

②估计心脏功能

● 收缩功能。通常以收缩末及舒张末的容量差计算射血分数(EF 值),正常 EF 值＞50%,运动时至少增加 5%。

● 舒张功能。超声多普勒测定的心动周期中舒张早期心室充盈速度最大值为 E 峰,舒张晚期(心房收缩)心室充盈最大值为 A 峰,E/A 为两者之比值。正常人 E/A 值不应小于 1.2,中青年应更大。舒张功能不全时,E 峰下降,A 峰增高,E/A 比值降低。如同时记录心音图则可测定心室等容舒张期时间(C-D 值),它反映心室主动的舒张功能。

(4)心电图:心力衰竭患者的心电图没有特异性的表现,出现以下情况对诊断更有价值。

①心电图异常 Q 波,提示陈旧性心肌梗死。

②心房颤动。

③左心室高电压。

④ST-T 改变。

4. 鉴别诊断

(1)支气管哮喘:左心衰竭的夜间阵发性呼吸困难,常称之为“心源性哮喘”,应与支气管哮喘相鉴别。前者多见于有高血压或慢性心瓣膜病史的老年人;后者多见于有过敏史的青少年。前者发作时必须坐起,重症者肺部有干湿性啰音,甚至咳粉红色泡沫痰;后者并不一定强迫坐起,咳白色黏痰后呼吸困难常可缓解,肺部听诊以哮鸣音为主。

(2)心包积液、缩窄性心包炎:由于腔静脉回流受阻同样可以引起肝大、下肢水肿等表现,应根据病史、心脏及周围血管体征进行鉴别。超声心动图检查可以确诊。

(3)肝硬化腹水伴下肢水肿:应与慢性右心衰竭鉴别。除基础心脏病体征有助于鉴别外，非心源性肝硬化不出现颈静脉怒张等上腔静脉回流受阻的体征。

5. 心功能分级 美国纽约心脏协会(NYHA)分级适用于慢性心力衰竭患者，依据患者的表现可分为四级，后三级即相当于心力衰竭的Ⅰ、Ⅱ、Ⅲ度或轻、中、重度。

Ⅰ级：一般体力活动不受限制，日常活动不出现疲劳、乏力、心悸、呼吸困难、心绞痛等症状，无心力衰竭体征，通常称心功能代偿期。

Ⅱ级：体力活动稍受限制，休息时无症状，但中等体力活动时(如常速步行1 500～2 000m或登3层楼等)，即出现乏力、心悸、呼吸困难症状，以及心力衰竭体征，如心率加快、肝大等。

Ⅲ级：体力活动明显受限，休息时无症状，轻微体力活动(如日常家务劳动、常速步行500～1 000m、登2层楼等)，即出现心悸、呼吸困难、心绞痛、肝大、水肿等症状、体征。卧床休息后症状好转，但不能完全消失。

Ⅳ级：不能胜任任何体力活动，休息时仍有疲乏、心悸、呼吸困难或心绞痛，以及明显的心力衰竭体征，如内脏淤血及显著水肿，长期可致心源性肝硬化。

6. 心力衰竭诊断标准 修改的Framingham标准，具有两项主要条件或具有一项主要条件及两项次要条件即可诊断。

(1)主要条件

①阵发性夜间呼吸困难和(或)睡眠中憋醒。

②颈静脉怒张或搏动增强。

③肺部啰音和(或)呼吸音减弱，尤其双肺底。

④心脏扩大。

⑤急性肺水肿。

⑥第三心音奔马律。

⑦非洋地黄所致交替脉。

⑧颈静脉压升高＞15cmH_2O。

⑨循环时间＞25s。

⑩X线胸片示中、上肺野纹理增粗，或见到Kerley B线。

⑪肝颈反流征阳性。

(2)次要条件

①踝部水肿和(或)尿量减少而体重增加。

②无上呼吸道感染的夜间咳嗽。

③劳力性呼吸困难。

④淤血性肝大，有时表现肝区疼痛或不适。

⑤胸腔积液。

⑥肺活量降低至最大肺活量的1/3。

⑦心动过速(心率≥120bpm)。

⑧按心力衰竭治疗5日内体重减少＞4.5kg。

【治　疗】

1. 一般治疗　包括饮食、休息、观察病情等。

(1)去除或缓解基本病因：应对所有心力衰竭患者可能的心力衰竭基本病因进行评估。凡有原发性瓣膜病合并心力衰竭(心功能Ⅱ级及以上)，主动脉瓣疾患有晕厥、心绞痛的患者，均应采取外科手术治疗，对瓣膜进行修补或置换。缺血性心肌病心力衰竭患者伴心绞痛，可考虑进行介入治疗(球囊扩张、支架置入)或冠状动脉搭桥手术。甲状腺功能亢进的患者应采取相应的治疗。

(2)去除诱发因素：如控制感染、心律失常(特别是心房颤动并心室率快者)；纠正贫血、电解质紊乱；注意是否并发肺梗死等。在呼吸道疾病流行或冬春季节，可给予注射流感疫苗、肺炎球菌疫苗等以预防感染。

(3)改善生活方式，降低心脏病的危险因素

①戒烟、戒酒。

②饮食宜低脂、低盐，肥胖患者应减轻体重。

③有高血压、高血脂和糖尿病的心力衰竭患者，要积极控制血压、血脂和血糖。

④重度心力衰竭患者应限制入水量，应每日称体重以早期发现液体潴留。

⑤应鼓励心力衰竭患者适量的运动，运动的量因心力衰竭程度不同而不同。重度心力衰竭患者，可在床边小坐；其他不同程度的心力衰竭患者，可每日多次步行，每次3～5分钟。心力衰竭病情稳定、心功能较好者，可在专业人员监护下进行症状限制性有氧运动(如步行)，每周3～5次，每次20～30分钟。

(4)密切观察病情演变及定期随访：应特别了解患者的饮食控制及药物是否按时服用的情况，药物的不良反应等，及时发现病情变化并采取措施。

(5)促进心肌能量代谢的药物：如辅酶Q10、肌苷、1.6二磷酸果糖或某些激素(如生长激素)等虽被用于心力衰竭的治疗，但其有效性及安全性均未经过验证，不推荐常规使用。

(6)吸氧：慢性心力衰竭并非使用氧气的适应证，重度心力衰竭患者氧疗可能使血流动力学恶化。但对心力衰竭伴严重睡眠低氧血症患者，夜间给氧可减少陈氏呼吸和低氧血症的发生。

(7)注意避免应用的药物：非甾体类抗炎药物，如吲哚美辛；Ⅰ类抗心律失常药，如普罗帕酮；多数钙离子拮抗药，尤其是硝苯地平(心痛定)等应避免应用。如果合并高血压、心房颤动，可使用地尔硫䓬、氨氯地平等药物，最好是长效制剂。

2. 西药治疗

(1)利尿药：利尿药又分为髓袢利尿药、噻嗪类利尿药和保钾利尿药，前两种为排钾利尿药。

①适应证。适用于所有出现呼吸困难、水肿等症状明显的心力衰竭患者。利尿药的主要作用是改善症状、消除水肿，没有明显症状的患者(心功能Ⅰ级)一般不需应用利尿药。

②注意事项。心力衰竭急性期治疗以髓袢利尿药为主，待心力衰竭症状控制后，临床状态稳定（肺部啰音消失，水肿消退，体重稳定），可用较小有效量长期维持或间断服用（如 2～3 日服用 1 次）；噻嗪类利尿药和髓袢利尿药不应合用，但两者常常与保钾利尿药（螺内酯、氨苯蝶啶）合用，以减少低钾血症发生；同时应加用血管紧张素转化酶抑制药和β受体阻滞药。

③常用药物。常用口服利尿药名称、剂量和不良反应见表 7。氢氯噻嗪适用于轻度液体潴留、肾功能正常的心力衰竭患者；如有显著液体潴留，特别当有肾功能损害时，宜选用髓袢利尿药，如呋塞米（速尿）、布美他尼。

表 7 常用口服利尿药名称、剂量和不良反应

药物名称	起始量（mg）	每日最大量（mg）	主要不良反应
髓袢利尿药			
呋塞米（速尿）	20～40	250～500	低血钾、低血钙、低血钠、碱中毒、低血压、血糖升高
布美他尼（丁尿胺）	0.5～1.0	5～10	同呋塞米
托拉塞米（特苏敏）	5～10	100～200	低血钾、低血钠
噻嗪类利尿药			
氢氯噻嗪	25	50～75	低血钾、低血镁、低血钠
美托拉宗（甲苯喹唑酮）	2.5	10	高尿酸、糖耐量异常
吲哒帕胺（寿比山）	2.5	2.5	低血钾、低血钠
保钾利尿药			
螺内酯（安体舒通）	25～50	100～200	高血钾、男性乳房发育
阿米洛利（氨氯吡咪）	2.5～5	20～40	高血钾、皮疹
氨苯蝶啶	25～50	100～200	高血钾、胃肠道反应

④使用方法。利尿药通常从小剂量开始(氢氯噻嗪每日25mg,呋塞米每日20mg)逐渐加量,氢氯噻嗪每日100mg已达最大效应,呋塞米剂量不受限制。一般情况下,常常采用排钾利尿药与保钾利尿药合用,如在使用呋塞米的基础上加用螺内酯(醛固酮拮抗药)或氨苯蝶啶。

⑤疗效的监测。每日体重的变化是监测利尿药效果和调整利尿药剂量的最可靠指标。在应用利尿药过程中,如出现低血压和氮质血症而患者已无液体潴留,则可能是利尿过量、血容量减少所致,应减少利尿药剂量。如患者有持续液体潴留,则低血压和氮质血症很可能是心力衰竭恶化、终末器官灌注不足的表现,应继续利尿,并短期使用能增加肾血流灌注的药物,如多巴胺或多巴酚丁胺。

⑥利尿药抵抗。多数患者连续较长时间服用利尿药后,利尿效果下降,即利尿药抵抗,常伴有心力衰竭恶化。采用以下措施:静脉给予利尿药,如呋塞米持续静脉滴注,每小时1～5mg;两种或两种以上利尿药联合应用;应用增加肾血流的药物,如短期应用小剂量的多巴胺或多巴酚丁胺(每分钟2～5μg/kg);与氨茶碱等合用。

⑦不良反应。见表7。

(2)血管紧张素转化酶抑制药(ACEI)

①适应证。全部收缩性心力衰竭,包括无症状性心力衰竭,左室射血分数<45%者。除非有禁忌证或不能耐受(如严重咳嗽)。

②禁忌证。有血管神经性水肿病史,无尿性肾衰竭,妊娠期妇女。

③慎用。双侧肾动脉狭窄;血肌酐水平显著升高(>265μmol/L);高钾血症(>5.5mmol/L);低血压(收缩压<90mmHg)。

④注意事项。疗效在数周或数月后才出现;即使症状未见改善,仍可降低疾病进展的危险性;不良反应可能早期就发生,但不

妨碍长期应用。需无限期、终身应用。

⑤联合用药。血管紧张素转化酶抑制药一般与利尿药合用。对于水肿或呼吸困难明显的患者，也可先使用利尿药，待症状改善后再使用血管紧张素转化酶抑制药；如无液体潴留时亦可单独应用。一般不需补充钾盐。血管紧张素转化酶抑制药可与β受体阻滞药和(或)地高辛合用。

⑥常用药物的种类及剂量。见表8。必须从极小剂量开始，如能耐受则每隔3～7日剂量加倍。长期服用的剂量需个体化，起始治疗前需注意利尿药已维持在最合适剂量。起始治疗后1～2周应临床监测肾功能和血钾，以后定期复查。血管紧张素转化酶抑制药的目标剂量或最大耐受量不根据患者治疗反应来决定，只要患者能耐受，可一直增加到最大耐受量。一旦达到最大耐受量后，即可长期维持应用。

表8　常用血管紧张素转化酶抑制药的参考剂量

药物名称	别名	起始剂量(mg)	每日次数	目标剂量(mg)	每日次数
卡托普利	巯甲丙脯酸	6.25	3	25～50	3
依那普利	怡那林	2.5	1	10	2
培哚普利	雅施达	2	1	4	1
雷米普利	瑞泰	1.25～2.5	1	2.5～5	2
贝那普利	洛汀新	2.5	1	5～10	2
福辛普利	蒙诺	10	1	20～40	1
西拉普利	一平苏	0.5	1	1～2.5	1
赖诺普利	捷赐瑞	2.5	1	5～20	1

⑦不良反应

● 咳嗽。咳嗽发生率14%，出现于服药初期(数日或数周内)，且有累加作用。主要表现为刺激性干咳，夜间重，停药后逐渐消失。

● 低血压效应。血管紧张素转化酶抑制药治疗心力衰竭时可出现低血压，在合并低血容量、同服其他降压药、首次服用、服用剂量较大情况下更易发生。

● 肾功能损害。部分心力衰竭患者使用血管紧张素转化酶抑制药时可出现肾功能的损害或恶化，血清肌酐上升，尤其是已经存在肾功能损害、双侧肾动脉狭窄、单侧孤立肾伴肾动脉狭窄及严重心力衰竭、血压偏低等情况。应该指出，血管紧张素转化酶抑制药在多数情况下具有肾脏保护作用。

● 粒细胞减少。极少数肾功能不全患者或接受大剂量血管紧张素转化酶抑制药治疗时，在治疗后 3 个月内可出现粒细胞减少，但停药后多可自行恢复。

● 对胎儿的毒性作用。胎儿可出现低血压、肾小管发育不良、发育缓慢、羊水过少或颅骨发育不良等严重毒性反应。

● 其他不良反应。包括味觉障碍、皮肤潮红及血管性水肿等。血管性水肿严重者可致死，但极为罕见。

(3)β 受体阻滞药

①适应证。所有慢性收缩性心力衰竭、心功能Ⅱ级到Ⅲ级(纽约心功能分级)、左室射血分数＜40%，病情相对稳定者。

②禁忌证。支气管痉挛性疾病；心动过缓，心率＜60bpm；二度及以上房室阻滞(已安装起搏器者除外)；有明显液体潴留，需大量利尿者。

③使用方法。β 受体阻滞药必须从很小剂量开始(表 9)；每 2～4 周剂量加倍；达最大耐受量或目标剂量后长期维持；不按照患者的治疗反应来确定剂量。

表 9 β受体阻滞药的参考剂量

药物名称	起始剂量（mg）	递增剂量（mg/日）	目标剂量（mg/日）
美托洛尔	5	10,15,30,50,75,100	50～150
比索洛尔	1.25	2.5,3.75,5,7.5,10	5～10
卡维地洛	3.125	6.25,12.5,25,50	25～50

④注意事项

● 症状改善常在治疗2～3个月后才出现；即使症状不改善，亦能延缓疾病的进展。

● 心衰加重常发生在治疗早期，一般不妨碍长期用药。

● β受体阻滞药不能应用于“抢救”急性心力衰竭患者，包括难治性心力衰竭仍需静脉给药者。

● 心功能Ⅳ级心力衰竭患者，其他药物治疗后病情稳定（4天内未静脉用药，已无液体潴留并体重恒定）后，在严密监护下由专科医师指导应用。

● 应在血管紧张素转化酶抑制药和利尿药基础上加用β受体阻滞，地高辛亦可应用。

● β受体阻滞药的个体差异很大，治疗宜个体化，以达到最大耐受量，但要求清醒静息心率不宜<55bpm。

⑤不良反应

● 低血压。特别是含有α受体阻滞作用的制剂易于发生，一般在首剂或加量的24～48小时发生。可将血管紧张素转化酶抑制药或扩血管药减量或与β受体阻滞药在每日不同时间服用。一般不将利尿药减量。

● 液体潴留和心力衰竭恶化。常在起始治疗3～5日体重增加；如不处理，1～2周后常致心力衰竭恶化。应告知患者每日称体重，如有增加，应临时加大利尿药用量。

● 心动过缓和房室阻滞。与β受体阻滞药剂量大小成正比，如心率 <55bpm，或出现二、三度房室阻滞，应将β受体阻滞药减量或停用。

(4)洋地黄类：地高辛应用的目的在于改善收缩性心力衰竭患者的临床状况，应与利尿药、血管紧张素转化酶抑制药和β受体阻滞药联合应用。地高辛没有明显的降低心力衰竭患者死亡率的作用，因而不主张早期应用。慢性心力衰竭患者使用洋地黄一般为地高辛口服，病情较急者可给予毛花苷丙静脉注射。

①适应证。慢性心力衰竭(收缩性)，尤其合并快速心室率者(如心房颤动)；单纯合并快速心室率的心房颤动患者也可以使用。

②禁忌证。洋地黄中毒。

③用法。地高辛常用剂量为 0.125～0.25mg，每日 1 次，口服；70 岁以上或肾功能减退者，宜用 0.125mg，每日或隔日 1 次，口服。需要静脉注射时，可用毛花苷丙 0.2～0.4mg，缓慢静脉注射(5～10 分钟)。

④注意事项。洋地黄类(地高辛)的有效剂量与中毒剂量很接近，注意不要剂量过大。合并肾功能不全、低血钾时更易出现中毒，应引起注意。

⑤不良反应。

● 心力衰竭加重及各种心律失常出现，包括房室阻滞、室性期前收缩等，严重者可出现室性心动过速和心室颤动而导致死亡。

● 胃肠道症状，表现为恶心、呕吐、食欲缺乏等，要与心力衰竭没有控制好进行鉴别。

● 视力障碍，表现为黄视、绿视或视物模糊。

(5)醛固酮拮抗药：如螺内酯，既有利尿的作用，又有抗醛固酮的作用。在心力衰竭的治疗上，后者的作用更重要。

①适应证。心功能Ⅳ级的心力衰竭患者，可考虑应用小剂量的螺内酯(每日 10～20mg)。至于醛固酮拮抗药在轻、中度心力

衰竭的有效性和安全性则尚待确定。

②禁忌证。肾功能异常、高钾血症者。

③用法。螺内酯(安体舒通)每次 10～20mg,每日 1 次,口服。如果治疗 1 个月后症状仍持续存在,而血钾正常,可增加剂量至每日 40mg。

④注意事项

● 掌握适应证,判断患者是否为严重心力衰竭(心功能Ⅳ级)。

● 血钾应<5.0mmol/L 和肌酐<250μmol/L。服用药物 4～6 日后检测血钾和肌酐,如果在任何时间血钾在 5～5.5mmol/L,剂量减半;如果血清钾>5.5mmol/L 则应停药。

● 在使用血管紧张素转化酶抑制药和利尿药基础上使用该药。

● 如果出现男子乳腺发育症,应停用螺内酯。

⑤不良反应。高血钾、男子乳腺发育症(占 10%)。

(6)血管紧张素受体拮抗药:治疗心力衰竭有效,但其疗效不优于血管紧张素转化酶抑制药。当患者不能耐受血管紧张素转化酶抑制药或因不良反应(如咳嗽)停用时,可考虑用血管紧张素受体拮抗药替代,当前仍作为血管紧张素转化酶抑制药的替代品。与血管紧张素转化酶抑制药相比,血管紧张素受体拮抗药的咳嗽等不良反应大大减少。美国 FDA 已批准缬沙坦治疗心力衰竭的适应证。常用血管紧张素受体拮抗药的剂量见表 10。

表 10　常用血管紧张素Ⅱ受体拮抗药参考剂量

药物名称	别　名	每日剂量(mg)
缬沙坦	代文	80～320
氯沙坦	科素亚	50～100
厄贝沙坦	格平	150～300
坎地沙坦	搏力高	4～16
替米沙坦	达舒亚	40～80

血管紧张素Ⅱ受体拮抗药的使用方法与血管紧张素转化酶抑制药相同,先从小剂量开始,根据病情逐渐增加剂量至表10中的剂量范围。在使用过程中,主要的不良反应有低血压、高血钾。

(7)硝酸酯类:治疗心力衰竭,临床上常用的硝酸酯类药有硝酸甘油、硝酸异山梨酯和单硝酸异山梨酯。

①适应证。合并心绞痛或高血压的慢性收缩性心力衰竭。对于病情较重、较急的患者,要采用静脉滴注的方式。

②禁忌证。低血压。

③使用方法

● 静脉注射制剂。对于病情较重、症状明显的患者,可以给予硝酸甘油静脉滴注,从每分钟10～20μg开始,以后每10分钟增加10μg。配制方法:在5%葡萄糖注射液500ml中,加硝酸甘油5mg(1支),每分钟10μg(相当于每分钟17～20滴)。

● 在紧急情况下,可用硝酸甘油或硝酸异山梨酯含服来缓解症状;对于夜间有呼吸困难的患者,临睡前口服单硝酸异山梨酯20mg有助于缓解症状。

● 口服药物可用硝酸异山梨酯5～20mg,每日3～4次;单硝酸异山梨酯(欣康)20mg,每日2次。

④注意事项。该类药物连续应用易产生耐受性,即使用同样的剂量不能维持效果,此时可短时间增加剂量,加用利尿药,或改其他药物(如硝普钠等)。

⑤不良反应。由于扩张脑血管比较明显,部分患者开始使用这类药物时可出现头痛,减量或继续服用2～3日后头痛可减轻或消失。

(8)钙拮抗药:总的说来,这类药物不宜用于治疗心力衰竭。现有可提供临床应用的钙拮抗药中,只有氨氯地平和非洛地平长期使用相对是安全的。由于心力衰竭患者需要服用β受体阻滞药,因此应避免使用地尔硫䓬(合心爽)和维拉帕米(异搏定)等钙拮抗药，尤其不能用于收缩性心力衰竭。

①适应证。心力衰竭伴高血压，尤其是血压较高，其他药物（如血管紧张素转化酶抑制药）又不能有效控制的情况下；心力衰竭合并冠心病心绞痛，尤其是变异型心绞痛。

②用法。非洛地平（波依定）5～10mg，每日1次，口服；氨氯地平（络活喜）5～10mg，每日1次，口服；左旋氨氯地平（施慧达）2.5～5mg，每日1次，口服。

③不良反应

● 头痛。少部分患者开始服用时可出现头痛，减量后可减轻。

● 双下肢水肿。注意要与心力衰竭引起的水肿进行鉴别，与血管紧张素转化酶抑制药、利尿药合用有助于减轻或消除水肿。

④注意事项

● 地尔硫草和维拉帕米等钙拮抗药可用于舒张功能障碍为主的心力衰竭患者，但尽量不用于收缩性功能障碍的心力衰竭患者。

● 尽量不要使用短效的钙拮抗药，如硝苯地平（心痛定）、尼群地平、尼卡地平等。

● 要与血管紧张素转化酶抑制药、利尿药、β受体阻滞药等药物合用。

(9)环腺苷酸依赖性正性肌力药：这类药物包括β肾上腺素能受体激动药（如多巴酚丁胺）、磷酸二酯酶抑制药（如米力农）。不主张对慢性心力衰竭患者长期、间歇静脉滴注此类药物。

①适应证。急性心力衰竭或慢性心力衰竭急性发作，其他药物治疗效果不好。

②用法。多巴酚丁胺250mg加入5%葡萄糖注射液250～500ml中，静脉滴注。开始每分钟0.5～1.0μg/kg，以后逐渐增加到每分钟2.5～10μg/kg，一般不超过每分钟15μg/kg。负荷量

25～75μg/kg 在 5～10 分钟缓慢静脉注射，以后每分钟 0.25～1.0μg/kg 维持。每日最大剂量不超过 1.13μg/kg。

③注意事项。不宜长期使用，一般在急性期使用 3～5 日。

④不良反应。心律失常，尤其是室性心律失常；头痛，血小板减少（主要见于米力农），肝、肾功能损害。

(10)抗心律失常药物

①无症状性、非持续性室性和室上性心律失常不主张使用抗心律失常药物治疗。

②持续性室性心动过速、心室颤动、曾经猝死复生、室上性心动过速伴快速心室率或血流动力学不稳定者，应予治疗，尽量采用Ⅲ类抗心律失常药（胺碘酮）治疗，原则和方法见心律失常相关内容。

③Ⅰ类抗心律失常药不宜用于心力衰竭患者，除非是短期应用于难治性、致死性室性心律失常。

④任何心力衰竭并心律失常患者，均应注意寻找和去除各种可能引起心律失常的原因，如心力衰竭未控制、心肌缺血、低钾血症、低镁血症；药物所致的心律失常作用，特别是各种正性肌力药和血管扩张药。

3. 中药治疗 “心为五脏六腑之大主”，“心病则十二官皆摇”。由于心与其他脏腑在生理上相互联系，病理上相互影响，心脏有病常波及他脏，他脏病变亦可累及于心。心与他脏合病导致的充血性心力衰竭，中医称之为心衰病，分为稳定期和急性发作期进行分型治疗。

(1)稳定期

①心肺气虚、心血瘀阻

主症：心悸气短，乏力，活动后加重，神疲，咳喘，面色苍白，或面色晦暗，唇甲青紫；舌质淡或边有齿痕，或紫暗、有瘀点、瘀斑，脉沉细、虚数或涩、结代。

治法:益气活血。

方药:保元汤合桃红四物汤加减。人参 10g,黄芪 30g,茯苓 15g,白术 10g,桂枝 10g,桃仁 10g,红花 10g,当归 10g,川芎 10g,赤芍 10g,葶苈子 15g,甘草 10g,大枣 10g。

加减:若有尿少、肢肿者,加车前子(包煎),或合用五苓散以利水渗湿;若胁下痞块坚硬者,可改用膈下逐瘀汤加减以活血软坚;兼有痰浊者,可合用二陈汤加减。

用法:水煎 250ml,早晚分 2 次服。

②气阴两虚、心血瘀阻

主症:心悸,气喘,动则加重,气短乏力,自汗,两颧泛红,口燥咽干,五心烦热,失眠多梦,或面色晦暗,唇甲青紫;舌红少苔,或紫暗,有瘀点、瘀斑,脉沉细、虚数,或涩、结代。

治法:益气养阴,活血通脉。

方药:生脉散合血府逐瘀汤加减。人参 10g,麦冬 10g,五味子 10g,黄芪 30g,黄精 10g,玉竹 10g,桃仁 10g,红花 10g,柴胡 10g,当归 10g,川芎 10g,赤芍 10g,车前子 10g,冬瓜皮 15g。

加减:若口干,心烦内热著者,加生地黄、地骨皮、知母;胸闷、胸痛者,加炒枳壳 10g,延胡索 10g,檀香 6g;若胁下痞块者,加三棱 10g,莪术 10g,土鳖虫 10g;阴阳两虚,症见畏寒、肢冷,脉结代者,可合用炙甘草汤加减;失眠多梦者,加炒枣仁 15g,夜交藤 15g;若兼尿少水肿者,加泽泻 10g,茯苓皮 15g,炒葶苈子 15g。

用法:水煎 250ml,早晚分 2 次服。

③心阳亏虚、心血瘀阻

主症:心悸气短,咳嗽,喘促,肢冷、畏寒,尿少水肿,自汗,汗出湿冷;舌质暗淡或绛紫、苔白腻,脉沉细,或涩、结代。

治法:益气温阳,活血化瘀。

方药:参附汤合丹参饮加味。红参 10g,制附子 6g,桂枝 10g,丹参 15g,檀香 6g,赤芍 15g,益母草 15g,炒葶苈子 15g,砂仁 6g,

大腹皮 15g，大枣 10g，车前子 10g。

加减：若短气、面白、背冷者，可加淫羊藿 10g，鹿角片 10g；大便溏泄者，加干姜或炮姜；气短喘促明显者，加参蛤散。

用法：水煎取汁 250ml，早晚分 2 次服。

④心脾阳虚、血瘀水停

主症：心悸气短，下肢水肿明显，恶寒肢冷，乏力，腹胀，纳少，胁下痞块，唇绀，尿少，大便溏；舌淡胖或淡暗瘀斑、苔白滑，脉沉弱结代。

治法：温阳健脾，活血利水。

方药：参附汤合四君子汤、五苓散等加减。人参 10g，制附子 6g，桂枝 10g，茯苓 15g，白术 10g，丹参 15g，赤芍 10g，益母草 15g，泽泻 10g，猪苓 10g，车前草 10g，炒葶苈子 15g，砂仁 6g，大腹皮 10g，大枣 10g。

加减：咳喘、咳吐痰涎者，重用葶苈子，加紫苏子 10g；心下痞塞、干呕或呕吐明显者，加陈皮 10g，佩兰 10g；胁下痞块、肝脾大者，加鳖甲 10g，三棱 10g，莪术 10g；若脘腹胀满、纳少者，加陈皮 10g，厚朴 10g；若水肿、尿少明显者，加肉桂 6g，冬瓜皮 15g，五加皮 10g，亦可加生麦芽、制香附；若咳喘难以平卧、阳虚水泛者，加五加皮 10g，桑白皮 10g，炒黑白丑 12g，生姜 10g。

用法：水煎 250ml，早晚分 2 次服。

⑤肾精亏损、阴阳两虚

主症：心悸，动辄气短，尿少肢肿，或夜高枕而卧，腰膝酸软，头晕耳鸣，四肢不温，步履无力，或口干咽燥，午后升火；舌淡红质胖、苔少，或舌红胖、苔薄白乏津，脉沉细无力，或数，或结代。

治法：填精化气，益阴通阳。

方药：阳虚较甚，选右归丸合生脉散。熟地黄 15g，山药 10g，山茱萸 10g，枸杞子 10g，菟丝子 10g，鹿角片 10g，附子 6g，肉桂 6g，红参 10g，麦冬 12g，五味子 10g；阴虚较甚者，选左归丸合生脉散。生地黄、熟地黄各 20g,山茱萸 10g,枸杞子 15g,菟丝子 10g,鹿角片 10g,山药 10g,猪苓 10g,泽泻 10g,生晒参 10g,麦冬 10g,五味子 10g。

加减:尿少肢肿者,加车前子 15g,葫芦瓢 10g;气急、夜难平卧者,加葶苈子、车前子;胁下癥积者,加鳖甲煎丸和三棱 10g,莪术 10g 等。

用法:水煎 250ml,早晚分 2 次服。

(3)急性发作期

①阳虚水泛

主症:喘促气急,痰涎上涌,咳嗽,吐粉红色泡沫样痰,口唇青紫,汗出肢冷,烦躁不安;舌质暗红、苔白腻,脉细促。

治法:温阳利水,泻肺平喘。

方药:真武汤合葶苈大枣润肺汤加减。熟附子 6g,白术 10g,白芍 10g,猪苓 10g,茯苓 15g,车前子 10g,泽泻 10g,葶苈子 15g,炙甘草 10g,地龙 10g,桃仁 10g,煅龙骨 15g,煅牡蛎 15g。

加减:若饮邪暴盛,泛溢肌肤,则表现为全身水肿、悬饮膨胀,颈静脉怒张、胁下癥积等右心功能不全加重的征象,宜加胡芦巴 15g,川椒目 10g,汉防己 10g,制大黄 10g,并加活血软坚利水之品;亦可酌加舟车丸,宜中病即止。

用法:水煎 250ml,早晚分 2 次服。

②阳虚喘脱

主症:面色晦暗,喘悸不休,烦躁不安;或额汗如油,四肢厥冷,尿少肢肿,面色苍白;舌淡苔白,脉微细欲绝或疾数无力。

治法:益气温阳固脱。

方药:参附龙牡汤加味。人参 10g,炮附子 6g,煅龙骨、煅牡蛎各 20g,干姜 6g,桃仁 10g,红花 10g,紫石英 10g,炙甘草 10g。

加减:若大汗不止者,加山茱萸 10g,补骨脂 10g;若肢冷如冰者,加桂枝 10g,鹿角片 10g;若因心脉急性闭阻、心气心阳暴伤者,宜加破瘀通络之品，选用三棱 10g，莪术 10g，或全蝎 6g，三七 6g，生蒲黄 10g，并加大人参剂量，通阳复脉。

用法：水煎 250ml，分早晚 2 次服。

③痰浊壅肺

主症：咳喘痰多，或发热形寒，倚息不得平卧，心悸气短，胸闷，动则尤甚，尿少肢肿，或颈静脉显露；舌淡或略青、苔白腻，脉沉或弦滑。

治法：宣肺化痰，蠲饮平喘。

方药：三子养亲汤合真武汤加减。炙紫苏子 10g，白芥子 10g，莱菔子 10g，开金锁 10g，款冬花 10g，地龙 10g，葶苈子 15g，车前子 10g，杏仁 10g，炙枇杷叶 10g，附子 6g，白术 10g，白芍 10g，茯苓 15g。

用法：水煎 250ml，早晚分 2 次服。

4. 非药物治疗 对于终末期顽固性心力衰竭，药物治疗困难，可考虑在药物治疗的基础上加用非药物治疗。

(1)起搏器：心脏再同步治疗(CRT)可以改善房室和室内传导，使左室收缩趋于同步化，减少二尖瓣反流，达到治疗心力衰竭的目的，对于部分难治性心力衰竭显示出较满意的疗效，可以降低死亡率达 35％。合并室性心动过速、心室颤动者，应安装带除颤功能的心脏同步起搏除颤器(CRTD)，但费用昂贵。起搏器治疗的适应证如下。

①原发性或缺血性心肌病，心功能Ⅲ级至Ⅳ级(NYHA 分级)。

②QRS 波群时限≥120ms。

③左室射血分数≤35％。

④年龄≥18 岁，无其他临终疾病(如肿瘤晚期)。

(2)心脏移植：心脏移植是终末期难治性心力衰竭的最后治疗手段，各种心脏病引发的顽固性心力衰竭，其他治疗手段效果不好时应考虑。心脏移植的适应证如下。

①年龄<55岁。

②没有较长时间的心脏停搏和较长时间的低血压。

③没有心内药物注射及胸部外伤导致的心脏损伤。

④血流动力学相对稳定，多巴胺使用量低于每分钟20μg/kg。

⑤没有败血症及艾滋病（HIV）、乙型肝炎（HBV）和丙型肝炎（HCV）病毒感染。

⑥无其他临终疾病（如肿瘤晚期）。

（王　斌）

第二节　急性心力衰竭

急性心力衰竭是指心脏急性病变在短时间内发生心肌收缩力明显减低，或心室负荷急剧加重，致使心排血量显著、急骤降低，引起组织、器官灌注不足和急性淤血的综合征。急性心力衰竭是临床医生面临的最常见的心脏急症之一，抢救是否及时、合理与预后密切相关。急性心力衰竭可以在既往没有心功能异常者首次发病，也可以是慢性心力衰竭的急性失代偿。临床上以急性左心衰竭较为常见，主要表现为急性肺水肿或心源性休克。急性右心衰竭即急性肺源性心脏病，主要为大块肺梗死引起。本节主要讨论急性左心衰竭。

【病因和发病机制】

1. 急性弥漫性心肌损害　引起急性心肌收缩力减退，如急性广泛前壁心肌梗死、急性心肌炎。

2. 急性机械性阻塞　引起心脏压力负荷加重，排血受阻。例如，严重二尖瓣狭窄，尤其伴有心动过速时，心室舒张期缩短，左心房的血液不能充分地流入左心室，左心房淤血扩张，因而引起肺静脉压升高。其他原因包括，左室流出道梗阻、心房黏液瘤或血栓嵌顿等。

3. 急性容量负荷过重 由感染性心内膜炎、急性心肌梗死引起的瓣膜穿孔、乳头肌断裂或乳头肌功能不全、腱索断裂及输液过多过快。

4. 急性心室舒张受限 如急性大量心包积血、积液。

5. 严重的心律失常 如发作较久的快速性心律失常或重度的心动过缓，使心排血量显著减少。

6. 急进型高血压 左心室排血量急剧下降，肺循环压力升高，表现为轻度至重度的肺水肿。由于发作迅速所以被称作"闪电肺水肿"。

由于上述诸病因引起心排血量急剧减少，左室舒张末压迅速升高，肺静脉回流不畅，肺静脉和肺毛细血管压力明显增高，大量液体由毛细血管渗出至肺间质和肺泡内，形成急性肺水肿，严重者出现心源性休克。

【诊断要点】

1. 临床表现

(1)症状：患者常突然感到极度呼吸困难，呼吸频率达30～40bpm，端坐呼吸，烦躁不安，同时频频咳嗽，咯大量白色或血性泡沫状痰液，严重时可有大量泡沫样液体由口鼻涌出。严重心律失常、房室瓣口被血栓或肿瘤阻塞者，可发生晕厥。

(2)体征

①一般情况。患者面色苍白，口唇发绀，大汗淋漓，四肢湿冷，脉搏快或呈交替脉，血压可一度升高，但随病情持续进展，血管反应减弱，血压逐步下降，脉压降低。

②肺部。两肺满布湿啰音和哮鸣音。

③心脏。心率快，心尖部第一心音减弱，可有舒张期奔马律，

但常被肺部湿啰音掩盖，肺动脉瓣第二心音亢进，脉搏增快，可呈交替脉。

2. 辅助检查

(1)动脉血气分析：主要表现为动脉血氧分压下降，二氧化碳分压正常或下降，提示Ⅰ型呼吸衰竭。严重时可出现代谢性酸中毒，引起血pH值下降。

(2)X线检查：除原有心脏病的心脏形态改变外，主要为肺部改变。早期表现上叶肺静脉扩张，下叶肺静脉缩小。肺间质水肿时肺门血管增粗，常在右肺下野见到水平走向的线状影，称Kerley B线。肺泡性肺水肿典型者双侧肺门可见蝶形大片云雾阴影，重度肺水肿可现大片绒毛状阴影。X线胸片可用作左心衰竭与肺炎的鉴别诊断依据。

(3)心电图：急性心力衰竭时心电图多有异常改变，最常见的是窦性心动过速。心电图可以辨别各种心律失常、心肌缺血或梗死，有助于确定急性心力衰竭的病因及了解心室的负荷情况，对于急性冠脉综合征尤为重要。心电图还可了解左右心室、心房的劳损情况、有无心包炎及既往存在的病变(如左右心室的肥大或扩张型心肌病)。

(4) 超声心动图：对于评估基础心脏病变与急性心力衰竭相关的心脏结构和功能改变是极其重要的，同时对急性冠状动脉综合征也有重要的评估价值，明确急性心肌梗死室壁运动情况和机械并发症等。

(5) 血浆B型钠尿肽：由心室分泌的一种多肽，随室壁张力增加和容量负荷过重而分泌增加。现在已用于急诊室呼吸困难的患者作为筛查心力衰竭诊断的指标。血浆B型钠尿肽＞100pg/ml时可提示心力衰竭，其升高幅度与心力衰竭病情有一定相关性。

(6) 血流动力学监测：为明确判断病情，指导治疗用药，对重症患者可采用漂浮导管行床边血流动力学监测，参考动脉血压和肺毛细血管楔嵌压的变化调整用药。

(7)其他检查:当急性心力衰竭的病因是冠心病时,冠状动脉造影是非常重要的,不仅有助于明确诊断,也可直接进行血供重建(冠状动脉介入)术,尤其在急性冠脉综合征发生心源性休克时,紧急血供重建可使患者获益更大。

3. 诊断和鉴别诊断 根据典型症状和体征,结合引起急性左心衰竭的病因,诊断不难。急性呼吸困难应与支气管哮喘鉴别,后者多无基础心脏病、高血压病史,无心脏增大、心尖部奔马律等体征。病情许可做X线胸片检查,支气管哮喘无肺淤血征。若一时难以鉴别,可雾化吸入β肾上腺受体激动药作诊断性治疗,若迅速缓解,可诊断支气管哮喘。未确诊前,忌用肾上腺素和吗啡,以免造成生命危险。

【治　疗】

1. 治疗原则 急性左心衰竭时缺氧和呼吸困难是致命的威胁,应分秒必争,积极迅速抢救。治疗原则是快速降低左心房压和(或)左心室充盈压,增加左室心搏量,减少循环血量,减少肺泡内液体渗入,保证气体交换。

2. 减少回心血量 协助患者采取坐位或倚靠坐位,双腿下垂(急性心肌梗死、休克患者除外),以减少回心血量,增加肺活量以利于呼吸,使痰较易咳出。必要时可加止血带于四肢(结扎于四肢近躯干部),轮流结扎三个肢体,每5分钟换一肢体,平均每肢体扎15分钟,放松5分钟,以保证肢体循环不受影响。

3. 吸氧 对于急性心力衰竭伴有低氧血症患者,迅速给予鼻导管高流量(每分钟6～8L)吸氧,将血氧饱和度维持在95%～98%水平。对于无低氧血症患者,可采用低、中流量吸氧。为使肺泡内泡沫消失,增加气体交换面积,吸氧时可使用抗泡沫剂。一般可使用50%酒精置于氧气的滤瓶中随氧气吸入。如患者不能耐受,可酌情降低酒精浓度(如20%～30%),适应后再将酒精浓度增加；也可使用有机硅消泡剂消除泡沫。

经鼻导管吸氧不能缓解缺氧的患者，可通过无创性呼吸机辅助呼吸，给予持续气道正压通气或双水平正压通气，不仅有助于改善供氧，正压通气可造成胸腔内正压，扩张陷闭肺泡，增加肺泡内压和肺间质静水压，有利于肺泡和间质液回流入血管腔，改善肺泡和肺间质水肿。此外，正压通气还可使静脉回心血量减少，心脏前负荷降低。对呼吸频率下降、高碳酸血症及神志不清的患者经上述方法给氧后氧分压仍低于 50mmHg 时，应予气管插管或气管切开，行有创机械通气。

4. 镇静剂　对烦躁不安的患者可给予吗啡 3mg 静脉注射，除镇静作用外，亦可扩张外周静脉和小动脉，减轻心脏负荷，使呼吸减慢，改善通气功能和降低耗氧量。将吗啡 10mg 加入生理盐水 10ml，每次静脉注射 2～3ml，必要时 15 分钟重复注射 1 次，共 2～3 次；也可选用哌替啶 50～100mg，肌内注射。但吗啡和哌替啶禁用于神志不清、颅内出血、慢性肺部疾病患者；年老体弱者减量。休克和已有呼吸抑制者慎用吗啡和哌替啶。

5. 快速利尿　静脉给予作用快而强的髓袢利尿药，如呋塞米 20～40mg，加入葡萄糖注射液内稀释后静脉注射，2 分钟内注完。10 分钟内起效，作用持续 3～4 小时，必要时可 4 小时后重复。本药可在开始利尿作用之前扩张静脉系统，可减少血容量，减低左房压和心脏负荷，减轻呼吸困难症状。应注意防止或纠正大量利尿时所伴发的低血钾和低血容量。开始使用负荷剂量，然后继续静脉滴注，静脉滴注比一次性静脉注射更有效。螺内酯可以联合髓袢利尿药使用，小剂量联合使用比大剂量使用一种药更有效，而且继发反应也更少。

6. 血管扩张药　通过扩张周围血管，减轻心脏前和（或）后负荷，改善心脏功能。常用制剂有硝普钠、硝酸甘油等，可与多巴胺、多巴酚丁胺合用或单用。

(1)硝普钠:对容量血管和阻力血管均有较强扩张作用,作用快,达到有效剂量后2～5分钟即可显效,持续时间短(停药5～15分钟药效消失)。一般以每分钟10～20μg起始,根据血压10～15分钟调整一次剂量,每次每分钟增加10～20μg,一般维持在每分钟50～100μg。静脉滴注时必须避光,配制药液超过6小时应予更换。输注时应密切监测血压,收缩压维持在100mmHg以上;对原有高血压的患者,血压降低幅度(绝对值)以不超过80mmHg为度。本药不宜长期使用,治疗超过3～7日者需监测血液硫氰酸盐浓度。

(2)硝酸甘油:扩张小静脉,减少回心血量,降低左室舒张末压和肺毛细血管楔嵌压。可先从每分钟10～20μg开始静脉滴注,每10分钟调整一次,每次每分钟增加5～10μg,达到上述血压水平为度。

7. 正性肌力药 对于外周低灌注(低血压、肾功能下降),使用最佳剂量的利尿药和血管扩张药无效时,应使用正性肌力药物。

(1)洋地黄类药物:最适合用于快速心房颤动伴心室扩大、左室收缩功能不全者。一周内未用洋地黄者,可予毛花苷丙(西地兰)0.4～0.6mg或毒毛花苷K 0.25mg,以5%葡萄糖注射液20ml稀释后,缓慢静脉注射(5分钟),密切观察心率、心律和尿量等,2小时后可再用0.2～0.4mg。对二尖瓣狭窄所引起的肺水肿,除伴有心室率快的心房颤动外,不用洋地黄类药物,以免因右心室输出量增加而加重肺淤血。急性心肌梗死在急性期24小时内不宜用洋地黄类药物。

(2)多巴胺:多巴胺可以作为正性肌力药(每分钟>2μg/kg)用于急性左心衰竭伴有低血压的患者。当静脉滴注低剂量(每分钟<2μg/kg)时,它可以使失代偿性心力衰竭伴有低血压和尿量减少的患者增加肾血流量,增加尿量。

(3)磷酸二酯酶抑制药:米力农和依诺西蒙是两种临床上使用

的磷酸二酯酶抑制药。在急性心力衰竭时，它们能产生明显的正性肌力及外周扩张血管效应，由此增加心排血量和搏出量，同时伴随有肺动脉压、肺楔嵌压的下降，全身和肺血管阻力下降。此类药物只能短期使用。

8. 其他辅助治疗

(1)氨茶碱：将氨茶碱 0.25g，加入 10%葡萄糖注射液 20ml，稀释后静脉缓慢注入，可减轻支气管痉挛，并有一定的正性肌力、扩张血管和利尿作用。有室性期前收缩或室性心动过速不良反应，故应慎用。

(2)糖皮质激素：氢化可的松 100～200mg，加入葡萄糖注射液中静脉滴注；或地塞米松 10mg，静脉注射，可降低周围血管阻力，减少回心血量和解除支气管痉挛。

9. 原有疾病和诱发因素治疗　大多数急性肺水肿患者可找到诱发因素，如急性冠脉综合征，急性二尖瓣或主动脉瓣关闭不全、心内膜炎引起的急性瓣膜关闭不全，主动脉瓣或二尖瓣狭窄，人工瓣血栓形成和主动脉夹层，高血压危象，快速心律失常，感染等。

10. 中医药治疗　参照“慢性心力衰竭”急性发作期的治疗。

（耿清峰）

第三章 冠状动脉硬化性心脏病

第一节 急性心肌梗死

冠状动脉发生闭塞20～30分钟后，其供血心肌因严重缺血而发生坏死，称为急性心肌梗死。大块的心肌梗死累及心室壁全层称为透壁性心肌梗死；如仅累及心室壁内层，不到心室壁厚度的一半，称为心内膜下心肌梗死。在心腔内压力的作用下，坏死的心室壁向外膨出，可产生心肌破裂，或逐渐形成室壁膨胀瘤。坏死组织1～2周后开始吸收，并逐渐纤维化，6～8周形成瘢痕而愈合，称为陈旧性心肌梗死。

急性心肌梗死（AMI）是由于冠状动脉急性闭塞，血流中断，引起严重而持久的缺血性心肌坏死。临床表现呈突发性，剧烈而持久的胸骨后疼痛，特征性心电图动态衍变及血清酶增高，可发生心律失常、心力衰竭、休克等并发症，常可危及生命。

急性心肌梗死春冬季节发病较多，与气温变化有关。常在安静或睡眠时发病。主要诱发因素为剧烈运动、创伤、情绪激动、出血或休克等。

【诊断要点】

1. 临床表现

（1）症状

①先兆。多数患者于发病前数日可有乏力、胸部不适、活动时心悸、烦躁等前驱症状。

②胸痛。为突然出现长时间的胸部疼痛。典型的疼痛位于胸

骨后或左胸部，可向左上臂、颌部、背部或肩部放射，呈剧烈的压榨性疼痛或紧迫、烧灼感。疼痛常持续20分钟以上，休息和含硝酸甘油不能缓解，常伴烦躁不安、出汗、恐惧或濒死感。也可以出现呼吸困难、出汗、恶心、呕吐或眩晕等。有许多患者无典型胸痛，甚至无疼痛。女性常表现为不典型胸痛，而老年人更多地表现为呼吸困难。有时疼痛部位可在上腹部、颈部、下颌等部位，常被当成消化道疾病或其他疾病进行诊治。少数患者无疼痛，一开始即表现为休克或急性心力衰竭。

③全身症状。发热，白细胞增高，血沉增快。

④胃肠道症状。可出现上腹痛、恶心、呕吐等，多见于下壁心肌梗死患者。

⑤心律失常。见于75%～95%患者，前壁心肌梗死易发生室性心律失常，下壁心肌梗死易发生房室阻滞，多发生在起病的1～2周，而以24小时内多见。

⑥心力衰竭。心肌梗死面积较大时，在起病最初几日易发生急性左心衰竭，出现呼吸困难、咳嗽、烦躁、不能平卧等症状。严重者发生急性肺水肿，可有发绀及咳大量粉红色泡沫样痰。后期也可有右心衰竭，右心室心肌梗死者在开始即可出现右心衰竭。

⑦低血压和休克。收缩压下降低于90mmHg。如原有高血压，收缩压较原水平下降80mmHg，低血压持续30分钟以上；具有器官灌注不足表现，如皮肤湿冷、发绀、出汗、神志呆滞或混乱等；每小时尿量少于20ml；排除其他引起低血压的原因，如剧烈胸痛、严重心律失常、低血容量及药物反应等。

(2)体征

①心脏。心界可轻到中度增大，心率增快或减慢，心音减弱，可出现第四心音或第三心音，10%～20%患者在发病2～3日出现心尖部收缩期杂音，提示乳头肌功能不全，但要除外室间隔穿孔。偶尔出现心包摩擦音，但存在时间较短，只有几小时至十几小时，

一旦出现提示心肌梗死为透壁性，发生心脏破裂的可能性增大。

②合并心力衰竭。可出现呼吸困难、发绀、呼吸音减低、肺部水泡音。

③合并休克。可出现低血压、皮肤湿冷、表情淡漠、皮肤花纹、尿量少甚至无尿。

④其他体征。心率增快或减慢、血压降低(个别人血压可能升高)，发热时体温升高。

(3)并发症

①心脏破裂。少见，多发生在起病后1周内，可分为心室游离壁破裂和室间隔穿孔。心室游离壁破裂可造成心包积血、急性心脏压塞(心包填塞)而猝死。有时心脏破裂发生在病情稳定时，引起患者猝死。室间隔穿孔致病情恶化的同时，在胸骨左缘第三、四肋间可闻及全收缩期杂音，粗糙、响亮，50%伴震颤。二维超声心动图一般可显示室间隔破口，彩色多普勒可见经室间隔破口左向右分流的射流束。此类患者常发生严重的右心衰竭和休克，患者常在数日内死亡。若心脏破裂属亚急性，患者偶有存活较长。

②乳头肌功能失调。表现为乳头肌功能失调或断裂，发生率较心脏破裂高，主要由于乳头肌缺血、坏死而无力收缩，引起二尖瓣脱垂及关闭不全，心尖区出现收缩中晚期喀喇音及响亮的吹风样收缩期杂音。如因缺血或水肿引起者，杂音可随着病情的好转而消失。断裂多发生于二尖瓣后乳头肌，见于下壁心肌梗死。心力衰竭严重，可迅速发生肺水肿在数日内死亡。

③室壁瘤。发生率在5%～20%，主要由于梗死部位在心脏内压的作用下，显著膨出呈心室膨胀瘤。如室壁瘤发生在前壁或心尖部梗死区，检查时在心前区第4～5肋间可扪及与心尖不同时出现的微弱搏动，可有收缩期杂音。膨胀瘤内发生附壁血栓时，心音减弱。心电图显示持久(半年以上)的ST段抬高，X线检查见心影有异常膨出和异常搏动。

④栓塞。发生率为 1%～6%，常在起病后 1～2 周发生。主要为梗死区心内膜的附壁血栓脱落，可出现脑栓塞及胸腹部动脉栓塞表现。由于现在抗凝治疗已经成为常规，因此栓塞现象已不多见。

⑤心肌梗死后综合征。发生率约 10%，多发生于心肌梗死后 2～4 周。表现为发热、胸痛、咳血性痰，可有心包炎、胸膜炎、肺炎或伴有心包及胸腔积液。此征可反复发生，每次发作持续 1 周左右。发病原因可能是机体对坏死心肌产生的自身免疫性反应。

⑥其他并发症。心律失常，既是急性心肌梗死的主要表现之一，也是最重要的并发症之一；肩手综合征，主要表现为左侧肩臂强直，活动受限并疼痛，可能是心肌梗死后肩、臂不活动所致，发生于起病后数周，可持续数日至数周，现在此症并不多见。

2. 辅助检查

(1)实验室检查

①血常规及红细胞沉降率：起病 1 周内白细胞可增至(10～20)$\times 10^9$/L，中性粒细胞增多，嗜酸性粒细胞减少或消失；血沉增快，均可持续 1～3 周。

②心肌标志物。急性心肌梗死时，梗死心肌细胞释放大量心肌酶和蛋白等成分(统称心肌标志物)入血液，引起血清心肌酶升高。血肌红蛋白(Mb)和心脏肌凝蛋白轻链升高，对急性心肌梗死的诊断有很高的价值。因此，临床上越来越多地采用肌钙蛋白 I/T、肌红蛋白和肌酸磷酸激酶同工酶(CK-MB)作为急性心肌梗死诊断指标，以往使用的血清心肌酶乳酸脱氢酶、天门冬氨酸氨基转移酶(AST)等已逐步被上述指标替代。常见的心肌标志物升高、达高峰、恢复正常的时间见表 11。需要指出的是，不同的检验方法、采用不同的试剂使临床差别较大。对于心肌标志物来说，如肌酸磷酸激酶(CK)和肌酸磷酸激酶同工酶(CK-MB)，其诊断标准值至少应是正常上限值的 2 倍。除了上升的幅度，心肌标志物的

升高的过程(即动态变化)更有诊断意义。

表11 急性心肌梗死的血清心肌标志物及其检测时间

项目	Mb	cTnI	cTnT	CK	CK-MB	AST
出现时间(小时)	2～3	4～6	4～6	6	4～6	6～12
100%敏感时间(小时)	4～8	8～12	8～12	8～12		
峰值时间(小时)	4～8	10～24	10～24	24	10～24	24～48
持续时间(小时)	0.5～1	5～10	5～14	3～4	2～4	3～5

注:应同时测定丙氨酸氨基转移酶(ALT),AST >ALT 方有意义。CK:肌酸磷酸激酶;CK-MB:肌酸磷酸激酶同工酶;AST:天门冬氨酸氨基转移酶;cTnI:肌钙蛋白 I;cTnT:肌钙蛋白 T;Mb 肌红蛋白

(2)心电图:典型心肌梗死的特征性心电图改变是在起病数小时出现高尖 T 波;数小时后,ST 段呈弓背向上抬高,与 T 波形成单向曲线;1～2 日出现病理性 Q 波,70%～80%的急性心肌梗死患者的 Q 波永存;2 周内 ST 段渐回到等电位,T 波平坦或倒置,3 周倒置最深,有时呈冠状 T 波,数月或数年渐恢复,也可永久存在。根据心电图改变的导联可判断梗死的部位(表 12)。

(3)超声心动图:可出现节段性室壁运动异常,左室收缩功能的异常;出现并发症时可出现室间隔穿孔、乳头肌功能不全。

(4)放射性核素检查:利用坏死心肌血供断绝,以至于^{201}Tl 或 ^{99m}Tc-MIBI 不能进入心肌细胞的特点,将其静脉注射后进行心肌扫描或摄像,可显示心肌梗死的部位和范围。

(5)选择性冠状动脉造影:冠状动脉造影可以清楚显示出冠状动脉病变的情况,同时可进行介入治疗(球囊扩张或置入支架)解除冠状动脉堵塞,是有条件医院的首选检查和治疗方法。

3. 诊断依据

(1)临床表现:突然出现持续胸痛,硝酸甘油不能缓解。对于新出现的无原因的上腹痛、呼吸困难、休克等也要警惕,尤其是原

有心绞痛发作或冠心病诊断明确的病人，尽早做心电图。

表 12　急性心肌梗死定位诊断

导联	前间壁	前壁	前侧壁	高侧壁	广泛前壁	下壁	后壁	右室
Ⅰ	±	±	+	+	+			
Ⅱ						+		
Ⅲ						+		
aVR								
aVL	±	±		+	+			
aVF						+	+	
V_1	+				+		−	±
V_2	+	±			+		−	±
V_3	+	+	±		+		−	
V_4		+	+		+			
V_5		+	+	±	+			
V_6			+	±	±			
V_7			±		±		±	
V_8							+	
V_9							+	
V_3R								+
V_4R								+
V_5R								+
V_6R								+

注：＋表示 Q 波，ST 段抬高和 T 波倒置；－表示 R 波增高，ST 段压低和 T 波直立；±表示可能出现＋变化的部位

(2)心电图：心电图可出现 ST 段抬高、T 波高尖然后倒置、病理性 Q 波。单次心电图不能确定时，不要轻易放走患者，需要留观，每隔半小时至 1 小时重复做心电图，连续、动态观察 ST 段、T

波和 QRS 波群的变化，同时应检查心肌标志物。

(3)心肌标志物测定：在胸痛发作后 6～12 小时的时间里出现 cTnI 或 cTnT、CK-MB 升高，而且此后的达峰值和降低符合其相应的时间规律，对急性心肌梗死诊断具有决定性作用。此外，对于更早期(胸痛后 2～4 小时)的急性心肌梗死，Mb 应该升高，如果此时不升高则具有排除意义。

4. 鉴别诊断

(1)心绞痛：表现为胸痛，部位在胸骨后或心前区，疼痛性质与心肌梗死相似，但持续时间一般短于 15 分钟，停止活动或含化硝酸甘油可缓解。发作前常有劳累、情绪激动等诱因。心电图在胸痛发作时可出现 ST 段压低、T 波倒置，少数情况下出现 ST 段抬高，一般没有心肌标志物升高。

(2)急性心包炎：本病引起的疼痛位于整个胸部或局限于胸骨部、上腹部等。但疼痛常与发热同时出现，在咳嗽、吞咽、深呼吸或身体前倾时疼痛加剧。早期可有心包摩擦音，但常常仅持续数小时。心电图导联广泛出现 ST 段抬高，很少超过 5mm，无异常 Q 波出现。aVR 导联常出现 ST 段压低。随后可出现心包积液的表现。

(3)急性肺动脉栓塞：突然出现的胸闷、呼吸困难和休克，往往持续较长时间，在此之前多有长期卧床、外科手术(尤其是骨科手术和妇科手术)、肿瘤病史。同时伴有右心负荷急剧增加的表现，如发绀，肺动脉瓣区第二心音亢进，颈静脉充盈、怒张，肝大，两下肢水肿。心电图出现窦性心动过速、肺性 P 波、Ⅰ导联 S 波加深、Ⅲ导联 Q 波显著、胸导联过渡区左移、不全或完全右束支阻滞等改变。

(4)主动脉夹层：疼痛常出现在背部、胸部，疼痛从一开始即达高峰，呈撕裂样，常放射至背、胸、腹、腰或下肢，两上肢之间或上下肢之间的血压和脉搏有明显差别，可有暂时性瘫痪、偏瘫和主动脉瓣关闭不全的表现。二维超声心动图多能帮助确诊，CT 造影（尤其是 64 排 CT）有助于诊断。

（5）急腹症：急腹症均有上腹部疼痛，可伴休克。详细询问病史，体格检查，心电图检查和血清心肌酶测定可帮助鉴别。

【治　疗】

1. 一般治疗原则　急性心肌梗死患者来院后应立即开始一般治疗，并与其诊断同时进行，重点是监测和防治急性心肌梗死的不良事件或并发症。

（1）监测：持续心电、血压和血氧饱和度监测，及时发现和处理心律失常、血流动力学异常和低氧血症。

（2）建立静脉通道：保持给药途径畅通。

（3）吸氧：急性心肌梗死患者无并发症时，可给予鼻导管吸氧或者不吸氧。在严重左心衰竭、肺水肿患者，多伴有严重低氧血症，需面罩加压给氧或气管插管并机械通气。

（4）卧床休息：可降低心肌耗氧量，减少心肌损害。对血流动力学稳定且无并发症的急性心肌梗死患者一般卧床休息 1～3 日，对病情不稳定及高危患者卧床时间应适当延长。

（5）饮食和排便：急性心肌梗死患者需禁食至胸痛消失，然后给予流质、半流质饮食，逐步过渡到普通饮食。所有急性心肌梗死患者均应使用缓泻药，以防止便秘排便用力时导致心脏破裂或引起心律失常、心力衰竭，甚至猝死。

（6）其他：纠正水、电解质及酸碱平衡失调。

2. 西药治疗

（1）急诊用药

①阿司匹林。所有急性心肌梗死患者只要无禁忌证，均应立即口服水溶性阿司匹林或嚼服肠溶阿司匹林 150～300mg。

②β 受体阻滞药。在无该药禁忌证的情况下，入院后可立即给予口服美托洛尔（倍他乐克）12.5～25mg，或阿替洛尔 6.25～

12.5mg;或美托洛尔5mg,缓慢静脉注射。

(2)对症治疗

①镇痛。发生急性心肌梗死时,剧烈胸痛使患者交感神经过度兴奋,产生心动过速、血压升高和心肌收缩功能增强,从而增加心肌耗氧量,并易诱发快速性室性心律失常,应迅速给予有效镇痛药(如吗啡3mg,静脉注射,必要时每5分钟重复1次,总量不宜超过15mg)。

②阿托品及异丙肾上腺素。急性心肌梗死,特别是下壁急性心肌梗死伴有窦性心动过缓/心室停搏和房室阻滞患者,可首先采用阿托品0.5mg,静脉注射,3～5分钟重复1次,至心率达60bpm,最大可用至2 mg;或用异丙肾上腺素0.5～1mg,加在5%葡萄糖注射液200～300ml内,缓慢静脉滴注,每分钟0.5～2μg。

(3)溶栓治疗:属于再灌注治疗。再灌注治疗是目前ST段抬高型急性心肌梗死治疗的最重要措施,也是降低梗死面积、改善心功能、降低死亡率的最有效手段。目前再灌注的药物治疗是静脉溶栓治疗。对于非ST段抬高型急性心肌梗死不主张采用溶栓治疗。

①溶栓治疗的适应证

● 2个或2个以上相邻导联ST段抬高(胸导联≥0.2 mV、肢体导联≥0.1 mV),或新出现左束支阻滞心电图(影响ST段分析)。

● 胸痛开始时间< 12小时,最好<6小时。

● 年龄<75岁,对前壁心肌梗死、低血压(收缩压<100mmHg)或心率增快(>100bpm)患者治疗意义更大。

● ST段抬高(或胸痛)发病时间12～24小时,但在有进行性缺血性胸痛和广泛ST段抬高并经过选择的患者,仍可考虑溶栓治疗。

②溶栓治疗的禁忌证

● 既往任何时间发生过出血性脑卒中,1年内发生过缺血性脑卒中或脑血管事件。

● 颅内肿瘤。

● 近期(2～4 周)活动性内脏出血(月经除外)。

● 可疑主动脉夹层。

● 入院时严重，且未控制的高血压(＞ 180/110 mmHg)，或慢性严重高血压病史。

● 目前正在使用治疗剂量的抗凝药(国际标准化比率 2～3)，已知有出血倾向。

● 近期(2～4 周)创伤史，包括头部外伤、创伤性心肺复苏或较长时间(＞10 分钟)的心肺复苏。

● 近期(＜ 3 周)外科大手术，或近期(＜ 2 周)在不能压迫部位的大血管穿刺。

● 妊娠及活动性消化性溃疡。

③溶栓药的使用方法

● 尿激酶。根据我国的几项大规模临床试验结果，目前建议剂量为 150 万 U，于 30 分钟内静脉滴注，配合肝素皮下注射 7 500～10 000U，每 12 小时 1 次；或低分子量肝素皮下注射，每日 2 次。

● 链激酶或重组链激酶。剂量为 150 万 U，于 30 分钟内静脉滴注，配合肝素皮下注射 7 500～10 000U，每 12 小时 1 次；或低分子量肝素皮下注射，每日 2 次。曾使用链激酶(尤其 5 日至 2 年内使用者)或对其过敏的患者，不能再使用链激酶。

● 重组组织型纤溶酶原激活剂(rt-PA)。剂量为 8mg，静脉注射；42mg 在 90 分钟内静脉滴注，配合肝素静脉应用(方法同上)，也可取得较好疗效，但其脑出血等并发症发生率与尿激酶无显著差异。

(4)抗血小板治疗：冠状动脉内斑块破裂诱发局部血小板聚集、血栓形成是导致急性心肌梗死的主要原因，因此抗血小板治疗已成为急性心肌梗死的常规治疗，溶栓前即应使用。

①阿司匹林。急性心肌梗死急性期，阿司匹林使用剂量应在每日 300mg。首次服用时，应选择水溶性阿司匹林，或肠溶阿司匹林嚼服以达到迅速吸收的目的。3 日或更长时间后改为小剂量(每日 50～150mg)维持。

②氯吡格雷。氯吡格雷是新型 ADP 受体拮抗药，具有明显的抗血小板聚集的作用，口服后起效快。初始剂量 300mg，以后每次 75mg，每日 1 次，口服维持。急性心肌梗死患者有条件应尽量服用氯吡格雷，尤其是非 ST 段抬高型急性心肌梗死。

③静脉使用的抗血小板药物。目前国内临床上使用的是替罗非班(欣维宁)，主要适用于非 ST 段抬高型急性心肌梗死、不稳定型心绞痛及血栓较多、病情不稳定的 ST 段抬高型急性心肌梗死。本品应与肝素联用，由静脉输注，起始剂量(负荷量)为 10μg/kg，在 3 分钟内静脉推注完毕，而后以每分钟 0.15μg/kg 的速率维持静脉滴注，持续 24～36 小时。

(5)抗凝治疗：凝血酶是使纤维蛋白原转变为纤维蛋白最终形成血栓的关键环节，用肝素或低分子肝素抑制凝血酶至关重要。目前临床上应用的有肝素和低分子肝素 2 种。低分子肝素在临床上使用的越来越多，有替代普通肝素的倾向。

①肝素。又称普通肝素，在临床应用最普遍。不管是 ST 段抬高型还是非 ST 段抬高型急性心肌梗死，静脉滴注肝素为常规治疗。一般使用方法是先静脉推注 5 000U 负荷量(冲击量)，继之以每小时 600～1 000U 维持静脉滴注，4～6 小时测定 1 次活化部分凝血活酶时间(APTT，正常 33.7～40.3 秒)或活化凝血时间(ACT，正常 1.1～2.1 分钟)，保持其凝血时间延长至对照的 1.5～2 倍，以便于及时调整肝素剂量。静脉滴注肝素一般使用时间为 48～72 小时，以后可改用皮下注射 7 500U，每 12 小时 1 次，注射 2～3 日。如果存在体循环血栓形成的倾向，如左心室有附壁血栓形成/心房颤动或有静脉血栓栓塞史的患者，静脉滴注肝素治

疗时间可适当延长或改口服抗凝药物。

②低分子量肝素。低分子量肝素采用皮下注射，每日2次，每次使用的剂量因种类不同而有所差异(参照说明书)。由于低分子肝素具有应用方便、不需监测凝血时间、出血并发症低等优点，建议可用低分子量肝素代替普通肝素。

(6)硝酸酯类药物：常用的硝酸酯类药物包括硝酸甘油、硝酸异山梨酯和5-单硝酸异山梨醇酯。急性心肌梗死早期通常给予硝酸甘油静脉滴注24～48小时，尤其适用于伴再发性心肌缺血、充血性心力衰竭或需处理的高血压的急性心肌梗死患者。临床试验显示，急性心肌梗死患者使用硝酸酯类药可轻度降低病死率。该药的禁忌证为急性心肌梗死合并低血压(收缩压≤90mmHg)或心动过速(心率>100bpm)，下壁伴右心室梗死时即使无低血压也应慎用。

静脉滴注硝酸甘油应从低剂量开始(每分钟10μg)，可酌情逐渐增加剂量(5～10分钟增加5～10 μg)，直至症状控制、血压正常者(动脉收缩压降低10mmHg，或高血压患者动脉收缩压降低30mmHg)为有效治疗剂量。静脉滴注硝酸甘油的最高剂量不超过每分钟200μg。硝酸甘油持续静脉滴注的时限为24～48小时，开始24小时一般不会产生耐药性，后24小时若硝酸甘油的疗效减弱或消失可增加滴注剂量。在静脉滴注过程中如果出现明显心率加快或收缩压≤90mmHg，应减慢滴注速度或暂停使用。静脉滴注二硝基异山梨酯(消心痛)的剂量范围为每小时2～7mg，开始以每分钟30μg滴注，观察30分钟以上，如无不良反应可逐渐加量。

静脉用药后可使用口服制剂，如硝酸异山梨酯或5-单硝酸异山梨醇酯等继续治疗。硝酸异山梨酯口服常用剂量为10～20mg，每日3～4次；5-单硝酸异山梨醇酯为20～40mg，每日2次。硝酸酯类药物的不良反应有头痛、反射性心动过速和低血压等。

(7)β受体阻滞药:β受体阻滞药通过减慢心率,降低体循环血压和减弱心肌收缩力来减少心肌耗氧量,对改善缺血区的氧供需失衡,缩小心肌梗死面积,降低急性期病死率有肯定的疗效。β受体阻滞药在无禁忌证的情况下应及早常规应用。常用的β受体阻滞药为美托洛尔,在较紧急的情况下(如前壁急性心肌梗死伴剧烈胸痛或高血压者),静脉注射剂量为每次2~5mg,间隔5分钟后可再给予1~2次,继口服剂量维持。美托洛尔口服常用剂量为25~50mg,每日2~3次;阿替洛尔6.25~25mg,每日2次。

β受体阻滞药治疗的禁忌证为:心率< 60bpm;动脉收缩压< 100mmHg;中重度左心衰竭(≥ Killip分级Ⅲ级);二、三度房室阻滞或PR间期> 0.24s;严重慢性阻塞性肺部疾病或哮喘;末梢循环灌注不良。相对禁忌证为:哮喘病史;周围血管疾病;胰岛素依赖型糖尿病。

(8)血管紧张素转化酶抑制药:血管紧张素转化酶抑制药在急性心肌梗死早期使用能降低病死率,尤其是前6周的病死率降低最显著,而前壁心肌梗死伴有左心室功能不全的患者获益最大。

血管紧张素转化酶抑制药使用的剂量和时限应视患者情况而定。一般来说,急性心肌梗死早期应从低剂量开始逐渐增加剂量。初始给予卡托普利6.25mg作为试验剂量,一日内可加至12.5~25mg,次日加至12.5~25mg,每日2~3次。对于4~6周后无并发症和无左心室功能障碍的急性心肌梗死患者,可停服血管紧张素转化酶抑制药;若急性心肌梗死(特别是前壁心肌梗死)合并左心功能不全,急性心肌梗死治疗期应延长,最好终身治疗。

血管紧张素转化酶抑制药的禁忌证:急性心肌梗死急性期动脉收缩压<90mmHg;临床出现严重肾衰竭(血肌酐> 265μmol/L);有双侧肾动脉狭窄病史者;对血管紧张素转移酶抑制药过敏者;妊娠、哺乳期妇女等。

(9)钙拮抗药:钙拮抗药在急性心肌梗死治疗中被视为不宜使

用的药物,因为钙拮抗药不能降低再梗死率和病死率,对部分患者甚至有害,尤其是短效的有加快心率作用的二氢吡啶类钙拮抗药,如硝苯地平。但是,合并高血压、快速心房颤动等情况而又无心力衰竭时可以考虑使用。

①地尔硫䓬和维拉帕米。急性心肌梗死并发心房颤动伴快速心室率,且无明显左心功能障碍的患者,可使用地尔硫䓬 10mg 缓慢静脉注射(5 分钟内),随之以每分钟 5~15μg/kg 维持静脉滴注。静脉滴注过程中需密切观察心率、血压的变化,如心率低于 55bpm,应减少剂量或停用,静脉滴注时间不宜超过 48 小时。维拉帕米 5mg,缓慢静脉注射(5~10 分钟),以后 20~40mg,每日 2~3 次,口服。对于急性心肌梗死合并左心室功能不全、房室阻滞、严重窦性心动过缓及低血压(≤ 90mmHg)者,该药为禁忌。

②二氢吡啶类钙拮抗药。包括硝苯地平、尼群地平、氨氯地平、非洛地平等,主要用于急性心肌梗死合并高血压病患者,尤其是心率不快时更适合,但最好使用长效制剂,如硝苯地平缓释剂或控释剂。可给予硝苯地平缓释片 20~30mg,每日 1~2 次口服;氨氯地平 2.5~5mg,每日 1 次口服,左旋氨氯地平 1.25~2.5mg,每日 1 次口服。

(10)洋地黄制剂:一般认为,急性心肌梗死患者 24 小时内一般不使用洋地黄制剂。对于急性心肌梗死合并左心衰竭、快速心房颤动的患者,使用洋地黄制剂较为适合。可首次静脉注射毛花苷丙 0.4mg,此后根据情况追加 0.2~0.4mg,然后口服地高辛维持。在急性期过后仍存在心力衰竭时,可按心力衰竭治疗。

(11)其他西药治疗

①镁。急性心肌梗死早期补镁治疗是否有益,目前仍无定论,因此目前不主张常规补镁治疗。以下临床情况补镁治疗可能有效:急性心肌梗死发生前使用利尿药,有低血镁、低血钾的患者;急性心肌梗死早期出现与 QT 间期延长有关的尖端扭转性室性心动

过速的患者。

②葡萄糖-胰岛素-钾溶液(GIK):使用大剂量 GIK 静脉滴注(50%葡萄糖注射液 60ml+胰岛素 20 IU+10%氯化钾 15ml+10%葡萄糖注射液 500ml);或 GIK 静脉滴注(10%葡萄糖注射液 500ml+胰岛素 10 IU+10%氯化钾 10ml),每日 1 次,共 7~14 日。治疗急性心肌梗死是否降低复合心脏事件的发生仍有争议,因此不作为常规使用。

(12)并发症处理

①急性左心衰竭的处理

● 患者坐位,吸氧(可高流量)。

● 静脉滴注硝酸甘油,由每分钟 10 μg 开始,逐渐加量,直到收缩压下降 10%~15%,但不低于 90mmHg;如果血压不低,可以使用硝普钠静脉滴注,使用方法同硝酸甘油。

● 利尿药,静脉注射呋塞米 20~40mg。

● 强心药一般使用多巴胺或多巴酚丁胺,开始时按每分钟 0.5~1μg/kg,10 分钟内以每分钟 1~4μg/kg 速度递增,一般到每分钟 10μg/kg,个别情况下可增至每分钟 20~50μg/kg,以达到满意效应。多巴酚丁胺开始可按每分钟 0.5~1μg/kg 静脉注射,以后增至每分钟 2.5~10μg/kg,也可与多巴胺合用。洋地黄制剂在急性心肌梗死发病 24 小时内使用有增加室性心律失常的危险,仅在合并快速心房颤动时使用,可用毛花苷丙 0.2~0.4mg,静脉缓慢注射,使心率维持在 90~110bpm。

● 急性肺水肿伴严重低氧血症者,可行人工机械通气治疗。

● 尽早口服血管紧张素转化酶抑制药,急性期以短效血管紧张素转化酶抑制药为宜,小剂量开始,根据耐受情况逐渐加量。

②心源性休克处理。临床上当肺淤血和低血压同时存在时,可诊断为心源性休克。

● 在严重低血压时,应用多巴胺以每分钟 5~15μg/kg 静脉滴注;一旦血压升至 90mmHg 以上,则可同时静脉滴注多巴酚丁胺(3～10 μg/kg),以减少多巴胺用量。如血压不升,应使用大剂量多巴胺(每分钟≥15μg/kg),仍无效时,也可静脉滴注去甲肾上腺素,每分钟 2～8 μg。轻度低血压时,可将多巴胺或与多巴酚丁胺合用。

● 应使用主动脉内球囊反搏(IABP),对危重患者接受冠状动脉造影、介入治疗(PCI)或搭桥手术(CABG)均可起到重要支持作用。

● 在升压药和 IABP 治疗的基础上,谨慎、少量应用血管扩张药(如硝普钠),以减轻心脏前后负荷可能有用。

● 迅速使完全闭塞的梗死相关血管开通,恢复血流至关重要,这与住院期间的生存率密切相关。

③右室梗死和功能不全的处理。下壁、右室心肌梗死合并低血压时,应避免使用硝酸酯类和利尿药,需积极扩容治疗;若补液 1 000～2 000ml 升血压仍不回升,应静脉滴注正性肌力药(多巴胺)。在合并高度房室阻滞、对阿托品无反应时,应予临时起搏以增加心排血量。右室梗死时也可出现左心功能不全引起的心源性休克,处理同左室梗死时的心源性休克。

④并发心律失常的处理

● 急性心肌梗死并发室上性快速心律失常的治疗。房性期前收缩与交感兴奋或心功能不全有关,本身不需特殊治疗。阵发性室上性心动过速伴快速心室率,可给予维拉帕米、地尔硫䓬或美托洛尔静脉用药。美托洛尔 2.5～5mg,在 5 分钟内静脉注射,必要时可重复,15 分钟内总量不超过 15 mg。同时监测心率、血压及心电图,如收缩压＜ 100 mmHg 或心率＜ 60bpm,终止治疗。也可使用洋地黄制剂(如毛花苷丙)静脉注射,其起效时间较 β 受体阻滞药静脉注射慢,但 1～2 小时可见心率减慢。合并室上性快速心律失常伴心力衰竭、低血压者,可用直流电复律或心房起搏治疗。

● 急性心肌梗死合并心室颤动、持续性多形性室性心动过速。立即非同步直流电复律，起始电能量 200J，如不成功可给予 300J 重复。胺碘酮对中止心房颤动、减慢心室率及复律后维持窦性心律均有价值。用胺碘酮 150mg，5～10 分钟静脉注射，必要时在15～30 分钟后可重复；或改每分钟持续静脉滴注，24 小时内使用剂量应≤2 000mg，急性期过后仍需治疗者可改口服治疗。

● 急性心肌梗死合并持续性单形性室性心动过速，可首先给予药物治疗。胺碘酮 150 mg，10 分钟内静脉注入，必要时可重复；然后以每分钟 1mg 静脉滴注 6 小时，再以每分钟 0.5mg 维持滴注。利多卡因 50mg 静脉注射，需要时每 15～20 分钟可重复，最大负荷剂量 150mg，然后以每分钟 2～4mg 维持静脉滴注，时间不宜超过 24 小时。如持续性单形室性心动过速同时伴心绞痛、肺水肿、低血压(＜ 90mmHg)，应予同步直流电复律，电能量同上。

● 急性心肌梗死合并频发室性期前收缩、成对室性期前收缩、非持续性室性心动过速及加速性心室自主心律。可严密观察，不做特殊处理。

● 急性心肌梗死合并缓慢性心律失常的治疗。如出现严重窦性心动过缓、症状性窦性心动过缓、二度或三度房室阻滞时，如果患者伴有低血压、头晕、心功能障碍、心率缓慢(＜ 50bpm)等，可先用阿托品静脉注射治疗。阿托品剂量以 0.5mg，静脉注射，3～5 分钟重复 1 次，至心率达 60bpm。最大剂量可用至 2mg；或异丙肾上腺素 1mg，加液体静脉滴注。

出现下列情况需行临时起搏治疗：三度房室阻滞伴宽 QRS 波逸搏、心室停搏；症状性窦性心动过缓、二度Ⅰ型房室阻滞或三度房室阻滞伴窄 QRS 波逸搏经阿托品治疗无效；双侧束支阻滞，包括交替性左、右束支阻滞或右束支阻滞伴交替性左前、左后分支阻滞；新发生的右束支阻滞伴左前或左后分支阻滞和新发生的左束支阻滞并发一度房室阻滞；二度Ⅱ型房室阻滞。

⑤机械性并发症的处理。急性心肌梗死的机械性并发症为心脏破裂，包括左室游离壁破裂、室间隔穿孔、乳头肌和邻近的腱索断裂等。常发生在急性心肌梗死发病第一周，多发生在第一次及Q波心肌梗死患者。这类患者药物治疗常常无效，需要采用紧急外科手术治疗，但死亡率高，风险大。

● 游离壁破裂。左室游离壁破裂引起急性心脏压塞时可突然死亡，临床表现为电-机械分离或停搏。亚急性心脏破裂在短时间内破口被血块封住，可发展为亚急性心脏压塞或假性室壁瘤。对亚急性心脏破裂者应争取冠状动脉造影后行手术修补及血供重建术。单纯药物治疗常常无效。

● 室间隔穿孔。室间隔穿孔伴血流动力学失代偿者提倡在血管扩张药和利尿药治疗及 IABP 支持下，早期或急诊手术治疗。如室间隔穿孔较小，无充血性心力衰竭，血流动力学稳定，可非手术治疗，6 周后择期手术。

● 急性二尖瓣关闭不全。急性乳头肌断裂时突然发生左心衰竭和(或)低血压，在心尖部出现全收缩期反流性杂音。治疗包括血管扩张药、利尿药及 IABP 治疗，在血流动力学稳定的情况下急诊手术。因左室扩大或乳头肌功能不全引起的二尖瓣反流，应积极药物治疗心力衰竭，改善心肌缺血并主张行血供重建术以改善心脏功能和二尖瓣反流。

3. 中药治疗　急性心肌梗死是冠状动脉病变引起管腔急性闭塞，导致冠状动脉血流中断或急剧减少，引起严重而持久的心肌缺血与部分心肌坏死，在中医属“真心痛”的范畴。辨证治疗分为急性期和稳定期。

(1)急性期治疗：真心痛发作时以芳香温通、急开其痹为治疗原则，可选用速效救心丸、苏合香丸、冠心苏合丸、苏冰滴丸、宽胸气雾剂等中成药。在此原则基础上，结合以下辨证分型治疗。

①痰瘀互阻，热毒内蕴

主症：胸痛剧烈、持续时间长，患者常有恐惧、濒死感，大便秘结，口气臭秽；舌苔黄腻或厚腻，脉弦滑或滑数。

治则：化痰祛瘀，清热解毒。

方药：全瓜蒌 30g，大黄 10g，半夏 10g，三七粉（冲）5g，黄连 10g。

用法：水煎 250ml，早晚分 2 次服。

②气虚痰瘀互阻、浊毒内结

主症：胸痛剧烈、持续时间长，患者常有恐惧、濒死感，大便秘结；舌苔厚腻，舌质暗红，脉沉弦。

治则：益气活血，化浊通腑。

方药：生晒参 10～15g，生黄芪 15g，紫丹参 15g，当归 10g，延胡索 10g，川芎 10g，广藿香 12g，佩兰 10g，陈皮 10g，半夏 10g，生大黄 6～10g。

用法：水煎 250ml，早晚分 2 次服。

辅以祛瘀生肌药，以促进心肌梗死的愈合，可在方中伍以三七 3～5g，血竭 1.5g，琥珀 1.5g，研末冲服。

(2)稳定期治疗：真心痛缓解后，可参照“冠心病心绞痛”辨证治疗。

4. 非药物治疗

(1)介入治疗：介入治疗是通过导管、支架将闭塞的冠状动脉开通，在有条件的医院已经成为 ST 段抬高型急性心肌梗死的主要治疗手段替代静脉溶栓。急诊介入治疗对介入医师的技术和导管室的条件均有较高的要求。急诊介入治疗的适应证如下：

①在 ST 段抬高和新出现或怀疑新出现左束支阻滞的急性心肌梗死患者。

②发病时间短于 12 小时，最好短于 6 小时。

③发病时间虽然超过 12 小时，但病情仍然不稳定，有胸痛的

反复发作；心电图有 ST 段的重新抬高，或合并心源性休克的广泛前壁心肌梗死，仍然考虑进行介入治疗。

④静脉溶栓失败、患者情况不稳定。

⑤非 ST 段抬高型急性心肌梗死，如果肌钙蛋白 I/T 阳性、胸痛反复发作的病情不稳定的患者，也可考虑实施急诊介入治疗。

(2)主动脉内球囊反搏：主动脉内球囊反搏(IABP)是由固定在导管的圆柱形气囊构成，将其安放在胸主动脉部位，通过心电控制使心脏舒张时气囊充气，心脏收缩时气囊放气，提高舒张压和冠状动脉的灌注压。而气囊在心脏收缩之前放气降低收缩压(心脏后负荷)从而改善了左心室射血，是急性心肌梗死合并心源性休克的一个重要治疗手段。主动脉内球囊反搏适应证如下。

①心源性休克药物治疗难以恢复时，作为冠状动脉造影和急诊血供重建术前的一项稳定措施。

②急性心肌梗死并发机械性并发症，如乳头肌断裂、室间隔穿孔时，作为冠状动脉造影和修补手术及血供重建术前的一项稳定性治疗手段。

③顽固性室性心动过速反复发作伴血流动力学不稳定。

④急性心肌梗死后顽固性心绞痛在冠状动脉造影和血运重建术前的一种治疗措施。

(王 斌)

第二节 心绞痛

心绞痛是冠心病的一个类型，由于一过性心肌缺血引起的一组临床综合征，表现为心前区不适或压迫感，典型者劳累时诱发，休息或舌下含服硝酸甘油缓解。最常见的原因是冠状动脉粥样硬化引起的明显狭窄或阻塞，也可见于冠状动脉痉挛、栓塞，主动脉瓣狭窄或反流，肥厚型心肌病。

【分　型】

1. 稳定型劳力性心绞痛　劳力性心绞痛病程在1个月以上而病情稳定不变者，即引起心绞痛发作的活动量、心绞痛发作时疼痛程度和持续时间相对稳定。

2. 不稳定型心绞痛

(1)初发劳力性心绞痛：指心绞痛病程在1个月以内，以前从未发生过心绞痛的患者。

(2)恶化劳力性心绞痛：指有过稳定型心绞痛病史的患者，近1月内心绞痛的频率、程度、时限、诱发因素发生变化且呈恶化趋势。

(3)自发性心绞痛：该类心绞痛发作与活动无关，多在安静下发作。其机制可能与冠状动脉痉挛或是冠状动脉内血栓活动有关，心电图表现为ST段压低或T波改变。卧位型心绞痛是指患者在卧位、安静状态下引起心绞痛发作，可能属于严重的劳力性心绞痛，其发生与卧位时回心血量增多有关。

(4)变异型心绞痛：属于自发型心绞痛，但发作持续时间更长，缺血更严重，发作时心电图示有关导联ST段抬高，多在凌晨同一时间段发作，易并发急性心肌梗死或猝死。

【诊断要点】

1. 症状

(1)典型劳累型心绞痛发作

①胸痛。典型的心绞痛部位是在胸骨后或左前胸，范围常不局限，可以放射到颈部、咽部、颌部、上腹部、肩背部、左臂及左手指侧，也可放射至其他部位。常呈紧缩感、绞榨感、压迫感、烧灼感、胸憋、胸闷或有窒息感、沉重感。呈阵发性发作，持续数分钟，一般不超过10分钟。发作与劳累或情绪激动有关，多发生在劳力当时

而不是之后。舌下含服硝酸甘油可在2～5分钟迅速缓解症状。

②其他伴随症状。胸痛发作时,患者可有心慌、焦虑、面色苍白、发冷或出汗。

③分级。加拿大心血管病学会(CCS)将心绞痛分为4级。

1级。日常活动时无症状。较日常活动重的体力活动,如平地小跑步、快速或持重物上三楼、上陡坡等时引起心绞痛。

2级。日常活动稍受限制。一般体力活动,如常速步行500～1 000m、上三楼、上坡等即引起心绞痛。

3级。日常活动明显受限。较日常活动轻的体力活动,如常速步行500～1 000m、上二楼、上小坡等即引起心绞痛。

4级。轻微体力活动(如在室内缓行)即引起心绞痛,严重者休息时亦发生心绞痛。

(2)不典型心绞痛发作

①胸痛。有的患者心绞痛出现的部位不典型,如出现在上腹部、颈部、下颌、牙齿、左肩胛部或右前胸。个别放射至双侧或一侧下肢,包括大腿前侧、胫前侧,甚至足背及第2～4足趾。但心电图有改变。

②其他伴随症状。胸痛发作时,患者可有心慌、焦虑、出汗、头晕、头痛、恶心,甚至呕吐。

2. 体征

(1)心脏:血压可略增高或降低,可有心率增快,心脏搏动减弱。少数情况下心尖区可闻及暂时性的收缩期杂音(二尖瓣乳头肌功能失调所致),如出现对缺血诊断有价值。偶可闻及第四心音、第三心音或奔马律、双肺底啰音。

(2)其他体征:肥胖、吸烟导致的手指变黄、黄色瘤等。部分患者可有颈动脉杂音或其他周围血管杂音。

3. 辅助检查

(1)心电图:单纯的静态心电图正常不能除外病变,而单纯的静态心电图 ST-T 改变也不能代表心肌缺血，心电图的动态变化（即心绞痛发作时的心电图或运动试验的心电图改变）更有意义。

①心绞痛发作时心电图改变。与安静时或基础心电图相比，有以下变化对诊断有意义。

● ST 段压低，可伴 T 波倒置。

● ST 段抬高，可伴 T 波高尖或倒置。

● 病理性 Q 波，提示陈旧性心肌梗死诊断。

●“假性正常化”，即平时心电图出现 ST 段压低、T 波倒置，心绞痛发作时反而出现 ST 段恢复、T 波直立，类似正常化，也提示心肌缺血的诊断。

②运动试验心电图。静息心电图无明显异常者，需进行心电图负荷试验。运动试验的阳性标准为运动中出现典型心绞痛，运动中或运动后出现 ST 段水平或下斜型下降≥1mm（J 点后 60～80ms），或运动中出现血压下降者。

运动试验主要用于确诊冠心病和用于对冠心病患者的临界病变找寻缺血的证据。静息心电图 ST 段下降 ＞1mm、完全性左束支阻滞（LBBB）、预激综合征、室性起搏心律及正在服用地高辛的患者，不宜行心电图运动试验或运动试验难以评定。

③动态心电图。如多次静息心电图未找到患者缺血证据，症状发作时又未来得及做心电图，患者又不能进行运动试验，就可进行动态心电图检查。24 小时动态心电图如有与症状相一致的缺血性 ST-T 变化，则对诊断有参考价值。

（2）冠状动脉 CT 造影（CTA）：为显示冠状动脉病变及形态的无创检查方法。当怀疑有冠心病的可能时，均可通过检查进行初筛，有较高阴性预测价值。若 CTA 冠状动脉造影未见狭窄病变，一般提示没有严重的冠状动脉狭窄性病变。但 CTA 对狭窄病变及程度的判断仍欠准确，特别当钙化存在时或置入支架后会显著影响狭窄程度的判断，而钙化在冠心病患者中相当普遍，因此仅能作为参考。

(3)冠状动脉造影：对已确诊心绞痛或是高度怀疑心绞痛患者，冠状动脉造影不仅可以明确诊断，而且可以在了解血管病变情况后决定治疗策略并初步判定预后。具体适应证见“冠状动脉造影”内容。对于需要介入治疗的患者，可在造影的同时进行。

(4)其他辅助检查：包括超声负荷试验和放射性核素检查。这两种检查均为无创的负荷试验。两者均可进行双嘧达莫、腺苷或多巴酚丁胺药物负荷试验，后者也可进行蹬车负荷试验，而且费用略贵一些。其适应证如下。

①静息心电图异常，包括完全性左束支阻滞、ST 段下降＞1mm、起搏心律、预激综合征等，使心电图运动试验难以精确评估。

②心电图运动试验不能下结论，而冠状动脉疾病可能性较大者。

③既往血管重建(PCI 或 CABG)患者，症状复发，需了解缺血部位者。

④在有条件的情况下，可替代心电图运动试验。

⑤非典型胸痛，而冠心病可能性较低者(如女性)，可替代心电图运动试验。

⑥评估冠状动脉造影临界病变的功能严重程度。

⑦已行冠状动脉造影、计划行血管重建治疗，需了解心肌缺血部位者。

【治　疗】

1. 发作时的处理　保持静息状态，站立、坐位或卧床，舌下含服硝酸甘油或口喷硝酸甘油 1～2 喷。在医院应先记录心电图，后含化硝酸甘油、吸氧和静脉滴注。

2. 非发作时的西药治疗

(1)一般治疗

①患者的教育。使患者全身心参与治疗和预防，并减轻对病

情的担心与焦虑，更好地依从治疗方案和控制危险因素，从而改善和提高患者的生活质量，降低死亡率。

②戒烟。临床研究显示，吸烟能增加患者心血管疾病死亡率50%，心血管死亡的风险与吸烟量直接相关。吸烟还与血栓形成、斑块不稳定及心律失常相关。

③运动。运动应尽可能与多种危险因素的干预结合起来，成为冠心病患者综合治疗的一部分。建议稳定型心绞痛患者每日运动 30 分钟，每周运动不少于 5 天。每次运动不感到不适为原则，不要进行强体力活动。

④控制血压。通过生活方式改变及使用降压药物，将血压控制于 140/90mmHg 以下，对于糖尿病及慢性肾病患者，应控制在 130/80mmHg 以下。选择降压药物时，应优先考虑 β 受体阻滞药和（或）血管紧张素转化酶抑制药。

⑤调脂治疗。脂代谢紊乱是冠心病的重要危险因素，冠心病患者应积极进行调脂治疗。目前应用最多的是他汀类。例如，阿托伐他汀 10～40mg，每日 1 次，口服；辛伐他汀 20～40mg，每晚（睡前）1 次，口服；瑞舒伐他汀 5～20mg，每晚 1 次，口服；普伐他汀20～40mg，每晚 1 次，口服。他汀类降脂药的主要不良反应有肝酶升高和肌病，注意复查血脂、肝功能和心肌标志物（如 CK）。

⑥糖尿病治疗。糖尿病合并冠心病慢性稳定型心绞痛患者应立即开始纠正不良生活习惯及使用降糖药物治疗，使糖化血红蛋白≤7%。

⑦代谢综合征治疗。诊断为代谢综合征的患者，治疗的目标是减少基础诱因（如肥胖、缺乏锻炼）和治疗相关的脂类和非脂类（如高血压、高血糖）危险因素。

（2）基本药物治疗

①硝酸酯类。硝酸酯类药为内皮依赖性血管扩张药，能减少心肌需氧和改善心肌灌注，从而改善心绞痛症状。硝酸酯类药可

反射性增加交感神经张力，使心率加快。因此，常联合负性心率药物(如β受体阻滞药或非二氢吡啶类钙拮抗药)治疗慢性稳定性心绞痛。联合用药的抗心绞痛作用优于单独用药。

舌下含服或喷雾用硝酸甘油仅作为心绞痛发作时缓解症状用药，也可在运动前数分钟使用，以减少或避免心绞痛发作。长效硝酸酯制剂用于减低心绞痛发作的频率和程度，并可能增加运动耐量，适用于慢性长期治疗，但不适宜于心绞痛急性发作的治疗。每日用药时应注意给予足够的无药间期，以减少耐药性的发生。劳力性心绞痛患者日间服药，夜间停药，皮肤敷贴片白天敷贴，晚上除去。硝酸异山梨酯口服常用剂量为 10～20mg，每日3～4 次；5-单硝山梨醇酯为 20～40mg，每日 2 次。

第一次含服硝酸甘油时，应注意可能发生直立性低血压。使用治疗勃起功能障碍药物(西地那非)者，24 小时内不能应用硝酸甘油等硝酸酯制剂，以避免引起低血压，甚至危及生命。对由严重主动脉瓣狭窄或肥厚型梗阻性心肌病引起的心绞痛，不宜用硝酸酯制剂，因为硝酸酯制剂降低心脏前负荷和减少左室容量能进一步增加左室流出道梗阻程度，而严重主动脉瓣狭窄患者应用硝酸酯制剂也因前负荷的降低进一步减少心搏出量，有造成晕厥的危险。

②β受体阻滞药。β受体阻滞药能抑制心脏β肾上腺素能受体，从而减慢心率，减弱心肌收缩力，降低血压，以减少心肌耗氧量，可以减少心绞痛发作和增加运动耐量。用药后要求静息心率降至 55～60bpm，严重心绞痛患者如无心动过缓症状，可降至 50bpm。

β受体阻滞药能降低心肌梗死后稳定型心绞痛患者死亡和再梗死的风险，只要无禁忌证，应作为稳定型心绞痛的基础治疗药物。目前，可用于治疗心绞痛的β受体阻滞药有很多种，当给予足够剂量时，均能有效预防心绞痛发作。更倾向于使用选择性 β_1 受体阻滞药，如美托洛尔、阿替洛尔及比索洛尔。同时具有α和β受体阻滞的药物，在慢性稳定型心绞痛的治疗中也有效。

在有严重心动过缓和高度房室阻滞、窦房结功能紊乱、有明显的支气管痉挛或支气管哮喘的患者，禁用β受体阻滞药。变异型心绞痛、外周血管疾病、严重抑郁和慢性肺心病的患者是应用β受体阻滞药的相对禁忌证，可小心使用高度选择性β_1受体阻滞药。

推荐使用无内在拟交感活性的β受体阻滞药。剂量应个体化，从较小剂量开始。常用口服药物为美托洛尔 12.5～50mg，每日 2～3 次；阿替洛尔 6.25～25mg，每日 2 次；比索洛尔，1.25～5 mg，每日 1 次。

③钙拮抗药。钙拮抗药通过改善冠状动脉血流和减少心肌耗氧起缓解心绞痛作用。在改善运动耐量和改善心肌缺血方面，β受体阻滞药和钙拮抗药相当。二氢吡啶类和非二氢吡啶类钙拮抗药同样有效，非二氢吡啶类钙拮抗药的负性肌力效应较强，更适合一般劳力性心绞痛的治疗。

对变异型心绞痛或以冠状动脉痉挛为主的心绞痛，钙拮抗药是一线药物。地尔硫䓬和维拉帕米能减慢房室传导，常用于伴有心房颤动或心房扑动的心绞痛患者，这两种药不应用于已有严重心动过缓、高度房室阻滞和病态窦房结综合征的患者。

外周水肿、便秘、心悸、面部潮红是所有钙拮抗药常见的不良反应，低血压也时有发生，其他不良反应还包括头痛、头晕、虚弱无力等。

当稳定型心绞痛合并心力衰竭必须应用长效钙拮抗药时，可选择氨氯地平或非洛地平。

地尔硫䓬片 15～60 毫克，每日 3～4 次，口服；维拉帕米 40～80mg，每日 3 次，口服；硝苯地平缓释片 20～30 毫克，每日 1～2 次，口服；氨氯地平 2.5～5mg，每日 1 次，口服；左旋氨氯地平 1.25～2.5mg，每日 1 次，口服。

④阿司匹林。通过抑制环氧化酶和血栓烷（TXA_2）的合成达到抗血小板聚集的作用，所有患者只要没有用药禁忌证都应该服用。阿司匹林的最佳剂量范围为每日 75～150mg，1 次口服。其主要不良反应为胃肠道出血或对阿司匹林过敏。不能耐受阿司匹林的患者，可改用氯吡格雷作为替代治疗。

⑤氯吡格雷。主要用于不稳定型心绞痛、支架置入后及对阿司匹林有禁忌证的患者。该药顿服 300mg 后 2 小时即能达到有效血药浓度。常用维持剂量为每日 75mg，1 次口服。

⑥血管紧张素转化酶抑制药（ACEI）。多项循证试验证实，ACEI 能明显降低无心力衰竭的高危血管疾病患者的主要终点事件（心血管死亡、心肌梗死和卒中）。卡托普利 12.5～25mg，每日 2～3 次，口服；或福辛普利 10mg，每日 1 次，口服。

⑦其他治疗药物

● 代谢性药物。曲美他嗪通过调节心肌能源底物，抑制脂肪酸氧化，优化心肌能量代谢，改善心肌缺血及左心功能，缓解心绞痛。可与 β 受体阻滞药等抗心肌缺血药物联用。常用剂量为每次 20mg，每日 3 次，口服。

● 尼可地尔。尼可地尔是一种钾通道开放剂，与硝酸酯类制剂具有相似药理特性，对稳定性心绞痛治疗可能有效。常用剂量为每日 6mg，分 3 次口服。

3. 中药治疗　胸痹心痛治疗应本着“急则治标”、“缓则治本”的原则。在发作期主要选用有速效止痛作用之药剂、气雾剂、丸剂、片剂，以迅速控制病情，缓解心痛；缓解期则重在根据不同证型予以补气养阴、活血化瘀等治疗。

（1）发作时的治疗：胸痹心痛的基本病机是本虚标实，不通则痛，疼痛发作时以标实为主，治疗当急治其标，予以温阳散寒，行气活血，通阳泻浊，豁痰降逆为法。发作期主要分为寒凝血瘀和气滞血瘀。

①寒凝血瘀

主症:遇冷则疼痛发作,或闷痛,舌淡暗、苔白腻,脉滑涩。

治则:芳香温通。

方药:苏合香丸。本方由荜茇、细辛、檀香、高良姜、延胡索、冰片等组成。此类药物多属芳香温通类药物,辛香走窜,可耗伤气阴,故应中病即止,不可久服。

用法:水煎250ml,早晚2次分服。

②气滞血瘀

主症:疼痛剧烈多与情绪因素有关,舌暗、苔白,脉弦滑。

治则:辛散温通,行气活血。

方药:速效救心丸。主要成分川芎、冰片等。

用法:发作时予10~15粒舌下含服。

(2)缓解期的治疗:缓解期本病多虚实并见,寒热错杂交相为患。故当标本兼治,通中有补,补中有通。此期可按以下几种证型进行辨治。

①气虚血瘀

主症:胸痛、胸闷,动则尤甚,休息时减轻,乏力气短,心悸汗出,舌体胖有齿痕,舌质暗有瘀斑或瘀点、苔薄白,脉弦或有间歇。

治则:益气活血。

方药:保元汤合桃红四物汤加减。人参(另煎对入)5g,黄芪30g,桃仁15g,红花12g,川芎15g,赤芍15g,当归15g,生地黄15g,桂枝10g,甘草5g。

用法:水煎250ml,早晚2次分服。

②气阴两虚、心血瘀阻

主症:胸闷隐痛、时作时止,心悸气短,倦怠懒言,面色少华,头晕目眩,遇劳则甚,舌暗红少津,脉细弱或结代。

治则:益气养阴,活血通脉。

方药:生脉散合冠心Ⅱ号方加减。党参30g,麦冬15g,五味子

10g，黄芪 30g，丹参 30g，赤芍 15g，川芎 15g，红花 10g，降香 6g。

用法：水煎 250ml，早晚 2 次分服。

③痰阻血瘀

主症：胸脘痞闷如窒而痛，或痛引肩背，气短，肢体沉重，形体肥胖痰多，纳呆恶心，舌暗苔浊腻，脉弦滑。

治则：通阳泄浊，活血化瘀。

方药：瓜蒌薤白半夏汤合桃红四物汤加减。瓜蒌 30g，薤白 30g，半夏 12g，桃仁 15g，红花 12g，川芎 15g，赤芍 15g，当归 15g，生地黄 15g。

用法：水煎 250ml，早晚 2 次分服。

④气滞血瘀

主症：胸闷胸痛，时痛时止，窜行左右，疼痛多与情绪因素有关，伴有胁胀，喜叹息，舌暗或紫暗、苔白，脉弦。

治则：行气活血。

方药：血府逐瘀汤加减。桃仁 10g，红花 10g，川芎 12g，赤芍 10g，当归 15g，柴胡 8g，牛膝 10g，枳壳 10g，地龙 8g。

用法：水煎 250ml，早晚 2 次分服。

4. 介入治疗　冠状动脉介入治疗术(PCI)是指采用经皮穿刺技术送入球囊导管或其他相关器械，解除冠状动脉狭窄或梗阻，重建冠状动脉血流的技术。

近 30 年来，PCI 日益普遍应用于临床，由于创伤小、恢复快、危险性相对较低，易于被医生和患者所接受。PCI 的方法包括单纯球囊扩张、冠状动脉支架术、冠状动脉旋磨术、冠状动脉定向旋切术等。随着经验的积累、器械的进步、特别是支架极为普遍的应用和辅助用药的发展，这一治疗技术的应用范围得到了极大的拓展。近年来，由于冠心病的药物治疗也获较大发展，提高了对于稳定型心绞痛并且冠状动脉解剖适合行 PCI 患者的成功率，手术相关的死亡风险为 0.3%～1%。对于相对高危险患者及多支血管病变的稳定性心绞痛患者，PCI缓解症状更为显著。应用药物洗脱支架显示了持续的优于金属裸支架的治疗效果，减少了再狭窄风险及包括靶血管重建在内的主要负性心脏事件的风险。具体适应证见“冠状动脉介入治疗”部分。

5. 冠状动脉搭桥术 冠状动脉旁路移植术(CABG)是将人体自身的动、静脉或其他血管代用品作旁路，将主动脉的血流绕过病变引向远端缺血心肌，改善血供，从而达到缓解胸痛，改善心功能，提高生活质量，延长寿命的目的。俗称“搭桥”手术。

近40年来，CABG逐渐成为了治疗冠心病的最普通的手术，对冠心病的治疗价值已进行了较深入的研究。某些特定的冠状动脉病变解剖类型手术预后优于药物治疗，这些情况包括：左主干的明显狭窄；3支主要冠状动脉近段的明显狭窄，尤其是伴有糖尿病、心功能不全的患者；2支主要冠状动脉的明显狭窄，其中包括左前降支(LAD)近段的高度狭窄；介入治疗或搭桥术失败后仍有明显胸痛；介入治疗后再狭窄。

(董　鹏)

第三节　缺血性心肌病

缺血性心肌病(ICM)是冠心病的一种特殊类型，是由于长期的严重冠状动脉供血不足，使心肌组织发生营养障碍和萎缩，导致心肌纤维组织增生。缺血性心肌病患者的冠状动脉粥样硬化严重，多为多支病变，心脏逐渐扩大，左心室功能明显受损，左心室射血分数多≤35%。其临床特点是心脏进行性扩大，易发生心律失常和心力衰竭，又称心力衰竭型或心律失常型冠心病，酷似扩张型心肌病，属冠心病的终末期。冠状动脉旁路移植术，经皮冠状动脉介入治疗对于延长缺血性心肌病患者的生存期具有重要意义。

【分 型】 根据缺血性心肌病的临床表现不同,将其分为限制型缺血性心肌病和扩张型缺血性心肌病。限制型缺血性心肌病属于本病的早期阶段,以心室舒张功能减退为其主要病理生理基础,又称僵硬心脏综合征。虽然,心脏舒张功能明显减弱,临床并有心肌缺血及左心功能不全等表现,但心脏收缩功能正常或仅轻度受损,心脏扩大尚不明显,临床上常以急性左心衰竭发作为突出表现,而心绞痛反而表现不明显。一般认为,限制型缺血性心肌病进一步发展转变为扩张型缺血性心肌病,也是缺血性心肌病的晚期阶段,表现为心室腔明显扩大,临床以慢性充血性心力衰竭为主要表现,心绞痛则随着心力衰竭症状的加剧而减轻,甚至消失。

【诊断要点】

1. 症状

(1)老年男性多见。

(2)心绞痛反复发作,持续时间较长,不易缓解;后期心绞痛发作反而减少。患者多有心肌梗死病史,甚至有多次心肌梗死病史。

(3)主要表现为左心衰竭,出现呼吸困难,活动时和卧位情况下均可发生,需要药物治疗才能缓解。

(4)可出现多种、复杂性心律失常,常以室性期前收缩、心房颤动及左束支阻滞最多见,也可出现房性心动过速、室性心动过速,甚至心室颤动。患者发作时表现为心悸,严重时可出现呼吸困难、心绞痛和晕厥。恶性室性心律失常是此类患者猝死的原因之一。

(5)猝死是患者症状和死亡类型之一,其主要原因为心律失常。有过猝死(抢救成功)的患者预后不良,存活率低。

(6)血栓性栓塞症状好发于有心房颤动及心腔明显扩大的患者。血栓可出现在心房或心室,一旦脱落引起不同部位的栓塞,包括脑梗死、下肢动脉栓塞、肠系膜动脉栓塞等,严重者可致死。

2. 体征

(1)一般表现:患者出现出汗、端坐呼吸、发绀、四肢发冷、烦躁、少尿、血压升高或降低、心率变化以心动过速多见。

(2)心脏表现

①心脏扩大 以左心室为主,心尖搏动向左下移位。心脏扩大是该病的重要体征,初期以左心室扩大为主,后期则全心扩大。

②第一心音正常或低钝,心尖部可闻及第三心音和第四心音。如合并肺动脉高压,则肺动脉瓣第二心音亢进,心尖部常闻及收缩期杂音,系二尖瓣反流所致。

(3)其他体征

①肺部可出现干性、湿性啰音,以双下肺湿性啰音明显。

②颈静脉怒张,肝大,双下肢水肿。

3. 辅助检查

(1)心电图检查

①心绞痛发作时可出现 ST 段压低,少数可出现 ST 段抬高,伴随 T 波倒置。ST-T 改变的导联常按病变冠状动脉支配区域分布,具有定位诊断价值。如果患者有心肌梗死病史,心电图可有病理性 Q 波、T 波倒置。

②左心室肥大、异常 Q 波、ST 段压低、T 波改变。

③心律失常,如窦性心动过速、房性期前收缩、室性期前收缩、室性心动过速、心房颤动、房室阻滞及束支阻滞等。

(2)胸部 X 线检查:主要表现为心影增大,且多数呈主动脉型心脏(以左心室增大为主,右心室多数正常),少数心影呈普大型。并可见升主动脉增宽及主动脉结钙化等。多数患者有不同程度的肺淤血表现,但肺动脉段改变不明显。

(3)心脏超声检查:心腔正常或扩大,以左心房及左心室扩大为主;室壁呈节段性运动减弱或消失,左心室射血分数明显降低,部分患者以舒张功能不全为主,表现为左心室射血分数正常或轻微减低，二尖瓣血流 E/A<1。多数患者伴有二尖瓣口反流，并可见主动脉瓣增厚及钙化。

(4)多排冠状动脉 CT：可见多支冠状动脉弥漫性严重狭窄或闭塞，心腔扩大。

(5)冠状动脉造影：常表现为多支冠状动脉弥漫性严重狭窄或闭塞。

4. 评估存活心肌 对于有心肌梗死的患者需要评估梗死区心肌是否存活，如果有存活心肌，应考虑介入治疗或冠状动脉搭桥手术。常用方法主要有核素显像、超声心动图和心脏磁共振。心脏超声评估缺血区心肌节段运动、心肌灌注和心肌代谢等变化。如果结合组织多普勒，可实时地显示心脏室壁运动的信息，精确定量分析心肌运动和运动过程的变化、定量分析心肌收缩后增厚。

核素显像包括正电子发射计算机断层显像和单光子发射计算机断层显像。显像显示放射性稀疏缺损的梗死部位出现放射性填充，即存活心肌灌注——代谢不匹配，是判断存活心肌的可靠指标，被视为检出冬眠心肌的“金标准”。

心脏磁共振显像具有良好的空间分辨率，能提供几乎同时的解剖功能和灌注的信息，可理想地对存活心肌进行定量分析，是评估存活心肌有价值的工具。

5. 诊断依据 凡患者存在心脏扩大、心力衰竭及心绞痛等典型临床表现，且有明确冠心病病史者，在排除其他导致心脏扩大原因后即应考虑本病的可能。符合下列 3 个肯定条件与 2 个否定条件者，均可诊断为扩张型缺血性心肌病。

(1)肯定条件

①有明确的冠心病证据，如心绞痛发作史，心肌梗死病史 6 个月以上，多排冠状动脉 CT 及冠状动脉造影结果阳性等。

②心脏明显扩大。

③心力衰竭反复发作。

(2)否定条件

①除外冠心病并发症,如室壁瘤、室间隔穿孔、乳头肌功能不全及心律失常等。

②除外其他心脏病或其他原因引起的心脏扩大和心力衰竭,如扩张型心肌病、风湿性心脏病、高血压性心脏病、酒精性心肌病、克山病、长期贫血、甲状腺功能亢进及心脏结节病等。

6. 鉴别诊断

(1)扩张型心肌病:其临床特征与缺血性心肌病非常相似,鉴别诊断相当困难。

①病史。扩张型心肌病发病年龄较轻,常有心肌炎病史。缺血性心肌病发病年龄较大,多数有心绞痛或心肌梗死病史,常伴有高血压、高血脂及糖尿病等。

②心电图检查。扩张型心肌病常伴有完全性左束支阻滞、非特异性 ST-T 改变。缺血性心肌病心电图常有病理性 Q 波,心肌缺血发作时可出现节段性 ST 段压低或抬高。

③胸部 X 线检查。扩张型心肌病患者心影呈普大型,心胸比多在 0.6 以上,X 线透视下见心脏搏动明显减弱,晚期常有胸腔积液、心包积液征象。缺血性心肌病患者虽有心影明显增大,但多数呈主动脉型心脏,并伴有升主动脉增宽及主动脉结钙化等。

④心脏超声检查。扩张型心肌病因心肌广泛受累,常表现为 4 个心腔呈普遍性显著扩大、心室壁变薄。缺血性心肌病常以左心房及左心室扩大为主,室壁厚度局限性变薄、室壁运动呈节段性减弱或消失,并常伴有主动脉瓣及瓣环增厚、钙化。

⑤周围动脉硬化超声探查。缺血性心肌病患者多出现颈动脉与股动脉斑块,而扩张型心肌病仅少数患者出现。

⑥放射性核素检查。扩张型心肌病患者心肌灌注的放射性核素分布多表现为散在的稀疏区或花斑样改变,范围小、程度轻,表现为较多小片样缺损,不呈节段性分布。缺血性心肌病患者多呈

按冠状动脉分布的节段性灌注异常，心肌血流灌注受损程度重、范围大；当灌注缺损范围大于左心室壁的40%时，则对缺血性心肌病的诊断有较高价值。

(2)酒精性心肌病：酒精性心肌病是指由于长期大量饮酒所致的心肌病变，主要表现为心脏扩大、心力衰竭及心律失常等，在临床上与扩张型缺血性心肌病有许多相似之处。酒精性心肌病具有以下特点：

①多为30～50岁男性，有长期、大量饮酒史，停止饮酒3～6个月后，病情可逐渐好转，增大的心脏可见缩小。

②多伴有酒精性肝硬化。

③心脏超声检查提示心脏各房室腔均有扩大，但以左心房及左心室腔扩大为主；室壁运动弥漫性减弱，左心室射血分数明显降低；常合并二尖瓣、三尖瓣关闭不全，但无室壁节段性运动异常及主动脉瓣增厚、钙化征象。多排冠状动脉CT及冠状动脉造影提示冠状动脉多无明显病变。

(3)克山病：克山病是一种原因不明的地方性心肌病，临床上根据其起病急缓及心功能状态不同而分为急型、亚急型、慢型及潜在型四型。慢型克山病患者主要表现为心脏增大及充血性心力衰竭，其心电图、心脏超声及胸部X线检查所见均与扩张型缺血性心肌病有许多相似之处，但克山病有下列临床特点。

①有明显的地区性，病区分布在包括黑龙江、吉林、辽宁、山西、河北、山东、河南、陕西、甘肃、四川、云南、湖北13个省及西藏、内蒙古自治区的低硒地带上。

②具有人群多发的特点，以农业人口中的生育期妇女及断奶后的学龄前儿童多见。而缺血性心肌病则以老年人多见。

③克山病患者心脏超声检查心脏多呈普遍性显著扩大，室壁弥漫性运动减弱，心肌收缩无力，心脏收缩功能明显降低，同时伴多个瓣膜口明显反流。

④多排冠状动脉 CT 及冠状动脉造影显示冠状动脉无严重病变。

【治　疗】 缺血性心肌病的治疗效果在某种程度上取决于存活心肌的多少。因此,治疗原则包括挽救存活心肌(包括冬眠心肌、钝抑心肌),改善心功能,预防及治疗心律失常,控制危险因素等。

1. 控制危险因素

(1)控制高血压:高血压是缺血性心肌病的主要危险因素,缺血性心肌病合并高血压的患者应积极降压治疗。降低血压后,缺血性心肌病心力衰竭的发生率和总病死率均会下降。

(2)调整血脂:冠状动脉粥样硬化直接与血清胆固醇水平降低幅度的大小和持续时间的长短有关。对血脂升高者,应通过合理膳食、应用他汀类降脂药物进行防治。

(3)控制血糖:对于糖尿病合并缺血性心肌病的患者,其冠状动脉粥样硬化多严重而弥漫,应积极治疗糖尿病,将血糖水平控制在合理范围内。

(4)戒烟、限酒:应严格戒烟;少量饮酒有利于心血管系统,但要避免酗酒。

(5)减肥:对于体重超标的患者,要通过饮食、适当增加活动降低体重。因为体重增加不仅是动脉粥样硬化的危险因素,也是使心功能恶化的因素。

2. 改善心肌缺血

(1)硝酸酯类药物:此类药物能扩张冠状动脉,改善心肌供血,对心力衰竭患者还有减轻肺淤血作用。常用药物有硝酸异山梨酯、硝酸甘油等。口服硝酸甘油时应注意“首过效应”,其生物利用度极低,舌下含服为宜。长期连续应用硝酸酯类药物可以产生耐药性和药物依赖性。其使用方法参照“心绞痛”治疗。

(2)钙拮抗药:是通过扩张冠状动脉、改善心肌缺血区的血流灌注和抑制血小板聚集来达到治疗目的。制剂有地尔硫䓬、硝苯地平和维拉帕米等。地尔硫䓬对冠状动脉及其侧支循环血管均有较强的扩张作用，能降低血压、减慢心率，降低心肌耗氧量，对于心率偏快的患者尤其适用。合并高血压而心率不快者可应用长效钙拮抗药，如非洛地平、氨氯地平、硝苯地平控释片。对于心力衰竭表现为主的缺血性心肌病患者，应用钙拮抗药仍应慎重，尤其是有负性肌力与负性频率作用的钙拮抗药，如地尔硫䓬、维拉帕米。

3. 预防心室重构　无论是慢性心肌缺血，还是急性心肌梗死都能导致心肌变性坏死，发生心室重构，最终形成缺血性心肌病。因此，对冠心病、心肌梗死患者及早给予药物治疗，防治心室重构是必要的 。

(1)血管紧张素转化酶抑制药(ACEI)：ACEI 不仅抑制血液循环中的肾素-血管紧张素-醛固酮系统(RAAS)，而且也抑制组织中的 RAAS，从而抑制了心肌间质胶原的生成，抑制了心肌梗死后心室的重构。ACEI 还有扩张血管和改善心力衰竭的作用，更适用于缺血性心肌病合并心力衰竭患者。其使用参见“慢性心力衰竭”治疗部分。

(2)β 受体阻滞药：许多研究表明，慢性心力衰竭时神经体液系统(如肾上腺素能系统)激活可介导心肌重塑，而 β_1 受体信号转导的致病性明显大于 β_2 受体及 α 受体，最终心脏扩大、心功能恶化。这就是应用 β 受体阻滞药治疗慢性心力衰竭的根本基础。

(3)醛固酮拮抗药：研究发现，醛固酮具有不完全依赖于 AngⅡ的独立作用，特别是在心肌和血管壁的重塑功能方面，醛固酮可通过心肌组织中的醛固酮受体(MRs)直接介导心肌重塑，故螺内酯可产生明确的抗心肌纤维化作用。

4. 纠正心力衰竭　心力衰竭是缺血性心肌病发展的最终结局，是缺血性心肌病的最常见死因。心力衰竭药物治疗可改善临床症状，降低病死率。常见药物有以下几种：

(1)利尿药：利尿药是有液体潴留的心力衰竭患者治疗策略中的重要组成部分，具有较快缓解呼吸困难和水肿症状的作用。常用利尿药包括噻嗪类利尿药、保钾利尿药和作用于髓袢利尿药，如呋塞米。

在急性期，一般静脉给予呋塞米 20～200mg，每日 2 次，静脉注射；稳定后可改用呋塞米 20～40mg，每日或隔日 1 次，口服。氢氯噻嗪适用于轻度液体潴留、肾功能正常的心力衰竭患者。如有显著的液体潴留，特别当有肾功能损害时，宜选用髓袢利尿药，如呋塞米、布美他尼、托拉塞米。保钾利尿药，如氨苯蝶啶、螺内酯，常与上两种利尿药合用。

利尿药不能降低患者的死亡率，因此长期治疗(症状缓解后)应与 ACEI 和 β 受体阻滞药联合应用。

(2)血管扩张药：血管扩张药可以降低左心室舒张末压，减少肺循环和体循环阻力，改善心力衰竭症状。常用的血管扩张药有硝普钠、硝酸甘油及钙拮抗药等，剂量应视患者血容量是否充足而不同。在血压不低的心力衰竭急性期患者，可给予硝酸甘油或硝普钠静脉滴注(开始每分钟 10μg，以后每 10 分钟增加 1 次剂量，每次每分钟增加 10μg)。硝普钠滴注时应注意避光，4～6 小时重新更换药物。

(3)血管紧张素转化酶抑制药(ACEI)：ACEI 是目前心力衰竭治疗的基石和首选的药物，主要通过两个机制治疗慢性心力衰竭：抑制肾素血管紧张素醛固酮系统(RAAS)；抑制缓激肽的降解，提高缓激肽水平。卡托普利 12.5～25mg，每日 3 次，口服；或福辛普利 5～10mg，每日 1 次，口服。其最好的效果一般在数周或数月后才出现。需要让患者坚持治疗，即症状未见改善，仍可降低疾病进展的危险性。少数患者因为严重咳嗽而改用血管紧张素Ⅱ受体拮抗药治疗。

(4)血管紧张素Ⅱ受体拮抗药(ARB)：包括缬沙坦、氯沙坦、伊贝沙坦等。缬沙坦80mg,每日1次,口服。ARB治疗心力衰竭有效,但未证实其疗效优于ACEI。可用于不能耐受ACEI的患者,也可与ACEI合用。

(5)β受体阻滞药:β受体阻滞药曾是治疗心力衰竭的禁忌证,而现在已成为常规治疗的一部分。目前用于心力衰竭治疗的β受体阻滞药有美托洛尔、比索洛尔(博苏、康忻)、卡维地洛、普萘洛尔。

症状改善常在治疗2～3个月才出现,即使症状不改善,亦能阻碍疾病的进程,因此要坚持治疗。β受体阻滞药应在患者症状改善后才能使用,不能用于抢救急性心力衰竭患者。从最小剂量开始,如美托洛尔3.125mg,每日2次,以后每1～2周增加一次剂量,剂量可加倍。增加剂量要缓慢。

(6)洋地黄类强心药物:洋地黄可降低交感神经的兴奋性和心率,同时增加心肌收缩力,可以改善症状,提高生活质量,但不能延长患者存活时间。对于缺血性心肌病患者应用洋地黄容易导致洋地黄中毒。如果长期应用,可用地高辛每次0.125～0.25mg,每日或隔日1次。

应用洋地黄应个体化、小剂量,应注意患者的肾功能和电解质及酸碱平衡,避免出现洋地黄中毒。

(7)非洋地黄类正性肌力药:非洋地黄类正性肌力药包括β受体激动药(多巴酚丁胺、多巴胺)及磷酸二酯酶抑制药(米力农等)。这两种药物短期缓慢静脉注射能改善血流动力学和症状,仅在患者对利尿药、血管扩张药及地高辛联合治疗无效时,可考虑短期应用3～5日。长期应用没有明显益处。

5. 防治心律失常

(1)非危险性心律失常:如房性期前收缩、室性期前收缩、短阵房性心动过速,甚至室性心动过速,由于不引起明显血流动力学改变,一般可不进行处理。仅治疗冠心病和心力衰竭即可。

(2)心房扑动、心房颤动:对于可以转复为窦性心律者,尽量使用胺碘酮。对于不能转复的持续性心房颤动、心房扑动,可以使用地高辛或β受体阻滞药控制心室率。

(3)室性心动过速:急性转复应选用静脉注射胺碘酮,次选利多卡因、普罗帕酮(心律平)。对于反复发作、药物效果不好或伴随晕厥者,应置入可置入式自动转复除颤器(ICD)。

(4)缓慢型心律失常:表现为病态窦房结综合征、房室阻滞。如因药物引起(如β受体阻滞药、地尔硫䓬、胺碘酮),应考虑停药观察。如果心率太慢(<40bpm)可临时给予异丙肾上腺素或阿托品静脉滴注;效果不好,应置入临时心脏起搏器。长期严重缓慢型心律失常应安装永久性心脏起搏器。

6. 抗凝治疗　凡有血栓栓塞征象或心腔内有附壁血栓时,皆易引起重要脏器动脉栓塞。可选用肝素(急性期)、华法林(慢性期),或口服肠溶阿司匹林、氯吡格雷治疗。

7. 改善心肌能量代谢　曲美他嗪可以抑制游离脂肪酸的氧化,提高心肌细胞的能量产生,改善心功能,可能对缺血性心肌病有一定的治疗效果。曲美他嗪每次 20mg,每日 3 次。能量合剂等药物无明显作用。

8. 介入治疗及冠状动脉主动脉旁路术　对于仍然存在严重冠状动脉狭窄、心肌缺血的缺血性心肌病患者,必须恢复缺血心肌的再灌注(再血管化治疗),以从根本上改善心肌缺血、心功能和患者的预后。目前,再血管化治疗的主要手段包括冠状动脉介入治疗和冠状动脉主动脉旁路术(CABG,简称冠状动脉搭桥术)。对于梗死心肌,需要评估有无存活心肌,再决定是否进行再血管化治疗。

介入治疗的特点是损伤小、住院时间短、患者容易接受。冠状动脉搭桥手术创伤相对较大,对患者心功能、肺功能状态要求较高,但能同时进行左心室减容术、瓣膜修补术等手术,术后再血管化的危险降低。

9. 心脏再同步治疗(CRT)　对于缺血性心肌病合并心力衰竭、左束支阻滞的患者，在心肌供血改善后，药物治疗效果不好者，应考虑置入三腔起搏器进行心脏再同步治疗。

CRT 治疗缺血性心肌病的适应证为：左心室射血分数＜35％；左心室舒张末径(LVEDD)＞55mm；心功能(NYHA 分级)Ⅲ～Ⅳ级，6 分钟步行距离＜450m；心电图 QRS 时限(宽度)＞130ms；已经采用了合理用药(包括 ACEI、利尿药、β 受体阻滞药、螺内酯)，但效果不好。

10. 心脏移植　缺血性心肌病晚期尽管采用各种治疗措施，但由于存活心肌的数量太少，不足以维持基础活动时的心功能，效果不好，常常导致患者死亡。因此，心脏移植成为缺血性心肌病终末期治疗的最后而且有效手段。

(1)心脏移植的适应证：完善的内科治疗及常规心脏手术均无明显效果的缺血性心脏病；其他重要脏器无不可逆性病变或影响长期生存的因素；精神状态稳定；年龄低于 65 岁。

(2)禁忌证：使用氧化亚氮吸入和降低肺动脉阻力的药物，肺血管阻力仍在 6Wood 单位(1Wood 单位＝8Kpa)以上；近期出现肺梗死；合并全身性疾病；活动性感染；已确诊恶性肿瘤；心理障碍者等。

【预　后】　缺血性心肌病患者如果不接受再血管化治疗，单纯药物治疗效果差，对于左心室射血分数≤35％的患者，4 年存活率为 35％～60％。预后不良的预测因素包括，有广泛的冠状动脉病变、显著的心脏扩大、射血分数减低、心房颤动和室性心动过速等。如果有显著的心脏扩大，尤其是有进行性心脏增大者，2 年的病死率可达 50％。

(王　龙)

第四节　无症状心肌缺血

无症状心肌缺血是指冠心病患者具有心肌缺血的客观证据，如心电图(静息、动态或负荷试验)出现典型缺血性 ST 段改变，心脏超声学或心脏核素显示节段性室壁运动异常和(或)心肌灌注缺损，而无心绞痛或心绞痛等同症状(运动诱发的胸闷、气短、胸部以外部位的疼痛等)，也称隐匿性冠心病。患者有冠状动脉粥样硬化，但病变较轻或有较好的侧支循环，或患者痛阈较高而无疼痛症状。无症状性心肌缺血普遍存在于各种类型冠心病的病程中，由于发作时不伴有相应症状，常被医生或患者所忽视而未被及早治疗。然而，它和有症状的冠心病一样，可以导致急性心肌梗死、猝死等急性冠状动脉事件的发生。

【分　型】　无症状心肌缺血在冠心病中发生率高，远远超过有症状性心肌缺血。其在临床上可分为三种类型。

Ⅰ型：完全无症状性心肌缺血。既往无冠心病病史，也无冠心病症状，但存在心肌缺血客观依据，其在人群中的发生率高达 5%。

Ⅱ型：心肌梗死后无症状心肌缺血。患者有心肌梗死病史，无心绞痛发作，但客观检查可发现心肌缺血存在，大约占心肌梗死患者总数的 1/3。

Ⅲ型：心绞痛伴有无症状心肌缺血。心绞痛患者中 70%～80%同时存在无症状心肌缺血，并且可发生在不同类型的心绞痛中，大多数冠心病患者属这一类型。有资料表明，75%心绞痛患者同时存在无症状心肌缺血，其发作次数是有症状心肌缺血的 3～4 倍，而在不稳定型心绞痛患者中更高达 84%～90%。

【诊断要点】

1. 临床表现　由于无症状心肌缺血患者没有心绞痛发作症

状，因此临床上可以无任何症状，也可以仅有危险因素或其他表现。

(1)冠心病危险因素：多为中年以上患者，常有多项冠心病的危险因素，如高脂血症、高血压病、糖尿病、吸烟、超重或肥胖等。部分患者可有心肌梗死病史。

(2)不典型胸痛或心绞痛等同症状：如运动诱发的胸闷、气短及胸部以外部位的疼痛等。

(3)其他症状：患者因为心肌梗死发生心力衰竭时，可出现不同类型的呼吸困难等。在体格检查时可以发现心脏扩大、奔马律、肺部湿性啰音等。

2. 辅助检查

(1)动态心电图：动态心电图为目前公认的用于监测无症状心肌缺血的最简单而常用的方法。心肌缺血发作的动态心电图ST段压低标准为：J点后80ms的水平型或下垂型压低至少1mm，持续时间≥5分钟。如果动态心电图出现ST段抬高、T波一过性倒置等变化也有诊断意义。如果不同时间段记录的普通心电图反映出ST段等动态改变，对提示缺血性诊断也有意义。

此外，动态心电图可以监测心肌缺血在日常生活中的发生频度、持续时间、严重程度、动态变化及其与日常生活的关系。

(2)心电图运动试验：符合下列情况之一为阳性：运动中出现典型心绞痛；运动中及运动后水平型或下垂型(即缺血性)ST段压低≥0.1mV；运动中血压降低。

(3)超声心动图：二维超声心动图技术已渐用于检测室壁活动，尤其在负荷情况下，测定局部节段性室壁运动异常，可间接地确定心肌缺血。

(4)放射性核素运动心肌显影：临床常用的是^{201}Tl心肌灌注显像，是检测心肌缺血最为敏感的无创方法之一，对心肌缺血诊断的敏感性可达80%，特异性为90%，并可测量运动时心肌缺血的范围、严重程度及推测冠状动脉狭窄的部位、程度及对判断预后均有较大意义。

(5)冠状动脉CT造影：现在64排冠状动脉CT造影可以显示出冠状动脉病变及其严重程度，对于可疑的冠心病患者或无痛性心肌缺血的患者进行筛查。

(6)冠状动脉造影术：仍然是诊断冠心病的金标准，有助于发现和了解冠状动脉病变，并决定进一步的治疗方案。

【治　疗】　无症状性心肌缺血的治疗与一般的冠心病治疗相同，但治疗的目的不是控制心绞痛发作而是控制无症状性心肌缺血发作，采用防治动脉粥样硬化的各种措施，以防止粥样斑块病变加重及不稳定加重，争取粥样斑块消退和促进冠状动脉侧支循环的建立。

1. 药物治疗

(1)阿司匹林：小剂量阿司匹林(每日75～100mg)可以使动态心电图检测的心肌缺血减少，使不稳定型心绞痛患者心脏事件的发生减少。

(2)硝酸酯类：可以减少心肌缺血发作达52%。详见“心绞痛”治疗。

(3)β受体阻滞药：对心肌梗死后的无症状性心肌缺血应用β受体阻滞药不仅可减少心肌缺血的发生率(达63%)，使患者活动耐量增加，而且具有心肌保护作用，降低再梗死率和死亡率。详见“心绞痛”治疗。

β受体阻滞药和硝酸酯联合治疗要比单一药物疗效更佳。

(4)钙拮抗药：在不稳定型心绞痛患者，钙拮抗药降低心脏事件可达75%，甚至优于β受体阻滞药。详见“心绞痛”治疗。

2. 非药物治疗　对经过药物治疗仍持续有心肌缺血发作者，或多支血管病变的患者，应考虑行经皮冠状动脉介入治疗(PCI)

或冠状动脉主动脉旁路移植术(CABG)。

(王 斌 汤艳芬)

第五节 心脏性猝死

猝死是指突然发生的、意外的自然死亡,通常发生于症状开始后的1小时内。世界卫生组织将发病后6小时内死亡者定义为猝死,但也有人将发病后24小时内死亡者也定义为猝死。由于猝死可以是冠心病的惟一表现,因此可作为冠心病的一个类型。有时在临床上,把心搏骤停和心脏猝死视为等同语,但心搏骤停经过复苏成功是可以逆转的,而猝死则是不可逆的。意识突然短时间丧失后自然苏醒过来者称为晕厥。

【原 因】 根据原因,猝死可分为心脏性猝死和非心脏性猝死。在疾病的类型中,心脏病为主要的病因。故称为心脏性猝死。心脏性猝死的直接原因通常为发生了心肌缺血相关的恶性心律失常,如室性心动过速、心室颤动等,约占90%。心脏停搏和三度房室阻滞等缓慢性心律失常也可引起心脏性猝死,但较少。非心脏性猝死原因,包括高热、意识障碍、呼吸衰竭、变态反应等。

引起心脏性猝死的疾病主要包括冠状动脉疾病(冠状动脉硬化、冠状动脉畸形、冠状动脉栓塞、动脉炎和先天性冠状动脉起始部异常),扩张型心肌病,肥厚型心肌病,长QT综合征,心律失常性右室心肌病,Brugada综合征,预激综合征等,但冠心病心肌缺血占绝大多数。冠心病引起猝死的机制包括,缺血诱发快速室性心动过速(尤其是心室颤动)和引发循环衰竭(如左主干病变)。

总之,80%的猝死是由心脏原因引起,由心脏原因引起猝死的70%~80%又是由心律失常引起,尤其是快速室性心律失常。

引起快速心律失常的原因又以冠心病为多。

【诊断要点】

1. 临床表现

(1)前驱症状:曾经认为,猝死一般没有预兆,但实际上多数的心脏性猝死事件并不像人们想象的那样突然发生。近些年发现,猝死也可能存在一些预警症状,包括胸痛、呼吸困难、恶心、呕吐、乏力、头晕、晕厥等。即使患者已有心脏病或有危险因素,这些预警症状常被忽略或误解。

(2)发作开始:这是指心血管功能急剧改变至心搏骤停,进而引发患者意识丧失。猝死的突然发生,常常由心律失常(电活动异常)或循环衰竭(机械活动异常)所导致,而心律失常导致的猝死中,多数由快速性室性心律失常(室性心动过速或心室颤动)引起,在动态心电图监测中,常可发现电活动不稳定的改变,如心率增快、室性期前收缩频繁或级别严重。而因循环衰竭死亡者,临终前的心律失常绝大多数为缓慢性心律失常,这些患者常常是昏迷的,血压偏低或休克状态。

(3)心搏骤停:心搏骤停是指心脏突然发生停搏,导致脑血流急剧下降,意识丧失,常伴呼吸停止。心脏骤停是猝死的重要阶段,若无积极的干预治疗,就会导致患者生物学死亡。在极少数情况下,心搏骤停亦能自行恢复。

心搏骤停发生后血液循环立即停止。查体可发现心音消失,意识丧失,抽搐,面部发绀,大小便失禁,瞳孔散大,大动脉搏动(颈动脉、股动脉等)消失,血压测不出,呼吸停止或叹气样呼吸等一系列症状和体征。心搏骤停的临床表现应尽早识别,简单检查,快速判断,以便尽快抢救,赢得挽救生命的时间。

(4)生物学死亡:生物学死亡是指心脏停搏后导致机体(尤其是脑器官)不可逆性损害,全身生物学功能不可逆性终止。心搏骤停是否发展为生物学死亡,取决于是否成功的心肺复苏。

2. 辅助检查

(1)实验室检查:心搏骤停者的实验室检查,可以在心肺复苏后进行,不能因为检查影响了对患者的抢救。血气分析可以出现低氧血症,pH 值降低,为组织缺氧后酸中毒的表现。血生化检查可能提示电解质紊乱(如低血钾、高血钾、低血钙等)。

(2)心电图:心电图是心搏骤停者最主要的器械检查。其简单易行,价格低廉,不仅可对病因进行诊断,还能对心肺复苏提供重要依据。心搏骤停者发作时心电图有以下三种表现类型。

①心室颤动。最为多见,尤其是在心搏骤停的最初 4～6 分钟,多见于冠心病与其他器质性心脏病、低血钾、奎尼丁晕厥、心脏手术、麻醉意外、电击、溺水等情况。

②心室停搏。心电图呈直线,多发生于病态窦房结综合征、高度房室阻滞及高血钾等临床情况。持续性心脏停搏常是临终表现,短暂心脏停搏可发生于心脏传导系统功能异常或应用各种药物,尤其是抗心律失常药物的影响。

③无脉性电活动(电-机械分离)。呈现缓慢而不规则的交界区或心室自主节律或不规则的激动波,但无心脏收缩,临床听不到心音,多见于器质性心脏病泵衰竭的临终期,或心肌梗死、心脏破裂后,复苏常无效。复苏后心电图可以观察有无预激综合征、长 QT 间期、短 QT 间期、Brugada 综合征、心肌缺血、心肌梗死等异常线索。

(3)动态心电图:标准 12 导联心电图只能记录某一时刻的心电图,动态心电图可持续记录 24～48 小时。动态心电图可以帮助对心脏猝死高危患者进行评估、预测心律失常发生和猝死的危险,以及判断药物的疗效。对于通常可疑诊断心律失常患者,可以应用事件记录器来捕获心脏事件发生时的体表心电图。事件记录器有时亦用于检测 ST 段的改变、监测心脏节律和在药物治疗的临床试验中识别无症状性心律失常。最近推出的埋藏式心电事件记录器(植入式 Holter)可以记录更长时间(2 年)。

(4)心脏超声:心脏超声可以帮助观察有无心脏器质性改变,包括有无肥厚、梗阻,瓣膜有无狭窄与反流,有无先天性心脏病,心脏有无扩大,室壁有无变薄、心肌有无运动障碍,大动脉有无异常。

(5)电生理检查:将导管在 X 线的指引下放置到心脏特定部位,进行程序电刺激,诱发心律失常,测定窦房结和房室结功能,从而判断发生恶性心律失常或心脏停搏的危险性。目前一致认为,对可疑器质性心脏病合并不明原因晕厥的患者,应转到上级医院进行心内电生理检查。

(6)冠状动脉造影:由于冠心病心肌缺血是心脏猝死的主要原因,因此通过冠状动脉造影筛查冠心病,对冠心病决定进一步的治疗(药物、支架或外科搭桥术等)是必要的。

(7)其他检查:对猝死进行评估和预测的方法包括心室晚电位、T 波电交替、QT 离散度、心率震荡、心率变异性和压力反射敏感性测定等。

【鉴别诊断】

1. 晕厥 晕厥是指突然发生的、短暂的意识丧失,不能维持自主体位。晕厥大部分是良性的,一般能自行恢复,与猝死的不可逆损害明显不同。但部分也可能十分严重,可能是心脏性猝死事件发作前首次和惟一症状。

2. 癫痫 癫痫是由于脑细胞异常放电所引起的反复发作的突然而短暂的脑功能失调,表现为运动、感觉、意识、自主神经、精神等不同障碍。临床可表现为突然意识丧失,定向障碍、牙关紧闭、口吐白沫、面色发绀、大小便失禁、四肢抽搐,或口中怪叫,舌常被咬伤,但苏醒后可如常人。脑电图有特征性异常,而心电图很少有特殊的改变。

3. 癔症 癔症发作前常常有明显的精神刺激因素,患者的表现常有戏剧性色彩,在周围人多时更明显,其生命体征(心率、血压、脉搏、呼吸等)一般是正常的,瞳孔一般不散大,眼球常常较固定在一个方向。

【治　疗】　研究表明,从心搏骤停到除颤的时间与存活率呈负相关。3分钟内得到除颤,存活率可达74%,3分钟后存活率下降至49%。成功抢救心脏骤停患者重点在于下面4个环节:快速拨打救护电话;尽早心肺复苏;尽早除颤;尽早得到加强生命支持。

心肺复苏是抢救猝死的最初也是最重要的手段,参见“心搏、呼吸骤停与心肺复苏”部分。值得指出的是,由于猝死的最常见原因是恶性室性心律失常,尤其是心室颤动,因此有条件者应首先考虑电除颤。

【预　防】

1. 对一般人群的预防　预防心脏性猝死,应注意以下几个方面。

(1)树立预防观念,增强防病意识,定期查体,尽早发现及治疗各种心脏病。

(2)有猝死家族史危险因素者应进行全面评估。

(3)建立良好的生活方式,尽可能戒烟,适度饮酒,健康饮食,根据每个人的情况定期进行有氧运动,控制体重。

(4)保持乐观开朗的心态,保持良好的情绪。

(5)积极治疗高血压、高血脂、高血糖,防治代谢综合征。

研究结果显示,大多数猝死发生在家中而不是发生在可以提供除颤设备的公共场所,而当发生在公共场所时旁观者实施复苏比例也很低。这些结果提示了进行全民心肺复苏培训的重要性,同时也解释了培训公共除颤减少猝死的计划实施受限的原因。

2. 对心脏骤停复发的预防

(1)积极治疗基础性心脏病。

(2)抗心律失常药物治疗,如β受体阻滞药、胺碘酮等长期口服。

(3)置入永久性人工心脏起搏器治疗严重缓慢型心律失常者。

(4)对快速型心律失常相关者，应考虑置入埋藏式心脏复律除颤器(ICD)。置入ICD的指征主要有两方面：一是曾经发生过心脏骤停(即猝死经抢救存活者)；二是有心脏性猝死高危因素的患者，如心肌梗死后合并室性心律失常或心力衰竭。

（洪　江　张国兵）

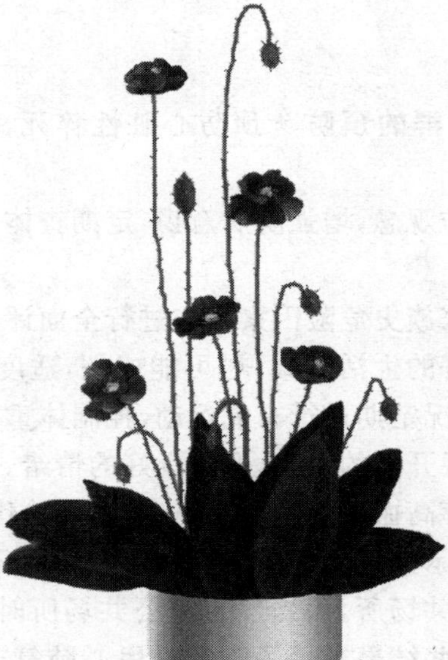

第四章　高血压

第一节　原发性高血压

高血压是以动脉血压异常增高为主要表现的临床综合征。人体内存在着血压调节系统，通过神经调节和体液调节使血压保持在正常水平。任何原因引起的血压升高都将启动调节系统机制进行调控，以期使血压恢复正常。高血压形成的原因很复杂。绝大部分的高血压(95％以上)是在一定的遗传基础上受多种后天因素影响，使正常的血压调节机制失常所致，称为原发性高血压或者高血压病。极少部分的高血压病患者(5％以下)是某些疾病的伴随症状或一种表现，称为继发性高血压。高血压是多种心、脑血管疾病的重要病因和危险因素，可影响重要脏器，如心、脑、肾的结构与功能，最终导致这些器官的衰竭。因此，高血压迄今仍是心血管疾病死亡的主要原因之一。

【诊断要点】

1. 诊断标准　当收缩压≥140mmHg和(或)舒张压≥90mmHg时，就可诊断为高血压。如果单纯表现为收缩压≥140mmHg，而舒张压＜90mmHg时，诊断为单纯收缩性高血压。患者既往有高血压史，目前正在用抗高血压药，血压虽然低于140/90mmHg，亦应该诊断为高血压。

附：血压测量注意事项及血压的影响因素

(1)血压测量注意事项：血压测量的准确性受很多因素影响，如活动、寒冷、精神紧张或饮茶、咖啡等，因此测量血压时应注意下列几个问题：

①测量前应先让患者安静休息5分钟。

②患者坐位或平卧位测量均可，但被检手臂应放于与心脏（右心房）同一水平（相当于男性乳头水平）。坐位者最好有靠背，手臂要有支撑。

③充气袖带展平后缚于上臂，下缘距肘窝2～3cm；过度肥胖者可将气袖置于前臂，气袖中心距尺骨鹰嘴13cm，在桡动脉上听诊测压。

④放气速度不可过快，以每秒2mmHg为宜。

⑤一般以右上肢（或优势上肢）为准，连测2～3次，取其最低值。

⑥分别测量2～3次非同日血压，均超过正常才可确定高血压的存在。

(2)血压的影响因素

①血压的自然波动。即正常人或高血压患者血压波动较大，常有两个高峰，上午8～10时和下午4～6时，而夜间0时血压最低，因此测量血压的时间尽量相对固定，动态血压测定较偶测血压对诊断更有意义。

②“诊室高血压”或“白大衣现象”。指患者到医院就诊或面对医生时血压升高，主要与精神紧张有关。有研究认为，单纯“诊室高血压”将来为高血压病的机会比正常人要高5～8倍，因此也需要加强管理和监测。

2. 高血压病分级和危险分层 对高血压病患者进行分级和分层有助于采取不同的治疗策略，积极有效地控制高血压对重要脏器的损害，降低死亡率和致残率。

(1)高血压的分级：确定高血压后，要对血压升高的程度进行分级（表13）。

表 13　高血压的分级

类　别	收缩压(mmHg)	舒张压(mmHg)
正常血压	<120	<80
正常高值	120～139	80～89
高血压	≥140	≥90
1 级高血压(轻度)	140～159	90～99
2 级高血压(中度)	160～179	100～109
3 级高血压(重度)	≥180	≥110
单纯收缩期高血压	≥140	<90

(2)高血压的危险分层:根据并存的心血管病危险因素进行危险度分层。心血管病的危险因素包括以下几种。

①不可改变的危险因素,包括年龄、性别(男性)、家族史。

②可改变的危险因素,包括血脂和载脂蛋白、糖尿病、肥胖、吸烟、饱和脂肪酸和胆固醇摄入过多、高盐饮食、缺乏体力活动等。

对于合并以上高血压危险因素和器官损害的情况,高血压合并心血管疾病的危险分层,见表 14。

表 14　高血压的危险分层

危险因素	血压(mmHg)		
	1 级高血压(收缩压 140～159 或舒张压 90～99)	2 级高血压(收缩压 160～179 或舒张压 100～109)	3 级高血压(收缩压≥180 或舒张压≥110)
无其他危险因素	低危	中危	高危
1～2 个危险因素	中危	中危	极高危
≥3 个危险因素	高危	高危	极高危

3. 临床表现

(1)症状:大多数起病缓慢、渐进,缺乏特殊的临床表现。常见症状有头晕、头痛、颈项发紧、疲劳、心悸、失眠、注意力不集中等,呈轻度持续性,在紧张或劳累后加重,不一定与血压水平有关,多数症状可自行缓解。也可出现视物模糊、鼻出血等较重症状。约1/5患者无症状,仅在测量血压时或发生心、脑、肾等并发症时才被发现。

少数患者病情急骤发展,舒张压持续＞130mmHg,并有头痛、视物模糊、眼底出血、渗出和视盘水肿,肾脏损害突出,持续蛋白尿、血尿与管型尿,属于高血压急症。病情进展迅速,如不及时有效降压治疗,预后很差,常死于肾衰竭、脑卒中或心力衰竭。

(2)体征:测量血压时可发现血压升高。此外,可有主动脉瓣区第二心音亢进、收缩期杂音或收缩早期喀喇音,少数患者在颈部或腹部可听到血管杂音。

4. 并发症

(1)高血压危象:因紧张、疲劳、寒冷、嗜铬细胞瘤阵发性高血压发作、突然停服降压药等诱因,小动脉发生强烈痉挛,血压急剧上升,患者出现头痛、烦躁、眩晕、恶心、呕吐、心悸、气急及视物模糊等严重症状,以及伴有痉挛动脉(椎基底动脉、颈内动脉、视网膜动脉、冠状动脉等)累及的靶器官缺血症状。

(2)高血压脑病:发生在重症高血压患者,由于过高的血压突破了脑血流自动调节范围,脑组织血流灌注过多引起脑水肿。临床表现以脑病的症状与体征为特点,表现为严重弥漫性头痛、呕吐、意识障碍、精神错乱,甚至昏迷、局灶性或全身抽搐。

(3)脑血管意外:高血压患者都有动脉硬化的病理存在,如脑动脉硬化到一定程度时,再加上一时的激动或过度的兴奋,如愤怒、意外事故的发生、剧烈运动等,使血压急骤升高,脑血管破裂出血,血液到达血管外的脑组织,称为脑出血。此时,患者出现肢体活动障碍、言语障碍，并逐渐出现意识障碍，甚至昏迷，高血压合并脑出血患者的致死率和致残率极高。

(4)肾动脉硬化和尿毒症：高血压同时合并肾衰竭者约占10%。高血压患者如果出现纳差、恶心、呕吐、头痛、乏力、夜尿多，进而出现少尿、水肿等症状时，要考虑合并有肾功能不全。

(5)心力衰竭：动脉压持续性升高，心脏负担增加，形成代偿性左心肥厚，病情进一步发展最终可导致心力衰竭。

(6)冠心病心肌缺血发作：高血压患者血压持续升高，左心室后负荷增强，心肌收缩力增加，心肌耗氧随之增加，合并冠状动脉粥样硬化时，容易引起心肌供氧减少，而诱发心绞痛、心肌梗死、心力衰竭等。

(7)主动脉夹层：长期高血压使大动脉(主动脉弓，胸主动脉，腹主动脉)内皮受到损伤，血液渗入主动脉壁中层形成的夹层血肿，并沿着主动脉壁延伸剥离而产生严重的心血管急症，也是猝死的病因之一。发病时表现为突发剧烈的胸痛，常易误诊为急性心肌梗死。疼痛发作时心动过速，血压更高。可迅速出现夹层破裂(如破入心包引起急性心脏压塞)或压迫主动脉大分支的各种不同表现。

5. 辅助检查

(1)常规检验项目：尿常规、血糖、肾功能、血胆固醇、三酰甘油、电解质、低密度脂蛋白胆固醇与高密度脂蛋白胆固醇、尿酸。

(2)其他检查：心电图、超声心动图、眼底、24 小时动态血压监测(ABPM)。24 小时动态血压监测有助于判断血压升高严重程度，了解血压昼夜节律，指导降压治疗，以及评估降压药物疗效。

(3)特殊检查：如果为了更进一步了解高血压患者病理生理状况和靶器官的损害情况，可以进一步进行一些特殊检查，如踝/臂血压比值、颈动脉内膜中层厚度(IMT)、动脉弹性功能测定、血浆肾素活性(PRA)等。

【治　疗】 降血压治疗的最终目的是减少高血压患者心、

脑血管病的发生率和病死率。大规模临床试验证明，收缩压下降10～20mmHg或舒张压下降5～6mmHg，3～5年脑卒中、心脑血管病病死率与冠心病事件分别减少38%、20%与16%，心力衰竭减少50%以上。

1. 血压控制目标值 目前主张血压控制目标为＜140/90mmHg。原则上讲，应将血压降到患者能最大耐受的水平。糖尿病或慢性肾脏病合并高血压患者，血压控制目标值＜130/80mmHg。根据临床试验已获得的证据，老年收缩期性高血压的降压目标水平，收缩压在140～150mmHg，舒张压＜90mmHg，但舒张压不低于65～70mmHg为宜。舒张压降得过低，可能抵消收缩压下降得到的益处。

2. 改善生活方式 适用于所有高血压病患者，包括已在使用降压药物治疗的患者。

(1)减轻体重：体重降低对改善胰岛素抵抗、糖尿病、高脂血症和左心室肥厚均有益。尽量将体重指数控制在25以下。

(2)减少钠盐摄入：膳食中约80%钠盐来自烹调用盐和各种腌制品，所以应减少烹调用盐，每日食盐量以不超过6g为宜。

(3)补充钙和钾盐：每日吃新鲜蔬菜400～500g，喝牛奶500ml，可以补充钾1 000mg和钙400mg。

(4)减少脂肪摄入：膳食中脂肪量应控制在总热能的25%以下。

(5)限制饮酒：饮酒量每日不可超过相当于50g乙醇的量。

(6)增加运动：运动有利于减轻体重和改善胰岛素抵抗，提高心血管适应调节能力，稳定血压水平。较好的运动方式是低或中等强度的等张运动，可根据年龄及身体状况选择慢跑或步行，一般每次30～60分钟，每周3～5次。

3. 降压药物 目前常用降压药物可归纳为利尿药、β受体阻滞药、钙拮抗药、血管紧张素转化酶抑制药和血管紧张素Ⅱ受体拮

抗药。其常用方法见表15。

表 15 常用降压药物名称、剂量及用法

药物种类	药物名称	剂量(mg)	用法(次/日)
利尿药	氢氯噻嗪	12.5～25	1～2
	吲达帕胺	1.25～2.5	1
β受体阻滞药	普萘洛尔	10～40	2～3
	美托洛尔	25～50	2～3
	阿替洛尔	50～100	2
	比索洛尔	5～10	1
钙拮抗药	硝苯地平	5～10	3～4
	硝苯地平控释片	30～60	1
	尼卡地平	40	2
	尼群地平	10	2～3
	非洛地平缓释片	5～10	1
	氨氯地平	5～10	1
	拉西地平	4～6	1
	维拉帕米缓释片	240	1
	地尔硫䓬缓释片	90～180	1
血管紧张素转化酶抑制药	卡托普利	12.5～50	3
	依那普利	10～20	2～3
	贝那普利	10～20	1
	赖诺普利	10～20	1
	雷米普利	2.5～10	1
	福辛普利	10～20	1
	西拉普利	2.5～5	1
	培多普利	4～8	1
血管紧张素Ⅱ受体拮抗药	氯沙坦	50～100	1
	缬沙坦	80～160	1
	厄贝沙坦	150～300	1
	替米沙坦	40～80	1
	坎地沙坦	8～16	1

(1)利尿药:常用于降压的利尿药有氢氯噻嗪和吲达帕胺,能增强其他降压药的疗效。

①作用特点。降压起效较平稳、缓慢,持续时间相对较长,作用持久,服药 2 ～3 周后作用达高峰。

②适应证。适合轻、中度高血压,盐敏感性高血压,高容量型高血压,老年人高血压。

③不良反应。主要可引起低血钾,以及可能升高血脂、血糖、血尿酸,患者可出现乏力、尿量增多、口渴等,但往往发生在大剂量时。

(2)钙拮抗药(CCB):分为二氢吡啶类和非二氢吡啶类,前者包括硝苯地平、氨氯地平、尼群地平、非洛地平、尼卡地平等;后者主要包括维拉帕米和地尔硫䓬。

①作用特点。钙拮抗药降压起效迅速而强力,降压疗效和降压幅度相对较强,短期治疗一般能降低血压 10%～15%,剂量与疗效呈正相关,疗效的个体差异性较小,与其他类型降压药物联合治疗能明显增强降压作用,不受非甾体类抗炎药物影响,长期应用还有抗动脉粥样硬化作用。

②适应证。适合多种高血压,尤其适合老年高血压;单纯收缩性高血压;高血压合并外周动脉硬化;高血压合并冠心病,特别是变异性心绞痛。

③不良反应。开始治疗阶段有反射性交感活性增强,引起心率增快、面部潮红、头痛、下肢水肿等,尤其使用短效制剂更明显。长期使用可以引起牙龈增生、肿胀。

④注意事项。心力衰竭患者慎用。高血压患者应使用长效制剂。

(3)血管紧张素转化酶抑制药

①作用特点。降压起效缓慢,逐渐增强,在 3～4 周时达最大作用,限制钠盐摄入或联合使用利尿药可使其起效迅速和作用增

强。血管紧张素转化酶抑制药还有改善胰岛素抵抗和减少尿蛋白作用。

②适应证。适合于多种高血压，尤其适合于合并糖尿病、糖尿病肾病、心力衰竭、心肌梗死后的高血压。

③不良反应。主要是刺激性干咳和血管性水肿。干咳发生率为10%～20%，可能与体内缓激肽增多有关，停用后可逐渐消失。

④注意事项。高钾血症、妊娠期妇女和双侧肾动脉狭窄患者禁用。当血清肌酐＞265μmol/L时，使用需谨慎。

(4)血管紧张素Ⅱ受体拮抗药

①作用特点。降压作用起效缓慢，但持久而平稳，一般在6～8周时才达最大作用，作用持续时间能达到24小时以上，随剂量增大其降压作用也增强。每日只需服用1次。

②适应证。适合于多种高血压，尤其适合合并糖尿病、糖尿病肾病、心力衰竭、心肌梗死的高血压。低盐饮食或与利尿药联合使用能明显增强疗效。

③不良反应。包括头痛、头晕、咳嗽、腹泻、恶心、腹痛、乏力等。最大的特点是药物的不良反应很少，不引起刺激性干咳。

(5)β受体阻滞药

①作用特点。作用比较缓和，临床上尤其适用于以心率较快为特征的交感神经兴奋型的高血压患者。

②适应证。适用于轻、中度高血压；对于情绪激动和运动状态下血压升高的效果更好；高血压及合并冠心病心绞痛、心肌梗死；慢性心力衰竭。

③不良反应。主要为心率慢、乏力、四肢发冷、头晕等，在剂量较大时更明显。

④注意事项。急性心力衰竭、支气管哮喘、病态窦房结综合征、房室阻滞和外周血管病禁用。此外，使用较大剂量β受体阻滞药治疗时突然停药可导致撤药综合征(即原来的症状加重，诱发心

绞痛、心肌梗死)。

4. 降压治疗方案 高血压治疗既可采用单药治疗,也可采用多种药物联合治疗,根据患者的血压情况、对治疗的反应,以及是否合并其他病症,如冠心病、蛋白尿、糖尿病等。对于单纯的轻度高血压,药物选择没有特殊的要求,但是对于合并多种情况的高血压患者,需要制订周详的用药方案。

(1)2 级高血压(血压>160/100mmHg),或者血压需要降低至少 20/10mmHg:患者在开始时就可以采用两种降压药物联合治疗,有利于血压在相对较短的时间内达到目标值。常用的有利尿药+β受体阻滞药;利尿药+血管紧张素转化酶抑制药或血管紧张素Ⅱ受体拮抗药;钙拮抗药+β受体阻滞药;钙拮抗药+血管紧张素转化酶抑制药或血管紧张素Ⅱ受体拮抗药 。三种降压药合理的联合治疗方案除有禁忌证外,应包含利尿药。

(2)合并脑血管病:高血压合并脑血管病患者不能耐受血压下降过快或过大,容易发生直立性低血压,因此降压过程应缓慢、平稳。可选择血管紧张素Ⅱ受体拮抗药、长效钙拮抗药、血管紧张素转化酶抑制药或利尿药。注意从单种药物小剂量开始,再缓慢递增剂量或联合治疗。

(3)合并冠心病:高血压合并稳定性心绞痛的降压治疗,应选择β受体阻滞药和长效钙拮抗药;发生过心肌梗死患者,应选择血管紧张素转化酶抑制药和β受体阻滞药,预防心室重构。尽可能选用长效制剂,减少 24 小时血压波动,尤其清晨血压。

(4)合并心力衰竭:高血压合并无症状左心室功能不全的降压治疗,应选择血管紧张素转化酶抑制药和β受体阻滞药,注意从小剂量开始;在有心力衰竭症状的患者,除了血管紧张素转化酶抑制药、β受体阻滞药外,还需要利尿药等联合治疗。

(5)合并慢性肾衰竭:终末期肾脏病常有高血压,而且难以控制。应该实施积极降压治疗策略,通常需要 3 种或 3 种以上降压药联合应用方能达到目标水平。在降压治疗的同时，注意延缓肾功能恶化，可采用血管紧张素转化酶抑制药或血管紧张素Ⅱ受体拮抗药。但要注意，血管紧张素转化酶抑制药/血管紧张素Ⅱ受体拮抗药在肾功能不全早、中期患者能延缓肾功能恶化；在后期，尤其是肌酐清除率＜30ml/ min 或血肌酐超过 265μmol/L 的情况下，可能恶化肾功能和引起高血钾。血液透析患者仍需降压治疗。

(6)合并糖尿病及糖耐量异常：高血压患者约 10％有糖尿病和糖耐量异常，要求将血压降至 130/80mmHg 以下。在选择药物上，血管紧张素Ⅱ受体拮抗药或血管紧张素转化酶抑制药作为首选；其次，是长效钙拮抗药和小剂量利尿药。合并糖尿病肾病时药物治疗方案相同，只是对降压要求更加严格。

(7)顽固性高血压治疗：约 10％高血压患者，尽管使用了 3 种以上(包括利尿药在内)合适剂量降压药联合治疗，血压仍未能达到目标水平，称为顽固性高血压或难治性高血压。对顽固性高血压的处理，首先要寻找原因及可能的发生机制，然后进行针对性治疗(如继发性高血压)。

5. 高血压急症处理　高血压急症是指短时期内(数小时或数日)血压明显升高，舒张压＞130mmHg 和(或)收缩压＞200mmHg，伴有重要器官组织(如心脏、脑、肾脏、眼底、大动脉)的严重功能障碍或不可逆性损害。降压目标为 1 小时内平均动脉压下降不超过 25％，以后 2～6 小时血压降至 160/100～110mmHg。如果患者能耐受这样的血压水平，临床表现稳定，在以后 24～48 小时可逐步降低血压达到正常水平。但主动脉夹层患者如果能够耐受，应将收缩压迅速降至 100mmHg 左右。可选择以下药物。

(1)硝普钠：能同时直接扩张动脉和静脉，降低前、后负荷。开始时以每分钟 10～20μg 速率静脉滴注(如 1 支 50mg 加 500ml 液体中，100μg/ml，相当于每分钟 2～4 滴的速度)，立即发挥降压作用，根据血压水平每 10 分钟左右调节滴速，每次可增加每分钟

10～20μg(2～4 滴)。硝普钠可用于各种高血压急症，在通常剂量下不良反应轻微，可有恶心、呕吐、肌肉颤动。硝普钠输注时最好用输液泵或微量泵控制，避光，4～6 小时更换 1 次(重新配制)。滴注部位如药物外渗可引起局部皮肤和组织反应。硝普钠在体内红细胞中代谢产生氰化物，长期或大剂量使用应注意可能发生硫氰酸中毒，尤其对肾功能损害者。

(2)硝酸甘油：扩张静脉和选择性扩张冠状动脉与大动脉，降压起效迅速，停药后数分钟作用消失。开始时以每分钟 5～10μg 速度静脉滴注，然后每 5～10 分钟增加滴注速率至每分钟 20～50μg。硝酸甘油主要用于急性心力衰竭或急性冠状动脉综合征时高血压急症。不良反应有心动过速、面部潮红、头痛和呕吐等。

(3)尼卡地平：为二氢吡啶类钙拮抗药，作用迅速，持续时间较短，降压的同时改善脑血流量。开始时从每分钟 0.5μg/kg 静脉滴注，逐步增加剂量到每分钟 6μg/kg。尼卡地平主要用于高血压危象或急性脑血管病时高血压急症。不良反应有心动过速、面部潮红等。

(4)地尔硫䓬：为非二氢吡啶类钙拮抗药，降压的同时具有改善冠状动脉血流量和控制快速性室上性心律失常作用。配制成 50mg/500ml 浓度，以每小时 5～15mg 速度静脉滴注，根据血压变化调整速率。地尔硫䓬主要用于高血压危象或急性冠状动脉综合征。不良反应有头痛、面部潮红等。

(5)酚妥拉明或乌拉地尔：为 α 受体阻滞药，尤其适合嗜铬细胞瘤合并高血压危象。不良反应有低血压、头痛、心动过速、呕吐、心绞痛等。酚妥拉明，首次 5mg 缓慢静脉注射，起效时间 1～2 分钟，持续时间 3～10 分钟，然后以 0.1～0.5mg/分钟速度静脉滴注。乌拉地尔降压比较平稳，临床应用更为安全，12.5～25mg 缓慢静脉推注，5 分钟后视血压下降情况可重复一次，继之以每分钟 2mg 静脉滴注维持，血压平稳后可改为每分钟 0.15mg(每小时 9

mg)维持静脉滴注。

(6)拉贝洛尔：兼有α受体阻滞作用的β受体阻滞药，起效较迅速(5～10分钟)，持续时间也较长(3～6小时)。开始时缓慢静脉注射50mg，以后可每隔15分钟重复注射，总剂量不超过300mg，也可每分钟0.5～2mg速度静脉滴注。拉贝洛尔主要用于妊娠或肾衰竭时高血压急症。不良反应有头晕、直立性低血压、心脏传导阻滞等。

(7)口服药物

①硝苯地平10～20mg，舌下含服，5分钟内开始降压，30分钟后血压平均可下降40/25mmHg，可维持3小时以上。本药可扩张周围的血管和冠状动脉，从而使血压下降。适用于各种病因引起的高血压急症，且降压作用迅速。

②硝酸甘油0.6～1.2mg，舌下含服，3分钟起效，维持时间短，可重复使用。本药可扩张周围血管及冠状动脉，尤适用于伴有心绞痛或胸闷者。

③卡托普利12.5～25.0mg，舌下含服，起效时间15～30分钟，显效时间1～2小时，持续时间3～5小时。

6. 中医药治疗 中医学认为，高血压病属于“眩晕”、“肝风”等范畴，病性本虚标实，肝肾不足、肝阳上亢被认为是发病的主要方面，因而补肾调肝的法则得到重视。中医药治疗高血压有改善症状、辅助降压、改善靶器官损害、提高生活质量，作用温和等特点。

(1)肝阳上亢型

主症：头晕，头痛，头胀，目赤，口苦，烦躁易怒，有时失眠；舌质红、苔薄黄，脉象弦数或弦滑。

治法：平肝潜阳。

方药：天麻钩藤饮合龙胆泻肝汤。天麻10g，钩藤15g，葛根20g，黄芩10g，生石决明15g，生地黄15g，白薇10g，广地龙10g。

用法：水煎 250ml，早晚分 2 次服。

(2)阴虚阳亢型

主症：眩晕，头痛，头重脚轻，耳鸣，健忘，五心烦热，心悸失眠；舌质红、苔薄白，脉弦细而数。

治法：育阴潜阳。

方药：杞菊地黄汤或知柏地黄汤加减。菊花 10g，决明子 15g，枸杞子 15g，生地黄 15g，牡丹皮 10g，泽泻 10g，山药 10g，茯苓 10g，怀牛膝 15g。

用法：水煎 250ml，早晚分 2 次服。

(3)阴阳两虚型

主症：头晕眼花，耳鸣心悸，腰酸腿软，步态不稳，口干咽燥，畏寒肢冷；舌质淡或红、无苔或少苔，脉细尺弱。

治法：滋补肝肾。

方药：首乌汤加减。制何首乌 10g，女贞子 10g，杜仲 10g，桑寄生 15g，枸杞子 15g，五味子 10g，巴戟天 10g。

用法：水煎 250ml，早晚分 2 次服。

（靳维华　杨宏国）

第二节　继发性高血压

继发性高血压又称症状性高血压，是指由某些确定的疾病或病因引起的血压升高，高血压仅为其临床症状之一，患病率只占高血压人群的 5%左右，也是惟一的通过治疗原发病而可治愈的高血压。继发性高血压的病因涉及呼吸、循环、泌尿、内分泌、神经、血液、妇产等学科近 50 种疾病，但常见有急性肾小球肾炎、慢性肾小球肾炎、慢性肾盂肾炎、糖尿病肾病、肾素瘤、主动脉缩窄、肾血管性高血压、多发性大动脉炎、原发性醛固酮增多症、库欣综合征、嗜铬细胞瘤、甲状腺功能亢进、肢端肥大症、妊娠性高血压综合征、高血压等。

一、急性肾小球肾炎

【诊断要点】

1. 临床表现

(1)好发于儿童及青少年,男女发病比率为 2～3∶1。

(2)发病前常有链球菌感染史,如扁桃体炎、咽峡炎、猩红热、丹毒、脓皮病等。

(3)为轻中度血压升高,收缩压在 150～180mmHg,舒张压在 90～100mmHg,血压多在发病 2 周左右恢复正常。

(4)晨起眼睑水肿,可有踝部和胫前水肿。

(5)肉眼血尿或镜下血尿。

2. 辅助检查

(1)实验室检查

①尿蛋白阳性,可有红细胞、白细胞及各种管型,其中透明管型及颗粒管型多见,活动期可见红细胞管型。

②血清抗 O 抗体效价升高,血清补体降低,抗核抗体阳性。

③血浆肾素水平为正常或轻度下降,偶可见升高。

(2)超声检查:腹部超声可见双侧肾脏增大或达正常上限。

(3)眼底检查:多数正常,少数为小动脉痉挛或轻度视盘水肿。

【治　疗】

1. 降压治疗　轻度高血压可严密观察或采用利尿药(氢氯噻嗪)治疗,必要时也可加用血管紧张素转化酶抑制药、血管紧张素Ⅱ受体拮抗药、钙拮抗药、血管扩张药等治疗。

2. 抗菌治疗　一般多用青霉素治疗。

二、慢性肾小球肾炎

【诊断要点】

1. 临床表现

(1)血压常为持续中等度增高,舒张压增高更为明显。

(2)血压升高前常反复发生轻度水肿。

(3)可有肾小球肾炎史。

2. 辅助检查

(1)实验室检查

①尿常规。蛋白尿持续存在,可有红细胞、白细胞及管型。

②血生化。具有较明显的低蛋白血症,贫血或氮质血症,而眼底改变不明显。

(2)X线或B超:可见双肾缩小。

(3)静脉肾盂造影:显示双侧肾脏造影剂排泄延迟。

【治　疗】　对于肾实质损害致高血压伴轻、中度肾功能不全者,控制血压可选用血管紧张素转化酶抑制药与长效钙拮抗药合用。也可加用其他药物。

三、慢性肾盂肾炎

【诊断要点】

1. 临床表现

(1)小儿患者可出现慢性细菌性肾盂肾炎急性发作,可有发热。当慢性肾盂肾炎进入晚期且累及双侧肾脏时,可出现高血压、贫血和氮质血症的相关症状。

(2)泌尿系感染史,如尿频、尿急、尿痛、发热及尿检异常等。女性多见。

2. 辅助检查

(1)实验室检查

①尿常规可见白细胞增多,红细胞及管型,尿细菌培养阳性。

②急性发作时,可有血白细胞和中性粒细胞比例升高。

(2)静脉肾盂造影:可见输尿管不同程度的扭曲,肾盂及肾脏的瘢痕及萎缩等变化。

(3)腹部超声、CT及磁共振成像检查:可见病变肾脏萎缩,并可筛选先天性畸形、结石、积水、肿瘤等。

(4)放射性核素肾图:显示分泌段斜率降低,峰顶变钝、增宽而后移,排泄段起始时间延迟呈抛物线状。

【治　疗】

1. 降压治疗　参照原发性高血压的治疗方案。

2. 抗菌治疗　应针对致病菌及药敏选择有效药物。由于致病菌较为顽固,一般抗菌药物多采用联合用药方法,如复方磺胺甲噁唑、呋喃妥因加庆大霉素,亦可选用诺氟沙星、氨苄西林、妥布霉素、头孢哌酮等,疗程一般为2周,间隔5～7日后再进行下一个疗程,直至尿常规及培养转阴时为止。有时总计疗程需时2～4个月。当所有临床症状被控制后,可停药观察,每月复查尿常规和尿培养,一般为6个月左右。

3. 其他治疗　慢性肾盂肾炎病变严重者,尤其是合并一侧肾功能不全者,可切除患病肾。严重的肾实质病变伴肾衰竭可以采用透析,甚至肾移植。

四、糖尿病肾病

【诊断要点】

1. 临床表现　为长期微循环障碍,肾小球滤过率下降,表现如下。

(1)患者年龄较大,血压升高多为良性。

(2)糖尿病“三多一少”症状(多饮、多食、多尿及消瘦),但现在2型糖尿病较少出现消瘦。

(3)其他并发症表现,如间歇性跛行。

(4)水肿。

2. 辅助检查

(1)尿常规可见大量蛋白尿,尿中出现管型。

(2)肾功能可减退。

(3)空腹血糖和(或)餐后血糖增高。

【治　疗】

1. 糖尿病治疗　主要是控制血糖,使糖化血红蛋白控制在7%(g/dl)以下。

2. 降压药物治疗　通常需要2种以上药物合用。药物首选血管紧张素转化酶抑制药/血管紧张素Ⅱ受体拮抗药,其次可以选择利尿药、β受体阻滞药、钙拮抗药等。

五、肾素瘤

肾素瘤是肾小球球旁细胞发生的肿瘤。

【诊断要点】

1. 临床表现

(1)起病年轻(30岁以下),男女差别不大。

(2)高血压病程短,进展快,多呈恶性高血压表现,难以控制。

(3)伴低血钾,夜尿增多,可出现四肢无力或软瘫、手足搐搦,但少见。

(4)可有肾上腺皮质功能亢进的表现(多毛、肥胖等)。

2. 辅助检查

(1)实验室检查

①血浆肾素活性明显增高,血或尿醛固酮也呈继发性增多,且

血浆肾素活性呈自主分泌状态，不被高钠摄入所抑制。

②双侧肾静脉取血查血浆肾素活性，其患侧/健侧的比值超过1.5。

③血生化检查可见低血钾、高血钠、高尿钾。

④尿液检查有蛋白尿，无细胞成分。

（2）影像学检查

①腹部CT、磁共振可显示直径>1 cm的瘤体影像。

②放射性核素肾显像可显示缺损区，肾上腺^{131}I-胆固醇扫描可与原发性醛固酮增多症相鉴别。

【治　疗】

1. 药物降压治疗　可用β受体阻滞药、肾素拮抗药、血管紧张素转化酶抑制药、血管紧张素Ⅱ受体拮抗药治疗高血压。

2. 手术治疗　外科手术切除瘤体可使血压及血浆肾素活性恢复正常，是彻底的根治方法。

六、主动脉缩窄

先天性主动脉缩窄是指主动脉先天发育不良导致的局限性或广泛性狭窄。

【诊断要点】

1. 临床表现

（1）上肢血压高而下肢血压低，甚至测不出。缩窄位于左锁骨下动脉开口近端者，左上肢血压低于右上肢。

（2）腹主动脉、股动脉、腘动脉、足背动脉搏动减弱或消失。

（3）部分患者出现下肢怕冷、行走乏力或间歇性跛行。

（4）胸骨上窝及锁骨上窝常可扪及显著搏动，肩胛间区、腋部、胸骨旁及中上腹部搏动显著并伴震颤。

（5）胸骨左缘可闻及收缩期血管杂音，并传导到背部。

2. 辅助检查

(1)胸部X线可见纵隔增宽,升主动脉扩大突出,肋骨下缘可因曲张肋间动脉侵蚀而呈凹陷状(主动脉缩窄的特有征象)。

(2)心电图常呈左心室肥厚劳损图形。

(3)超声心动图二维图像可呈左室向心性肥厚,主动脉缩窄及狭窄后扩张。

(4)CT扫描或磁共振可见主动脉缩窄。主动脉造影可显示狭窄部位、程度及长度。

【治　疗】

1. 药物降压治疗　由于治疗效果不佳,常采用钙拮抗药等多种药物联合治疗。

2. 手术治疗　可以采取缩窄段切除、对端吻合或人工血管移植,缩窄成形、人造血管旁路移植也是最主要的治疗方法。近年来,也有试行球囊扩张术等介入治疗方法来改善缩窄程度。

七、肾血管性高血压

肾血管性高血压是单侧或双侧肾动脉狭窄,最常见原因为先天性肾动脉狭窄、肾动脉炎及动脉粥样硬化。

【诊断要点】

1. 临床表现

(1)高血压发病在30岁以下或50岁以上,舒张压升高明显。

(2)多无高血压家族史。

(3)高血压起病突然,病程短,进展快,多呈恶性高血压表现。

(4)发病较原发高血压急剧,收缩压＞200mmHg和/或舒张压≥120mmHg,升高的血压对一般降压药(甚至包括利尿药在内的3种降压药联用)的反应差。

(5)有其他动脉粥样硬化疾病的表现。

(6)反复出现肺水肿。

(7)血管紧张素转化酶抑制药治疗后迅速出现肾功能损害加重。

(8)腹部闻及血管杂音,特别是舒张期血管杂音。

(9)其他部位(头颈、腰背部)听到血管杂音。

(10)严重视网膜病变,进展快或呈缺血性眼底改变。

2. 辅助检查

(1)低血钾,肾素水平增高,蛋白尿。

(2)肾动脉血管多普勒超声可以检测到病变侧肾血流速度加快,二维超声也可直接检测到肾动脉狭窄。

(3)目前常采用磁共振或螺旋 CT 可见单侧肾脏缩小,血管成像可见肾动脉狭窄。

(4)高度怀疑肾血管性高血压时,采用肾动脉造影。

【治 疗】

1. 介入治疗 肌纤维发育不良,动脉粥样硬化或大动脉炎引起的肾动脉狭窄首选介入治疗,通过球囊扩张、置入支架解除肾动脉狭窄。

2. 药物治疗 对于某些不适合于手术或介入治疗的患者或治疗后血压未降至正常的患者,应选择药物治疗,可参照一般降压治疗方案。值得注意的是,对于双侧肾动脉狭窄患者或孤立肾动脉狭窄患者,应禁用血管紧张素转化酶抑制药或血管紧张素Ⅱ受体拮抗药;单侧肾动脉狭窄的患者从小剂量开始,逐渐加量,并密切监测血肾功能、电解质。

3. 手术治疗 肾动脉开口处狭窄或肾动脉完全闭塞时采用外科手术,双侧肾脏病变可做对侧血管成形术或对侧肾切除术及同侧旁路术。

八、多发性大动脉炎

【诊断要点】

1. 临床表现

(1)多为年轻女性,可有发热、全身不适、食欲缺乏、关节痛等症状。

(2)单侧或双侧肢体出现缺血症状,脉搏减弱或消失,活动无力,肢体发冷、酸痛。

(3)血压升高多以舒张压升高为主,四肢血压不对称,某个肢体血压明显降低或测不到,或两上肢血压相差>20mmHg,下肢血压比上肢血压升高>30mmHg ,或下肢血压比上肢低。累及肾动脉表现为顽固的四肢血压均升高。

(4)腹部、肾区、肩胛区、胸部或胸骨旁等部位可闻及收缩期杂音。

(5)累及胸腹动脉及肾动脉者的眼底呈高血压继发改变,累及头臂动脉者的眼底呈缺血改变。

2. 辅助检查 选择性动脉造影或数字减影可明确诊断,并判断病变部位。

3. 鉴别诊断 大动脉炎主要与以下几种疾病鉴别。

(1)肌纤维发育不良:主动脉很少受累,上腹部很少闻及血管杂音。

(2)动脉粥样硬化:多见于老年男性,血管造影合并多处动脉粥样硬化病变。

(3)先天主动脉狭窄:多见于男性,杂音位置较高,限于心前区及肩背部,腹部无杂音,无大动脉炎全身表现。

(4)结节性多动脉炎:有发热、血沉快及脉管炎改变。主要累及内脏小动脉。

【治 疗】

1. 治疗原发病 主要采用激素或免疫抑制药治疗。雷公藤多苷每日1～1.5mg/kg，分2～3次服用。血沉超过每小时40mm时应用糖皮质激素。以上两种药物合用可减少用药不良反应。激素起始用量30mg，4周后减量，以后每2～4周减量5mg。2～4个月后每次减量2.5mg，可长期服用5mg。肾小球肾炎可适当用激素、免疫抑制药及抗凝治疗。

2. 降血压 对于高血压，可适当给予降压药对症治疗，参照原发性高血压的治疗。

3. 手术治疗 对于严重的大动脉狭窄，可采用动脉内膜剥脱加自体静脉片修补术。

九、原发性醛固酮增多症

原发性醛固酮增多症主要是由肾上腺皮质分泌过量醛固酮导致的临床综合征，主要包括肾上腺皮质腺瘤、肾上腺增生、糖皮质激素可治性醛固酮增多症及分泌醛固酮的肾上腺皮质癌4种情况。

【诊断要点】

1. 临床表现

(1)血压良性持续升高。

(2)血钾低到一定程度可出现肌肉无力、嗜睡、周身不适，偶有心律失常。

(3)约1/3的患者可出现阵发性手足搐搦及肌肉痉挛，伴有束臂加压征(Trousseau征)及面神经叩击征(Chvostek征)阳性。

(4)肾小管浓缩功能下降，出现多尿、夜尿。

(5)儿童生长发育障碍，瘦小，肌力差。

2. 辅助检查

(1)实验室检查

①血钾及尿钾。原发性醛固酮增多症患者血钾常低于3.5mmol/L,多在2.0～3.0mmol/L。在普通饮食时虽有低血钾,但尿钾仍较多,其24小时尿钾常超过30mmol,是本病之特征。如使用利尿药,必须先停药3周才能测定。

②血浆肾素活性测定。正常人血浆肾素活性基础状态正常值为每小时0.07～1.47ng/ml,激发状态正常值为每小时3.25±0.36ng/mg。原发性醛固酮增多症无论在高钠还是低钠条件下,血浆肾素活性均有明显降低;而继发性醛固酮增多症者均明显增高。

③血管紧张素Ⅱ测定。正常值平均26±10pg/ml,立位加呋塞米激发后平均增加45±38pg/ml。原发性醛固酮增多症下降,继发性醛固酮增多症上升。

④血醛固酮/肾素比值。根据其高醛固酮、低肾素活性特点,如两者比值＞30∶1、醛固酮水平＞555 pmol/L对诊断有意义(诊断的灵敏性为90%,特异性为91%)。比值超过50∶1则高度提示原发性醛固酮增多症。

⑤24小时尿醛固酮测定。原发性醛固酮增多症患者,24小时尿醛固酮常超过12μg。但尿醛固酮排出量受许多因素影响,测定时应固定钠、钾的摄入量(钠每日160mmol,钾每日60mmol)。

⑥醛固酮抑制试验。对于醛固酮/肾素比值检测筛查阳性者,做醛固酮抑制试验具有明确诊断的价值。包括盐水负荷及高盐饮食2种方法。盐水负荷醛固酮试验具体方法是正常人4小时内输注生理盐水2 000ml后,血醛固酮水平明显下降,低于5ng/dl,而原发性醛固酮增多症患者的盐水负荷后醛固酮水平仅稍有下降,甚至升高,常超过10ng/dl。第二种方法是给予患者高盐饮食3天,收集其24小时尿,24小时尿醛固酮超过14μg。

在醛固酮抑制试验期间，由于部分降压药物对肾素-血管紧张素系统的影响，因而需停用这些药物，如螺内酯和利尿药需分别在试验前6周和3周停用，而对于必须使用降压药物的患者，可以使用α和β受体阻滞药等对结果影响较小的药物。

通过上述检查明确患者为原发性醛固酮增多症后，需进一步查明肾上腺是否有腺瘤或增生。

⑦选择性肾上腺静脉血激素测定。通过选择性双侧肾上腺静脉插管收集两侧血标本测定醛固酮浓度进行比较可以定位诊断，一侧肾上腺静脉血醛固酮为对侧的2倍以上时为单侧病变，且极有可能是腺瘤。

(2)肾上腺影像学检查：最常用的有肾上腺超声、CT或磁共振成像检查，大多数腺瘤及增生可通过影像学检查明确，而孤立性小腺瘤和双侧增生有时难以区别。

(3)肾上腺静脉造影及取血测定两侧肾上腺静脉血醛固酮/皮质醇比值：如为单侧升高，则为腺瘤，双侧增高则为增生。这一方法具有很高的诊断价值。

(4)放射性碘化胆固醇肾上腺扫描：腺瘤或增生组织中，如一侧肾上腺有放射性浓集多提示为腺瘤，双侧皆有浓集则提示双侧增生。

【治　疗】

1. 药物治疗　其治疗目标是血压正常，血钾正常且不需要补钾。适合双侧特发性醛固酮增多症患者，因为一侧或双侧肾上腺切除术对高血压控制效果不佳。

(1)醛固酮受体拮抗药：螺内酯作为醛固酮拮抗药用于治疗原发性醛固酮增多症，一般每日120～240mg，分3～4口服，每日补钾3～6g，分次口服。但它可同时拮抗性激素受体，长期使用可导致男性乳腺发育、阳痿，女性月经不调等不良反应。依普利酮是一种选择性醛固酮受体拮抗药，可有助于减少不良反应。螺内酯合用血管紧张素转化酶抑制药时应注意高血钾。

(2)糖皮质激素:可用来治疗醛固酮增多症,通常成年人用地塞米松每日 0.5～2mg,用药后 3～4 周后症状缓解。高血压难以纠正时,可加用其他降血压药物治疗。

2. 手术治疗 一侧肾上腺切除术是醛固酮瘤最佳的治疗方法,现在可通过腹腔镜完成肾上腺切除术。为了降低手术风险,术前需给予患者螺内酯以纠正低钾血症。手术后需监测血浆和尿中醛固酮水平。肾上腺醛固酮癌考虑手术治疗、顺铂化疗。

十、库欣综合征

库欣综合征又称皮质醇增多症,是由于肾上腺糖皮质激素增多导致血压升高,多数由垂体分泌促肾上腺皮质激素的腺瘤引起,少数由于肾上腺皮质腺瘤或增生引起。

【诊断要点】

1. 临床表现 血压升高多为轻中度,除高血压外多伴以下症状。

(1)向心性肥胖、满月脸、水牛背。

(2)皮肤菲薄,可见皮肤紫纹,其特征为中间宽而两端较细,严重者可呈现紫红色大理石状花纹。

(3)皮肤痤疮及多毛。

(4)高血糖、低血钾等代谢异常表现。

(5)女性绝经前月经减少或消失。

(6)儿童生长发育延迟,易合并多种感染,如牙周炎、泌尿系感染、甲癣及体癣等。

(7)骨质疏松,肌肉萎缩。

(8)多数患者有不同程度的精神症状,但一般比较轻微,表现为失眠、注意力不集中、记忆力减退、忧郁、欣快等;严重的可表现为抑郁症、躁狂症和精神分裂症；少数患者可出现上消化道溃疡。

2. 辅助检查

(1)实验室检查

①筛选试验

● 尿激素测定。24 小时尿皮质醇＞150μg(正常 24 小时尿皮质醇＜100μg)；24 小时尿 17-羟皮质类固醇(17-OHCS)＞69μmol(正常成年男性 24 小时 17-OHCS 为 13.8～41.4μmol，女性 24 小时 17-OHCS 为 11.0～27.6μmol)。

● 过夜地塞米松抑制试验(午夜服地塞米松 1mg，晨 8：00 测血浆皮质醇水平)。若皮质醇水平抑制率＜50％的对照值，则库欣综合征的可能性不大。

以上方法最简单实用，为初步排除或确定库欣综合征提供依据，如需明确诊断，应进行下列的诊断试验。

②诊断试验

● 小剂量地塞米松抑制试验。每 6 小时口服地塞米松 0.5mg，连服 2 日，2 日后测 24 小时尿 17-羟皮质类固醇水平，如抑制率(较基础值)＜50％，提示库欣综合征。

● 胰岛素低血糖试验。库欣综合征患者，胰岛素诱发的低血糖均不能引起血促肾上腺皮质激素及皮质醇显著升高。

③提示病因诊断。明确诊断库欣综合征后，还需要确定具体病因，可通过以下方法鉴别诊断。

● 大剂量地塞米松抑制试验。每 6 小时口服地塞米松 2mg，连服 2 日，2 日后测 24 小时尿 17-羟皮质类固醇，如其被抑制 50％以上，则多为垂体腺瘤导致的库欣综合征；抑制率＜50％则多为肾上腺皮质肿瘤或异位 ACTH 分泌综合征。

● 血促肾上腺皮质激素测定。肾上腺皮质肿瘤：＜20pg/ml；库欣综合征为 40～200pg/ml；异位促肾上腺皮质激素综合征＞100～300pg/ml。

● 促肾上腺皮质激素释放激素(CRH)兴奋试验。一般在晨8时进行,快速静脉推注(30秒内)促肾上腺皮质激素释放激素1.0μg/kg,分别于注射前后0、15、30和60分钟采血,测定促肾上腺皮质激素和皮质醇值。肾上腺增生患者基础促肾上腺皮质激素值较高,且能被促肾上腺皮质激素释放激素兴奋,注射促肾上腺皮质激素释放激素后促肾上腺皮质激素升高超过50%。腺瘤患者促肾上腺皮质激素基础值低于正常人,注射促肾上腺皮质激素释放激素后升高<50%。异位促肾上腺皮质激素综合征者的促肾上腺皮质激素基础值较高,但不受促肾上腺皮质激素释放激素影响。

(2)肾上腺区超声检查、CT扫描或磁共振检查:可提示双侧肾上腺肿大增生或肿瘤。

(3)蝶鞍区CT扫描或磁共振:显示垂体大小或有无肿瘤。

(4)胸部X线或CT扫描:可检出大部分异位分泌促肾上腺皮质激素的肿瘤。

【治　疗】

1. 神经调节药　赛庚啶为5-羟色胺拮抗药,可抑制下丘脑释放促肾上腺皮质激素释放激素,减少促肾上腺皮质激素和皮质醇的生物合成,常用剂量为每日12～24mg,分次服用;溴隐亭为多巴胺受体激动药,可使垂体前叶合成促肾上腺皮质激素减少。常用剂量为每日7.5～10mg,分次口服。

2. 氨鲁米特　抑制胆固醇转变为孕烯醇酮,阻止皮质醇生成,常用剂量每日0.75～1.5g,分次口服。但服药期间需用小剂量糖皮质激素,以防止发生肾上腺皮质功能减退危象。

3. 二氯苯二氯乙烷(曼托坦、解腺瘤、密妥坦)　直接对肾上腺皮质细胞有破坏作用,作用持久,又称“药物性肾上腺摘除”。适用于各种病因引起的皮质醇增多症,尤其是皮质癌,每日6～10g,分次口服。

十一、嗜铬细胞瘤

嗜铬细胞瘤来源于肾上腺素能系统嗜铬细胞，主要发生在肾上腺髓质。嗜铬细胞瘤多为良性肿瘤，恶性肿瘤发生率为5%～10%。嗜铬细胞瘤多见于青壮年，高发年龄为20～50岁，患者性别间无明显差别。

【诊断要点】

1. 临床表现

(1)血压波动明显，表现为血压突然升高或持续性高血压阵发性加重；发作时血压骤升至200～300/130～180mmHg。

(2)高血压发作时伴剧烈头痛、出汗、心动过速、紧张焦虑、面色苍白、四肢厥冷、恶心、呕吐、腹痛、呼吸困难、头晕、视物模糊等；部分患者出现心律失常、心肌缺血表现；体位突然变化、拿重物、咳嗽、大便和腹压增加等可成为诱发的原因。

(3)少数患者可出现发作性低血压、休克等。出现此种情况预后常较差。

(4)老年人的嗜铬细胞瘤少见头痛、出汗、心悸等典型症状。这是因为随着年龄的增长，儿茶酚胺的反应性低下，以致老年人的嗜铬细胞瘤难以表现为典型症状。

(5)膀胱嗜铬细胞瘤少见，特点是排尿时血压突然升高，同时伴有头痛、头晕，大约半数患者可有无痛性肉眼血尿。

(6)由于肝糖原分解加速抑制胰岛素分泌，可出现高血糖、糖尿及糖耐量试验呈糖尿病样改变；由于脂肪代谢加速可使血中胆固醇升高、体重下降并可诱发血管硬化或合并视网膜血管出血等。

(7)15%病例可在腹部触及包块。一般降压药物反应差，但对α受体阻滞药、钙拮抗药及硝普钠有效，且伴交感神经兴奋、高代谢症状。

2. 辅助检查

(1)实验室检查

①血儿茶酚胺测定。血压升高时儿茶酚胺明显升高,通常静息状态下血中儿茶酚胺超过 2ng/ml 可诊断为嗜铬细胞瘤,1～2ng/ml 为可疑。肾上腺素明显升高为肾上腺髓质肿瘤,去甲肾上腺素或尿香草基杏仁酸升高为肾上腺外的交感神经节瘤或交感神经母细胞瘤等。标本应在空腹卧床休息状态下获取,应避免应激状态及某些药物(如利舍平、肼屈嗪及利尿药、某些短效拮抗药),以及具有荧光反应物质(如核黄素、四环素、香蕉)的影响。

②24 小时尿 3-甲氧基-4-羟基苦杏仁酸测定。最好在症状发作后留取标本。正常值 24 小时尿为 8～11mg,阳性者常达 20mg 以上,特别增高者可达 70～80mg 或更高,应考虑肿瘤有恶性变之可能。该项检查特异性强而敏感性较低。

③24 小时尿儿茶酚胺测定。24 小时尿为 100～200μg,甲氧基肾上腺素或甲氧基去甲肾上腺素等儿茶酚胺代谢产物水平升高;如尿去甲肾上腺素/肌酐≥1,提示为嗜铬细胞瘤;如肾上腺素明显升高多为肾上腺髓质肿瘤,去甲肾上腺素及苦杏仁酸明显升高则多为肾上腺外的交感神经节瘤,交感神经母细胞瘤等,其诊断敏感度和特异度均高。

④酚妥拉明抑制试验。适用于血压持续＞170/110mmHg 的患者,方法是快速静脉注射酚妥拉明 5mg,如 15 分钟以内收缩压下降＞35mmHg,舒张压下降 25mmHg,持续 3～5 分钟者为阳性,提示为嗜铬细胞瘤,对其他原因的高血压无明显降压作用。

(2)腹部超声检查:简便易行,无创伤,对于≥2cm 的肿瘤容易诊断,而对较小肿瘤可能漏诊。

(3)肾上腺 CT 及磁共振成像:CT 的检出率在 90%以上,磁共振在嗜铬细胞瘤的诊断、鉴别良恶性肿瘤及反映恶性肿瘤对周围脏器尤其是血管的浸润等方面优于 CT,敏感性几乎达到100%。

(4)同位素^{131}I-间碘苄胍肾上腺发射型计算机断层(ECT)：同位素^{131}I标记的间碘苄胍可与高功能嗜铬细胞瘤结合，特异性地显示病变，是嗜铬细胞瘤的定性兼定位检查手段，对肾上腺外的嗜铬细胞瘤更有诊断价值。

(5)下腔静脉插管分段取血测血浆儿茶酚胺水平：一般在上述定位检查未能发现肿瘤时方采用。

【治　疗】

1. 药物治疗　嗜铬细胞瘤发作时，首先采用α受体阻滞药，如酚妥拉明、压宁定静脉滴注。效果不好也可使用硝普钠静脉注射(注意注射速度)。如果合并明显窦性心动过速或室上性心动过速时，应加用β受体阻滞药。长期药物治疗可使用长效α受体阻滞药(酚苄明10～20ml，每日2次，口服；哌唑嗪1～2mg，每日2次，口服)。其他降压药物，包括钙拮抗药、血管扩张药和血管紧张素转化酶抑制药。

2. 手术治疗　单侧的肾上腺嗜铬细胞瘤可行肿瘤侧肾上腺切除术；双侧肾上腺嗜铬细胞瘤，可行双侧肾上腺肿瘤剜除术，或一侧肾上腺全切术，另一侧肿瘤较小的做次全切除术；肾上腺外的嗜铬细胞瘤可根据其生长的部位行探查和摘除术。

3. 放射治疗　嗜铬细胞瘤可用肾上腺动脉栓塞治疗。不能切除的嗜铬细胞瘤可用大剂量^{131}I间位碘苯甲基胍治疗。

十二、甲状腺功能亢进

【诊断要点】

1. 临床表现

(1)血压升高以收缩压升高明显，脉压增大，舒张压正常，甚至偏低。

(2)甲状腺功能亢进的其他表现,如易紧张、怕热、出汗、食欲亢进、体重下降、甲状腺增大、突眼、震颤等;皮肤温湿,潮红,心音有力,心率上升。

2. 实验室检查 血清三碘甲状腺原氨酸(T3)及甲状腺素(T4)水平增高,促甲状腺激素(TSH)水平减低或增高。

【治 疗】

1. 针对甲状腺功能亢进的治疗。

2. 首选β受体阻滞药,如阿替洛尔、美托洛尔等治疗。

十三、肢端肥大症

【诊断要点】

1. 临床表现 肢端肥大症的患者中约1/3发生高血压,表现为面容丑陋,皮肤粗糙,手足厚大。

2. 辅助检查

(1)实验室检查:血浆生长因子的水平测定一般>20ng/ml,用L-多巴或溴隐亭后血浆生长因子可被抑制。

(2)X线摄片:X线骨骼片改变可明确诊断。

【治 疗】

1. 药物 溴隐亭可抑制生长激素的释放,用于肢端肥大症患者。剂量从1.25mg开始,每日进餐时与食物同服,数日后能适应者3～7日增加1.25～2.5mg,逐渐达需要量,最多时每日需60～70mg,一般在15mg以上,必须持续治疗数年,但停药后易复发。

2. 放疗 肢端肥大症对于不能耐受手术或不愿手术者可以采用放疗。

3. 手术治疗 手术切除垂体腺瘤是最彻底的治疗。自从经蝶鞍途径切除肿瘤术式开展后,提高了手术的效果和安全性。

十四、妊娠高血压综合征

世界卫生组织妊娠高血压综合征的标准为：收缩压≥140mmHg，舒张压≥90mmHg；与孕前基础血压或妊娠前20周的血压相比，收缩压上升超过25mmHg或舒张压上升15mmHg。

【诊断要点】

1. 临床表现

(1)在怀孕中后期出现高血压，常见于初产妇，家族中曾发生过妊娠高血压、多胞胎、葡萄胎者。

(2)表现为全身水肿、恶心、呕吐、头痛、视物模糊、上腹部疼痛、血小板减少、凝血功能障碍、胎儿生长迟滞或胎死腹中。

2. 实验室检查

(1)一部分患者伴有蛋白尿。

(2)血红蛋白及红细胞压积升高，提示血液浓缩；病情严重的患者，由于溶血，血红蛋白及红细胞压积数值会下降；血小板计数下降，与病情轻重程度相关。

【治 疗】

1. 妊娠高血压综合征既往有高血压的患者可继续服用当前药物，包括中枢α受体激动药（甲基多巴）、β受体阻滞药、α受体阻滞药、钙拮抗药、直接扩张血管药(肼屈嗪)。妊娠患者禁用血管紧张素转化酶抑制药和血管紧张素Ⅱ受体拮抗药。在妊娠晚期，β受体阻滞药(阿替洛尔、美托洛尔)是安全有效的。

2. 怀孕前已经应用的利尿药可继续应用，但患先兆子痫的孕妇不能应用。

3. 妊娠高血压综合征在降血压治疗的同时，应适当补充鱼肝油及小剂量阿司匹林。

十五、颅脑病变

【诊断要点】

1. 严重的中枢神经系统疾病(如脑出血)可合并高血压。

2. 除了高血压外,常有神经系统的异常表现和高颅压的表现,如偏瘫、意识障碍、头痛、呕吐等,一般较易鉴别。

3. 值得提到是,有时须与由高血压引起的脑血管病变相鉴别。

【治　疗】

1. 由脑血管病合并的高血压(收缩压≤180mmHg 时),不主张积极降血压治疗,以免影响脑供血。

2. 对于血压＞180mmHg 的患者,可采用硝普钠静脉滴注降血压治疗,但勿使血压降得太低、太快。

3. 慢性期高血压治疗可参照原发性高血压的治疗,但降血压的标准或幅度应适当放宽。

（申　鹰　陈学英）

第五章　心肌疾病

第一节　病毒性心肌炎

病毒性心肌炎是临床较为常见的心血管疾病之一，系由病毒感染(尤其是柯萨奇 B 组病毒)所致的局限性或弥漫性心肌炎性改变，其患病率有逐年增高的趋势。大多数病毒性心肌炎患者可以自愈，部分迁延而遗留有各种心律失常，严重时可能发生高度或三度房室阻滞，甚至需置入永久心脏起搏器。有少数病毒性心肌炎可急性暴发，导致心力衰竭或猝死，也可有急性期后的持续性心腔扩大和(或)心力衰竭，甚至演变成扩张型心肌病。病毒性心肌炎的发病以年轻人多见，男性多于女性。

【诊断要点】

1. 临床表现　临床表现不尽一致，轻者几无症状，重者可致猝死，主要取决于个体差异、对抗体反应、既往心功能状态和感染病毒的类型等。

(1)症状

①大部分病毒性心肌炎患者有过发热、头痛、咳嗽、咽痛、乏力等感冒样全身症状或恶心、呕吐、腹泻等消化道症状，提示病毒感染；也可无任何前驱症状。

②90%的患者有心悸、胸闷、发热、乏力、气急、心前区隐痛、肌痛、关节痛、少尿、尿闭、晕厥，甚至阿-斯综合征等。

③严重者可因心肌病变弥漫而呈暴发性发作，发生急性心力衰竭、大面积急性心肌坏死、心源性休克或猝死。

(2)体征

①心脏扩大、心率增快或缓慢,第一心音降低,有时可闻及舒张期奔马律和第三、四心音,心尖区可有轻度收缩期杂音,舒张期杂音少见。

②可出现多种心律失常,以室性期前收缩、房室阻滞多见。

③重症弥漫性心肌炎患者可出现急性心力衰竭,表现为低血压、肺部湿性啰音、颈静脉怒张、肝大、双下肢凹陷性水肿等体征,严重者可出现心源性休克。

2. 辅助检查

(1)实验室检查

①心肌酶谱及肌钙蛋白测定。临床上以往主要以心肌酶谱检测结果作为判断心肌损伤的辅助指标。心肌特异性肌钙蛋白(cTnI/cTnT)是近年发展起来的一种反映心肌损伤敏感而特异的血清学标记物,一般在发病后 24 小时开始升高,维持 2~3 周降至正常,少数可持续 2~3 个月。cTnI/cTnT 升高是判断病毒性心肌炎心肌损伤的重要依据。

②免疫学测定

● 病毒中和抗体测定。一般将早期及恢复期血清中和抗体效价≥4 倍,或一次≥1∶64 作为阳性标准。

● 特异性 IgM 抗体测定。用酶联免疫吸附试验(ELISA)在血清中检测到病毒 IgM 抗体,通常表明患者存在急性或持续病毒感染。

● 细胞免疫测定。病毒性心肌炎患者外周血中总 T 细胞(CD_3)、T 辅助细胞(CD_4)及抑制 T 细胞(CD_8)低于正常,而 C_4/CD_8 比值不变。

● 心肌自身抗体测定。40%~100%的心肌炎患者的血清中存在 10 余种抗心肌自身抗体,它们可识别心脏组织中的各种自身抗原。

③病毒检测。有条件可用心内膜心肌活检组织进行病毒分离及病毒基因检测。

(2)心电图：由于病毒性心肌炎患者通常有心肌实质细胞变性、坏死，间质炎症细胞浸润，心肌纤维化等病理改变，因此可出现心电活动的一系列异常，出现相应的心电图改变。

①心律失常。主要表现为室性期前收缩、窦性心动过速和房室阻滞，也可出现心房颤动、窦房结功能障碍、持续性室性心动过速、心室扑动，甚至心室颤动等严重心律失常，可引发猝死。

②心肌损害的表现。主要表现为 ST 段压低，T 波低平、双相、倒置，范围可波及所有导联。当累及心外膜下心肌或心包时，可有 ST 段抬高。

③其他心电图表现。如 QT 间期延长，QRS 波低电压等，随着病情的痊愈可好转。病毒性心肌炎患者的心电图变化是非特异性的，它往往是心肌炎症改变的一个佐证，既可是炎症活动的表现，也可是炎症修复后遗症的结果。

(3)心脏超声：急性心肌炎患者可出现局部室壁收缩活动减弱、消失或不协调，其部位多位于室间隔及心尖部，甚至可并发室壁瘤。急性重症心肌炎患者可能出现一过性左心室扩大，左心室收缩活动减弱，左心室射血分数明显下降，但随着病情的改善，心功能可逐渐恢复正常。

(4)X 线检查：局灶性心肌炎患者的 X 线表现多无明显异常；少数重症病毒性心肌炎患者可表现为心影增大、心胸比例＞50%；如合并心包炎可出现心包积液；伴有心力衰竭则可有相应的肺淤血、水肿等改变。

(5)磁共振(MRI)：应用于病毒性心肌炎诊断具有敏感性高、无创及可重复性等特点，且该检查的空间分辨率优于放射性核素心肌显像，对组织特征的诊断有一定意义，可作为临床诊断心肌炎的重要辅助手段之一。心肌炎在 MRI 的 T_2 加权图上主要表现为局灶性信号增高，提示心肌组织内炎症病灶和水肿，而 T_1 加权图上可无明显改变。

(6)放射性核素心肌显像：采用 ^{111}In 或 ^{99m}Tc 标记抗肌凝蛋白重链抗体，与受损心肌细胞内的肌凝蛋白重链特异性结合，形成“热区”显像，显示坏死或损伤的心肌。此检查具有很高的敏感性，而且起病后第四周仍可呈阳性，可用来筛选急性心肌炎。

(7)心内膜心肌活检：心内膜心肌活检的组织病理学或分子生物学证据被不少学者认为是确诊心肌炎的“金标准”。心肌炎的主要组织病理学特征是心肌炎症细胞浸润，并伴有心肌细胞损害的特征。但是，应用心内膜心肌活检诊断心肌炎尚存在不少缺点。其有创性使患者不易接受；炎性组织在心肌中一般呈灶性分布，不一定能取到病灶组织；受取样时间和部位的影响，使活检诊断敏感性低，特异性也不高，诊断的可靠性大打折扣，不应作为临床的常规检查。

3. 诊断依据

(1)病史与体征：在上呼吸道感染、腹泻等病毒感染后 3 周内出现心脏表现，如出现不能用一般原因解释的感染后严重乏力、第一心音明显减弱、舒张期奔马律、心包摩擦音、心脏扩大、充血性心力衰竭或阿-斯综合征等。

(2)心律失常：上述感染后 1～3 周或同时新出现下列心律失常或心电图改变者：ST-T 改变、异常 Q 波出现、室性期前收缩、窦性心动过速、房室阻滞、窦房阻滞或束支阻滞等。

(3)心肌损伤的实验室依据

①病程中血清心肌肌钙蛋白 I 或 T，甚至 CK-MB 明显增高。

②超声心动图示心腔扩大或室壁活动异常。

③放射性核素心功能检查证实左心室收缩或舒张功能减弱。

(4)病原学依据

①在急性期从心内膜、心肌、心包或心包穿刺液中检测出病

毒、病毒基因片段或病毒蛋白抗原。

②病毒抗体第二份血清中同型病毒抗体(如柯萨奇 B 组病毒中和抗体或流行性感冒病毒血凝抑制抗体等)滴度较第一份血清升高 4 倍(2 份血清应相隔 2 周以上);或一次抗体效价≥640 者为阳性,320 者为可疑(如以 1∶32 为基础者则宜以≥256 为阳性,128 为可疑阳性,根据不同实验室标准作决定)。

③病毒特异性 IgM 阳性(≥1∶320)。如同时有血中肠道病毒核酸阳性者更支持有近期病毒感染。

注:同时具有上述(1)、(2)项中的任何一项、(3)项中的任何 2 项,急性心肌炎诊断成立。在排除其他原因心肌疾病后,临床上可诊断急性病毒性心肌炎。如具有(4)项中的 2、3 项在病原学上严格讲只能拟诊为急性病毒性心肌炎。

如患者有包括阿-斯综合征发作、充血性心力衰竭伴或不伴心肌梗死样心电图改变、心源性休克、急性肾衰竭、持续性室性心动过速伴低血压发作或心肌心包炎等在内的一项或多项表现,可诊断为重症病毒性心肌炎。

如仅在病毒感染后 1～3 周出现少数期前收缩或轻度 T 波改变,不要轻易诊断为急性病毒性心肌炎。对难明确诊断者可进行长期随访,在有条件时可做心内膜心肌活检进行病毒基因检测及病理学检查。

4. 鉴别诊断

(1)风湿性心肌炎:两者都有抗溶血性链球菌“O”增高及红细胞沉降率增快,但风湿性心肌炎一般常伴有大关节游走性炎症,可有皮下小结、环形红斑或舞蹈症等体征,心电图改变以房室阻滞为常见,心瓣膜受损性杂音亦较明显。

(2)β 受体功能亢进综合征:本综合征见于年轻患者,主诉常多变,带有一般精神因素的诱因,心电图常示 ST-T 改变及窦性心动过速,给予 β 受体阻滞药(如美托洛尔、普萘洛尔)症状好转,有助于鉴别。

(3)冠心病：冠心病患者常存在危险因素，如年龄在 50 岁以上，以及高血压、高血脂、糖尿病、肥胖和吸烟等。心电图多有 ST-T 改变。冠状动脉造影可资鉴别。

(4)原发性扩张型心肌病：急性病毒性心肌炎时可出现心脏扩大、充血性心力衰竭而表现为扩张型心肌病样改变，在慢性期随访中也有演变为扩张型心肌病的心脏表现，并在扩张型心肌病患者心肌中用分子杂交可检测到肠道病毒核酸或巨细胞病毒脱氧核糖核酸，提示某些原发性扩张型心肌病由病毒性心肌炎演变而来。详细询问病史对两者的鉴别有所帮助。放射性核素单克隆抗肌凝蛋白抗体显影阳性者，提示有心肌坏死而有助于心肌炎的诊断。

【治　疗】

1. 一般治疗　休息是减轻心脏负荷的最好方法，也是病毒性心肌炎急性期重要的治疗措施。鼓励患者进食易消化及富含维生素和蛋白质的食物，是病毒性心肌炎非药物治疗的另一重要环节。

2. 抗病毒治疗　干扰素对病毒感染早期的心肌细胞有明显抗病毒及保护心肌细胞免受病毒损害的作用。α 干扰素具有广谱抗病毒能力，可抑制病毒的繁殖。

3. 心律失常的治疗　大多数病毒性心肌炎患者以期前收缩尤其是快速心律失常最为多见，绝大部分预后良好。如期前收缩频发或多源性且伴有明显的临床症状，或有潜在直接致命危险的心律失常时，才是应用抗心律失常药物治疗的适应证。

4. 改善心肌代谢及抗氧化治疗　氧自由基升高与病毒性心肌炎的发病密切相关，抗氧化剂治疗病毒性心肌炎有肯定疗效。药物包括维生素 C、辅酶 Q10、辅酶 A、维生素 E 等。一般可选用三磷腺苷 10～20mg，或辅酶 A 50U，或环磷腺苷 20～40mg，或细胞色素 C 15mg，肌内注射，每日 2～3 次。维生素 C 2～4g，加入葡萄糖注射液 40ml，静脉注射，1～2 次。辅酶 Q10 20～60mg，每日 3 次，口服。

5. 免疫治疗　Garg 等荟萃分析了 1980～1997 年应用免疫抑制药治疗心肌炎的资料，以病死率和左心室功能为评估指标，发现 374 个临床试验中只有 6 个符合随机与安慰剂对照的原则，其中结果也显示泼尼松对左心室功能和病死率并无影响。环磷酰胺、他克莫斯(FK506)等免疫抑制药在临床上也未见有成功的报道。免疫调节剂包括白细胞介素 2(IL-2)及抗 IL-2 单克隆抗体、肿瘤坏死因子、特异性免疫球蛋白及抗淋巴血清和针对辅助性、溶细胞性或抑制性 T 细胞的单克隆抗体，以及左旋咪唑等，在实验性心肌炎模型中应用均可不同程度地减轻心肌的炎症反应或减少淋巴细胞的浸润，但在临床上的应用效果还有待于进一步验证。

6. 中医药治疗　病毒性心肌炎属中医的“心痺”。“心痺”病系五脏痺之一，其病记载始见于《黄帝内经》。《素问·痺论》云：“心痺者，脉不通。”外感湿热病邪，或因手术等创伤，湿毒之邪乘虚侵入，内舍于心，损伤心之肌肉、内膜。以发热、心悸、胸闷等为主要表现，与病毒性心肌炎类似。本病中医治疗时分急性期和慢性期二大类型：

(1)急性期：多为风热外感型。

主症：突然发热咳嗽，心悸烦躁，胸闷，胸痛，甚或喘憋不适，乏力倦怠，以活动后明显，眠差纳少，溺黄便干结；舌苔白厚或薄黄、厚腻，脉细无力或结代。

治法：疏风散热，解毒养心。

方药：金银花 15g，连翘 10g，板蓝根 15g，大青叶 15g，蒲公英 15g，白花蛇舌草 30g，桔梗 10g，生甘草 15g，射干 15g，马勃 15g，防风 15g，薄荷 6g，贯众 15g，丹参 15g，芦根 15g，麦冬 9g。

加减：心前区疼痛者，加郁金、槐花各 12g；失眠者，加夜交藤 12g，茯神 15g；心悸者，加苦参 20g，甘松 8g。

用法：水煎 250ml，早晚分 2 次服。

(2)慢性期

①气阴两虚型

主症:心悸短气,倦怠乏力,面色少华,自汗,盗汗、口燥咽干,稍动则心悸短气、乏力等症状加重,夜间眠差,纳差,二便尚可;舌质偏红、少苔或薄苔,脉细弱或结代。

治法:益气养阴,宁心安神。

方药:红参 20g,麦冬 15g,五味子 10g,炙甘草 6g,夜交藤、柏子仁各 30g,大枣 6 枚。

加减:邪热未尽,加板蓝根 15g,金银花 20g;阴虚甚者,加地骨皮、龟版各 10g;阳虚甚者,加附子 6g,桂枝 10g;瘀血阻络者,加郁金 15g,延胡索 10g。

用法:水煎 250ml,早晚分 2 次服。

②气虚血瘀浊阻型

主症:心悸气短,胸闷刺痛,倦怠无力,活动后心悸气短加重,面色晦暗,胃纳不佳,二便尚可;脉细涩,舌质黯淡或有瘀斑。

治法:益气活血化浊。

方药:党参 15g,五味子 10g,麦冬 12g,丹参 20g,檀香 10g,砂仁 1 0g,川芎 12g,当归尾 15g,延胡索 12g,炙甘草 10g,生黄芪 20g,瓜蒌 20g。

加减:若舌质紫黯,刺痛较重者则加桃仁 10g,红花 6g,活血化瘀;气虚较重者,去党参,改用红参 6g;若有热象、口干、苔薄黄者,则用西洋参 5g,以滋阴益气;眠差不寐者,加酸枣仁 12g,夜交藤 20g,以养心安神。

用法:水煎 250ml,早晚分 2 次服。

(于　红)

第二节　扩张型心肌病

扩张型心肌病为原发性心肌病中最为常见的类型之一，病因不明确，心脏左心室或右心室或双心室有明显扩大，收缩功能损害，临床表现以充血性心力衰竭和各种心律失常为主，治疗较困难，预后较差。扩张型心肌病是多种因素长期作用引起心肌损害的最终结果。感染或非感染性心肌炎、酒精中毒、代谢等多种因素均可能与扩张型心肌病发病有关。本病起病缓慢，可在任何年龄发生，以 30～50 岁多见。

【诊断要点】

1. 临床表现

(1)症状

①左心功能不全。劳累后出现心慌、气短、乏力、咳嗽、胸闷、心悸等症状，进一步发展为急性左心功能不全，表现为夜间阵发性呼吸困难，可出现端坐呼吸、咳粉红色泡沫样痰等。

②右心功能不全。可出现食欲缺乏、腹胀、水肿(从下肢向上发展)。

③各种类型的心律失常。如室性心动过速或心房颤动，可以是致死原因。患者可出现心悸、心慌、晕厥。

④栓塞表现。扩张型心肌病，如合并心房颤动，容易形成血栓。血栓一旦脱落可随血流栓塞不同的部位或器官；脑栓塞可导致偏瘫、失语；下肢动脉栓塞可引起下肢缺血、发冷、疼痛。

(2)体征

①一般表现。可出现发绀、脉搏细弱、血压正常或降低、脉压低、出汗、精神紧张。

②心脏。心尖搏动向左下移位，心尖搏动减弱，心浊音界向左

扩大，心室率增快；有心律失常时，心律可不规则，如期前收缩或心房颤动，常可闻及奔马律，包括第三心音奔马律和第四心音奔马律。如出现心力衰竭，心尖区或三尖瓣区可闻及收缩期吹风样杂音。肺动脉高压者，有第二心音亢进。

③肺部体征。呼吸音减低，肺底部有湿性啰音。

④外周静脉系统瘀血表现。颈静脉怒张、肝大、下肢水肿，严重者可出现腹水、胸腔积液。

2. 辅助检查

(1)X线检查：心影扩大，心胸比例常＞0.5；晚期心脏外观如球形，说明各心腔均增大，外形颇似心包积液。少数患者以左心室、左心房或右心室增大为主，外观类似二尖瓣病变。透视下见心脏搏动较正常减弱；病程较长的患者常有肺淤血和肺间质水肿，两肺肋膈角处可有间隔线，肺静脉和肺动脉影可扩大；胸腔积液可见。

(2)心电图检查：在有症状的患者中几乎都不正常，无症状者不少已有心电图改变，以心脏肥大、非特异性ST-T改变和心律失常为主。窦性心律下可见二尖瓣型P波或Ptfv≤－0.03。少数患者可有病理性Q波，类似心肌梗死，其部位多在前间隔(V_1、V_2导联)，可能为间隔纤维化的结果。心室内传导阻滞常见，左束支、右束支或左束支分支的传导阻滞都可出现。心房颤动也不少见。

(3)超声心动图：在本病早期即可见到心腔轻度扩大，尤以左心室为著，室壁运动减弱，室间隔厚度大多正常。后期各心腔均扩大，室间隔与左室后壁运动也减弱；二尖瓣前叶双峰可消失，而前后叶呈异向运动；左室射血分数减至50%以下，可能有少量心包积液。

(4)放射性核素扫描：心血池显像可显示心腔扩大与室壁运动减弱，左室射血分数下降，运动后更为明显。

(5)化验检查：肝淤血时可引起肝功能异常和球蛋白异常。血气分析提示Ⅰ型呼吸衰竭多见，即氧分压降低（PaO_2＜60mmHg），二氧化碳分压（$PaCO_2$）正常或下降，可有代谢性酸中毒。偶有血清心肌酶增高。

3. 诊断依据　扩张型心肌病主要表现为不明原因的左心室或双心室扩大、心室收缩功能受损、伴有或不伴有充血性心力衰竭和心律失常，但须排除其他原因。本病的诊断参考标准如下：

（1）临床表现：心脏扩大、心室收缩功能减低伴有或不伴有充血性心力衰竭，常有心律失常，可发生栓塞和猝死等并发症。

（2）心脏扩大：X线检查心胸比＞0.5；超声心动图示全心扩大，尤以左心室扩大为著，心脏可呈球形。

（3）心室收缩功能减低：超声心动图检测室壁运动弥漫性减弱，室壁厚度正常或变薄，射血分数小于正常值。

（4）必须排除继发性原因：如缺血性心肌病、围生期心肌病、酒精性心肌病、代谢性和内分泌性疾病（如甲状腺功能亢进、甲状腺功能减退、淀粉样变性、糖尿病等）所致的心肌病，家族遗传性神经肌肉障碍所致的心肌病，全身系统性疾病（如系统性红斑狼疮、类风湿关节炎等）所致的心肌病，中毒性心肌病等，必须排除以上继发性原因才可诊断原发性扩张型心肌病。

4. 鉴别诊断

（1）风湿性心脏病：扩张型心肌病亦可有二尖瓣或三尖瓣区收缩期杂音，但一般不伴舒张期杂音，且在心力衰竭时较响，心力衰竭控制后减轻或消失，风湿性心脏病则与此相反。扩张型心肌病时常有多心腔同时扩大，而风湿性心脏病以左房、左室或右室扩大为主。病史及超声检查有助于区别。

（2）心包疾病：扩张型心肌病时心脏扩大、心搏减弱，须与心包疾病，尤其是心包积液区别。扩张型心肌病时心尖搏动向左下方移位，与心浊音界的左外缘相符；心包积液时心尖搏动常不明显或处于心浊音界左外缘之内侧。二尖瓣或三尖瓣区可闻及收缩期杂音，心电图上心室肥大、异常Q波、各种复杂的心律失常，均提示扩张型心肌病，超声检查不难将二者区别，心包内多量液体平段或暗区说明心包积液，心脏扩大则为扩张型心肌病。必须注意到扩张型心肌病时也可有少量心包积液，但既不足以引起心脏压塞，也不至于影响心脏的体征与心脏功能，仅是超声的发现。心脏收缩间期在扩张型心肌病时有明显异常，心包疾病则正常。

(3)高血压性心脏病：扩张型心肌病可有暂时性高血压，但舒张压多不超过110mmHg，且出现于急性心力衰竭时，心力衰竭好转后血压下降。与高血压性心脏病不同，扩张型心肌病患者的眼底、尿常规、肾功能常无明显异常。

(4)冠心病：中年以上患者若有心脏扩大、心律失常或心力衰竭而无其他原因者，必须考虑冠心病和扩张型心肌病。有高血压、高血脂或糖尿病等易患因素，室壁运动呈节段性异常者，有利于诊断冠心病。近年来，对冠状动脉病变引起心脏长期广泛缺血而纤维化，并发展为心功能不全的情况称之为“缺血性心脏病”，若过去无心绞痛或心肌梗死病史，与扩张型心肌病区别须依靠冠状动脉造影检查。

(5)继发性心肌病：全身性疾病(如系统性红斑狼疮、硬皮病、血色病、淀粉样变性、神经肌肉疾病等)都有其原发病的表现可资区别。较重要的是与心肌炎的区分：急性心肌炎常发生于病毒感染的当时或不久，区别不十分困难；慢性心肌炎若无明确的急性心肌炎病史则与扩张型心肌病较难区分，实际上不少扩张型心肌病是从心肌炎发展而来的，即所谓“心肌炎后心肌病”。

【治　疗】　由于本病的病因尚不明确，难以针对病因进行特异性治疗，目前主要是治疗慢性心力衰竭。

1. 一般治疗　必须十分强调休息及避免劳累，如有心脏扩大、心力衰竭者，宜长期休息，以免病情恶化。避免呼吸道感染。

2. 药物治疗

(1)心力衰竭治疗：有心力衰竭者，治疗原则与一般心力衰竭相同，采用强心药、利尿药和扩血管药。其中，血管紧张素转化酶抑制药、β受体阻滞药可延长患者的寿命，而利尿药、洋地黄类药(地高辛)可以改善患者的心力衰竭症状。具体药物和使用参见“充血性心力衰竭”有关内容。

(2)心律失常治疗：对于期前收缩、短阵室性心动过速等心律失常不需要特殊治疗，重点治疗心力衰竭。当心律失常引起症状，尤其是影响患者血流动力学时，需积极应用抗心律失常药物或电学方法治疗，对快速室性心律与高度房室阻滞而有猝死危险者治疗应积极。心室再同步化治疗(CRT)和置入式心脏复律除颤器的应用，大大减少了因缓慢型心律失常和快速室性心律失常而猝死的患者数量。

(3)预防栓塞：对预防血栓栓塞并发症可用口服抗凝药华法林，口服华法林开始的3～5日需同时应用低分子肝素皮下注射，1mg/kg，需注意密切监测凝血酶原时间和国际标准化比值(INR)，使INR维持在1.5～2.5。

3. 中医治疗　可参照“慢性心力衰竭”的中医治疗。

4. 非药物治疗

(1)心室再同步起搏治疗：通过三腔起搏器进行心室的同步起搏。适应证：心功能Ⅲ至Ⅳ级；左室射血分数≤35%；窦性心律QRS波群增宽，尤其是左束支阻滞者。

(2)心脏移植：对于长期心力衰竭的患者，内科治疗无效时应考虑做心脏移植。

(张　萌)

第三节　肥厚型心肌病

肥厚型心肌病指原因不明的或以特发性心肌肥厚为特征的疾病，心室腔大小正常或缩小，同时伴有收缩期高动力状态和舒张功能障碍，病变主要累及左心室，偶尔也累及右心室，后期可出现心力衰竭。根据左心室流出道梗阻与否，可分为梗阻性和非梗阻性肥厚型心肌病。

肥厚型心肌病多为常染色体显性遗传。我国的患病率约为0.16%，绝大部分患者没有临床症状，大约25%患者发生左心室的流出道梗阻，其中仅有5%～10%的患者因为症状明显或因用药物不良反应严重而选择介入或外科手术治疗。本病为青年人猝死的常见原因。

【诊断要点】

1. 临床表现

(1)症状

①呼吸困难。以劳力性呼吸困难和夜间阵发性呼吸困难最常见，是由于左心室舒张功能减退引起左心室充盈受损和左心室舒张压力升高，进而引起左心房和肺静脉压力升高，肺淤血所致。后期可由左心衰竭引起。

②心前区疼痛。多在劳累后出现，持续时间长，对硝酸甘油反应不佳，是由肥厚的心肌需氧增加而冠状动脉供血相对不足所致，约1/3患者合并冠心病心肌缺血。

③晕厥。多发生于突然站立和运动后。

④猝死。心律失常为主要原因。

(2)体征

①心界可正常或扩大，触诊心尖部可有抬举性搏动，对本病有

诊断意义，偶尔可扪及双峰脉。

②听诊第一心音正常，其前可闻及第四心音，可有第二心音分裂。部分患者还可闻及第三心音。非梗阻型肥厚型心肌病患者，心尖区可闻及舒张中期轻微杂音，是由于左心室充盈受阻所致。

③梗阻性肥厚型心肌病听诊最大特点是在心尖部和胸骨左缘之间的收缩期杂音，呈全收缩期性和吹风样，可伴有收缩期震颤。杂音开始于第一心音之后，常向胸骨缘下端、腋窝部、心底部传导，但不向颈部血管传导。左室负荷减少(屏气、服用硝酸酯类药物)或心肌收缩力增强(运动、应用洋地黄类药物)时杂音增强。反之，左室前负荷增加(下蹲位时)或心肌收缩力减弱时(应用β受体阻滞药)则杂音减弱。

2. 辅助检查

(1)心电图表现：肥厚型心肌病患者常有心电图异常，且早于超声心动图改变，可作为肥厚型心肌病的初筛方法。

①ST-T 改变。绝大多数肥厚型心肌病患者的心电图有 ST-T 异常，普遍肥厚型心肌病表现为 V_4～V_6 导联 T 波倒置或伴有Ⅱ、Ⅲ、aVF 导联 T 波倒置；心尖肥厚型心肌病主要表现为Ⅰ、aVL、V_2～V_6 导联巨大倒置 T 波(0.5～1.0mV)，V_3～V_5 导联 ST 段下移，左室高电压，但一般无病理性 Q 波。

②病理性 Q 波。间隔肥厚型心肌病可表现为Ⅰ、Ⅱ、Ⅲ、aVL、aVF、V_4～V_6 导联病理性 Q 波，同导联 T 波可直立、低平或倒置。

③心律失常。50%以上患者有心律失常，其中室性和房性期前收缩最为常见；可存在其他异常(包括完全性左束支或右束支阻滞、心房颤动、心室颤动、预激综合征等)，但有时需通过动态心电图才能检出。

(2)X 线检查：早期多正常，或轻度左心室增大；后期心力衰竭时出现左心室和左心房扩大。

(3)超声心动图：是确定诊断本病的依据，同时可直观判定局限性心肌肥厚部位和肥厚的程度及局部运动情况。

①诊断标准。非对称肥厚，室间隔与左室后壁厚度之比（IVS/LVPW）＞1.3～1.5；室壁增厚＞15mm，以室间隔肥厚为多。

②超声检查的其他改变。左室流出道狭窄＜20mm。二尖瓣前叶收缩期前向移动（SAM 现象），与肥厚的室间隔相接触，进一步形成左室流出道狭窄。主动脉瓣在收缩期提前关闭，呈半闭锁状态，等容舒张期时间延长，反映左室顺应性降低。舒张期二尖瓣前叶与室间隔距离较正常者小。25％肥厚型心肌病患者存在主动脉瓣关闭不全，大多数梗阻性肥厚型心肌病存在二尖瓣反流。心功能改变以舒张功能障碍为主。少数患者可出现室壁瘤。运用彩色多普勒法可计算梗阻前后的压力阶差。

③分型。根据心室壁肥厚的部位，将肥厚型心肌病分成四型。

Ⅰ型，局限于前间隔。

Ⅱ型，局限于前间隔和后间隔。

Ⅲ型，广泛性左心室壁肥厚，但左心室后壁基底段厚度正常。

Ⅳ型，心尖肥厚型

但要注意的是，心尖肥厚型心肌病局限于心尖部，以前侧壁心尖部尤为明显，如不仔细检查，很容易漏诊。此外，根据左室流出道是否梗阻，分为梗阻型和非梗阻型。

(4)影像学检查

①放射性核素^{99m}Tc 锝或^{201}Tl 心肌显像。可确定心肌非对称性肥厚的部位和程度。

②心脏磁共振检查。可发现局限性心肌肥厚的部位和肥厚的程度。心室腔变小，舒张期肥厚的室间隔厚度＞14mm，室间隔厚度与左室后壁厚度之比≥1.3 倍时，此为室间隔非对称性肥厚型心肌病的特征性表现。

(5)心导管检查和造影：左心室舒张末期压上升。有梗阻者在左心室腔流出道部位有收缩压差。心室造影显示左心室腔变形，呈香蕉状、犬舌状、纺锤状(心尖部肥厚时)。冠状动脉造影检查显示冠状动脉增粗,多无狭窄病变,仅少部分合并冠心病。

(6)心肌活组织检查:通过活检钳取肥厚部位的心内膜心肌组织,光镜检查可见心肌细胞畸形肥大,排列紊乱。

3. 鉴别诊断

(1)冠心病

①冠心病以中年以后发病常见,常有冠心病的危险因素。

②多有较典型的劳力性胸闷或胸痛症状。

③心电图常伴有相关导联缺血性 ST-T 动态改变。

④超声心动图无心肌异常局限性肥厚特征。

⑤舌下含用硝酸甘油胸痛可好转。

⑥冠状动脉造影可确诊冠心病。

(2)室间隔缺损

①心室间隔缺损为全收缩期杂音,非喷射性,不易变化,向胸骨右侧方向传导。

②X 线检查肺循环血量增多征象。

③心电图无病理性 Q 波。

④超声心动图示心室间隔缺损特征,而无心室局部肥厚改变。

(3)主动脉瓣狭窄

①收缩期杂音常以胸骨右缘第二肋间最响亮,向右颈部传导,主动脉瓣第二心音减弱。

②X 线示升主动脉扩张,主动脉瓣可有钙化。

③心电图无病理性 Q 波。

④超声心动图示主动脉瓣狭窄病变,左心室无对称性向心性肥厚。

⑤左心导管检查示左心室与流出道之间无压力阶差,左心室与主动脉之间有明显压力阶差。

4. 并发症

(1)心律失常:期前收缩较常见,其中室性心律失常和心房颤动需要治疗。

(2)心内膜炎:发生率较低,是由于血液中的细菌黏附在心脏内血流紊乱处造成的,如主动脉瓣、二尖瓣。

(3)心脏传导阻滞:在窦房结和房室结较常见,也是影响药物治疗的因素之一。

(4)猝死:较少,但却是肥厚型心肌病最为严重的并发症。室性心动过速导致的心室颤动最为常见,严重的心动过缓和梗阻也是不容忽视的因素。

【治　疗】

1. 治疗原则　弛缓肥厚的心肌,改善左心室的顺应性,减轻左室流出道狭窄,控制心律失常,维持正常窦性心律,防止心力衰竭和心脏猝死。

2. 一般治疗　避免剧烈的体力活动、情绪激动及屏气,根据病情决定参加轻或中度体力劳动或体育活动,慎用降低心脏前、后负荷的药物及措施(如硝酸酯类、洋地黄类药物),因为其可加重梗阻。避免发生感染性心内膜炎。

3. 药物治疗　目的为控制心率,使心室充盈及舒张末容量最大化;减低心室肌收缩性,改善心肌顺应性;控制心律失常。主要治疗药物,包括β受体阻滞药、苯烷胺类钙拮抗药(维拉帕米)和(或)丙吡胺。也有研究认为,钙拮抗药和β受体阻滞药对预防猝死无效。由于洋地黄类药物能增加心肌收缩力,有可能加重左室流出道梗阻,应避免使用。

(1)β受体阻滞药:一线用药或首选药物,临床常用普萘洛尔、美托洛尔、比索洛尔等。对于无症状的肥厚型心肌病患者是否应该应用尚无定论。

①作用原理。降低心肌收缩力;减慢心率;减轻运动时外周血

管扩张，因而可降低左心室与流出道之间的压差；增加心室顺应性和容量，降低心肌耗氧量，增加运动耐受量，从而防止心绞痛和呼吸困难；治疗心律失常，防止晕厥和猝死发生。

②使用方法。从小剂量开始，逐步加量，直到最大耐受量，心室率一般应控制在55～65bpm，左室流出道(LVOT)压差应控制在≤20mmHg。普萘洛尔，每次10～20mg，每日3次起始，口服；以后可增加到每次30～50mg，每日3次，口服。美托洛尔，开始每次6.25～12.5mg，每日3次，口服；以后可增加到每次25～50mg，每日3次，口服。比索洛尔，每次开始1.25～2.5mg，每日1次，口服；以后可增加到每次5～10mg，每日1次，口服。

(2)钙拮抗药：主要治疗药物之一，临床广泛应用的有维拉帕米和地尔硫䓬。对于心率偏慢者，可使用硝苯地平。

①作用原理。通过选择性抑制心肌细胞膜的钙内流，抑制心肌收缩；改善心室舒张期充盈；减少心肌耗氧量、改善心肌缺血；有利于左室流出道压力阶差的降低及症状与运动耐量改善。

②使用方法。从小剂量开始，逐渐加量。需观察患者的血压，避免低血压的发生。但对老年人，特别是已经有严重的窦房结和房室结传导障碍者要慎用。也有人认为，对于严重流出道梗阻症状的患者慎用维拉帕米。适用于心率偏慢的肥厚型心肌病的药物包括以下几种。

- 维拉帕米(异搏定)每次40～120mg，每日3次，口服。
- 地尔硫䓬每次30mg，每日3次，口服。
- 硝苯地平每次5～20mg，每日3次，口服。

(3)丙吡胺：Ia类抗心律失常药，由于其负性肌力作用，使左室流出道梗阻间接减轻，对可能出现心房颤动的患者有益处。由于丙吡胺可能缩短房室结传导时间，因而在有阵发性心房颤动患者中可增加心率，建议与小剂量β受体阻滞药合用。每次200mg，每日3次，口服。

(4)血管紧张素转化酶抑制药：有明显逆转心肌肥厚、减轻心肌质块的作用，故早期用于治疗肥厚型心肌病可能有预防左室舒张功能不全发展为充血性心力衰竭的作用。卡托普利每次12.5～25mg，每日3次，口服。

(5)抗心律失常药物：肥厚型心肌病患者常发生心源性猝死，可能由于室性心律失常所致。比较有效的抗室性心律失常药是Ⅲ类的胺碘酮和索他洛尔，可在经过选择的患者(如心室颤动幸存者或有持续性室性心动过速的患者)中使用。患者如有心房颤动，应予药物或电复律，复律成功后口服胺碘酮以维持窦性心律。

若心房颤动反复发生或为持久性心房颤动，因有发生血栓栓塞并发症的危险，应给予华法林抗凝治疗。

4. 非药物治疗 适应证为：有明显症状，药物治疗效果不好；室间隔厚度＞18mm，与左室游离壁厚度之比＞1.5；左心室流出道压力阶差静息状态下≥30mmHg，激发时≥60mmHg；有二尖瓣收缩前向运动现象(SAM现象)；猝死幸存者。

(1)室间隔化学消融：采用介入性技术，将导管送入冠状动脉左前降支的第一间隔支，注射无水乙醇，造成该支血管所供血的室间隔上部心肌梗死，使室间隔上部变薄，运动减弱，从而使左心室流出道增大，收缩期压力阶差降低，二尖瓣反流减轻，症状得以改善。除了上述的适应证外，存在下列因素的患者优先考虑化学消融：不能耐受外科手术的情况，如高龄、伴随有肺部及肾脏疾病者、或估计寿命不长者；外科心肌切除术或双腔感知、双腔起搏、房室顺序型生理性起搏器(DDD起搏)治疗不理想者；穿隔支清晰者。

(2)起搏治疗：20世纪80年代末开始用双腔起搏器治疗肥厚型心肌病，取得了肯定疗效。其原理是通过起搏器起搏右心室心尖部或间隔，使室间隔先收缩，左心室游离壁后收缩，从而减轻左心室流出道的同步收缩，降低压力阶差，改善患者症状。

双腔起搏器治疗的指征除了上述非药物治疗的适应证条件

外，还包括不愿接受手术治疗或化学消融治疗；合并传导系统障碍或心动过缓，需要置入起搏器；已有传导系统障碍而行经皮室间隔心肌消融术（PTSMA）术前预防治疗；外科手术或 PTSMA 术后并发传导系统障碍的补救治疗。

对于有恶性室性心律失常、晕厥病史的患者，应该考虑置入可置入式心脏转复除颤器。

(3)外科治疗：外科治疗最常用经主动脉途径进行室间隔心肌切开或部分切除术，手术的死亡率为 10%。

(4)心脏移植：当各种内科和外科治疗均无效时，可考虑行心脏移植术。

（高　炬　周学继）

第四节　限制型心肌病

限制型心肌病以单侧或双侧心室充盈受限和舒张容量下降为特征，但收缩功能和室壁厚度正常或接近正常。在原发性心肌病中，限制型心肌病远较肥厚型心肌病和扩张型心肌病少见，大多为零散发生，多发于热带和温带地区，儿童和成年人均可患病，男女患病率大致相等。确切发病率不清，我国少见。本病病因不明。病理变化主要表现为心脏间质纤维化，即心内膜增厚、硬化，心内膜下心肌纤维化，心内膜上厚层血栓形成，单侧或双侧心室均可受累。本病预后不良，5 年死亡率为 6%～7%，通常右室病变预后较差，左室病变预后较好。

【诊断要点】

1. 临床表现

(1)发病早期可无症状，也可有发热，全身倦怠、乏力，全身淋巴结肿大、脾大、白细胞增多，特别是以嗜酸性粒细胞增多较为特殊。

(2)随着病情进展，左室受累，左室舒张功能受限，患者主要表现为劳力性呼吸困难、疲劳、心悸，进而出现阵发性夜间呼吸困难、端坐呼吸；右室或双侧心室受累时，肝脏和消化道淤血、腹水和周围性水肿，表现为少尿、恶心、呕吐、水肿，其临床表现与缩窄性心包炎极为相似。

(3)出现体循环、肺循环栓塞症成为本病的主要临床表现。

(4)血压低，脉压小，脉搏细弱。

(5)心尖搏动弱，心界增大，心率快，心音减弱；肺动脉瓣听诊区可闻及第二音亢进，心尖部可闻及第三心音、第四心音。

(6)双肺可闻及湿啰音。

(7)右室或双侧受累出现右心功能不全体征，如颈静脉怒张、肝大、腹水、下肢或全身水肿等。

2. 辅助检查

(1)实验室检查

①血常规。早期可见嗜酸性粒细胞增多。

②免疫学检查。免疫球蛋白 M(IgM)、免疫球蛋白 G(IgG)异常增高。

(2)心电图检查

①心电图非特异性改变多见，包括 P 波增宽、QRS 波群低电压、ST 段压低、T 波普遍低平或倒置。

②心房扩大或左室肥厚等改变。

③各种类型的心律失常，其中窦性心动过速和心房颤动多见；心脏传导障碍，尤以右束支阻滞多见。

(3)X 线检查：心影可正常或扩大，可呈球形，偶见心室内膜钙化影。以左心室病变为主的患者可见肺淤血，右心室病变为主的患者可见肺淤血减少。有时可见心包积液或胸膜腔积液。

(4)超声心动图检查：超声心动图对本病的诊断有较大帮助。

①室壁运动幅度明显减低。

②左室舒张期末内径及容积减少。

③左室后壁和室间隔明显增厚，多呈对称性。

④心内膜增厚，回声增强，测量内膜增厚、心腔狭窄，心尖部心腔闭塞具有诊断价值。

(5)心内膜心肌活检：本病有特征性的病理改变，心内膜心肌活检对诊断及鉴别诊断具有重要价值。镜检可见心内膜炎症、坏死、肉芽肿及纤维化，心内膜下心肌坏死、间质纤维化，心内膜上可见附着血栓，血栓内可有嗜酸性粒细胞浸润。如果病变在心内膜呈散发性病灶等，可出现活检阴性，应紧密结合临床。

(6)心导管检查：心导管检查是鉴别限制型心肌病和缩窄性心包炎的重要手段，本病特征性改变是舒张末压增高，舒张期压力曲线形态似平方根号，即舒张早期压力迅速下降，然后又迅速上升至平台，使舒张中晚期压力呈平顶高原波形。心室造影可见心室腔缩小，心内膜增厚，心房扩大，二尖瓣、三尖瓣反流。

(7)其他检查：放射性核素心血池显像、电子束 CT、磁共振成像等检查有助于限制型心肌病的诊断和鉴别诊断。

3. 鉴别诊断　本病需与缩窄性心包炎相鉴别，尤其是右室病变为主的限制型心肌病(表 16)。

表 16　限制型心肌病与缩窄性心包炎鉴别要点

鉴别项目	限制型心肌病	缩窄性心包炎
病史	多发于热带和温带地区	有结核和化脓性感染
心脏体征	二尖瓣、三尖瓣关闭不全杂音，S3 奔马律	心包叩击音
心肌活检	心内膜增厚、钙化、血栓，心肌纤维化	心包钙化
X 线检查	心影正常或扩大，偶见心室内膜钙化影	心影偏小、正常或轻度增大

续表

鉴别项目	限制型心肌病	缩窄性心包炎
心脏超声	心内膜增厚，房室瓣反流	心包增厚，无房室瓣反流
CT 检查	心内膜增厚、钙化	心包增厚
磁共振成像	心房血液滞留征	心包增厚
心导管检查	PCWP＞RAP	PCWP＝RAP
RAP	＜15mmHg	＞15mmHg

注：RAP：右心房压力；PCWP：肺毛细血管楔压

【治　疗】 限制型心肌病主要病理改变是心内膜增厚，主要影响心脏舒张功能，本病无特效治疗手段，主要对舒张性心力衰竭治疗，但心力衰竭对常规治疗反应较差。

1. 一般治疗 不宜过劳，避免呼吸道感染，预防心力衰竭的各种诱因等。

2. 药物治疗

(1)心力衰竭的治疗：药物治疗主要是改善舒张功能，包括血管紧张素转化酶抑制药、β 受体阻滞药和钙拮抗药。右心功能不全者可给予适当利尿药，但应注意避免过度利尿引起血容量不足，左室充盈压下降而发生排血量降低，血管扩张药也需谨慎使用。

(2)激素：初发现的心内膜心肌纤维化的婴幼儿，如果心内膜增厚达 5mm 以上，可应用小剂量地塞米松(每日 0.5mg/kg)以抑制心内膜纤维组织增生，剂量需参考年龄。

(3)洋地黄类药物：心房颤动患者可适量应用洋地黄药物(一般剂量的 1/2～1/3)，主要是控制心室率。

(4)抗心律失常：持续性心律失常或伴随症状时，宜选用抗心律失常药。

(5)抗凝：同时可选用抗凝药华法林预防血栓栓塞，定期监测国际标准化速率(INR),使INR维持在2.0～2.5。

3. 手术治疗 当心内膜心肌病发展到纤维化阶段时,行外科手术剥离心内膜效果良好,必要时加瓣膜置换术。疾病活动期则不宜行手术治疗。心功能Ⅳ级的患者内科治疗效果不佳时,应尽快手术治疗,左室病变为主时早期手术尤为重要。右室病变为主者早期手术可避免不可逆的肝损害和心脏肥厚。肝硬化出现前可行心脏移植,已有肝硬化时疗效不佳,不宜行手术治疗。

(吴 涛 田 江)

第五节 酒精性心肌病

酒精性心肌病是指长期大量饮酒,使心肌细胞发生变性,形成一种非缺血性的扩张型心肌病。临床表现为心脏扩大、心功能不全、心律失常,类似于扩张型心肌病,在临床上也常常被误诊为扩张型心肌病或缺血性心肌病,失去了“强制戒酒”作为有效的治疗方法。好发年龄段为30～35岁,以男性居多,女性患者仅占14%左右,症状一般为隐匿性。女性比男性更容易患酒精性心肌病,但是女性患者的病情发展较男性患者缓慢。患者有长期过量饮酒史或反复大量酗酒史。长期大量饮酒是指1周最少4天饮酒,而且每天饮纯酒精125ml以上,或者1日饮白酒150g以上,或者1日饮啤酒4瓶以上,持续上述的饮酒量6～10年。

【诊断要点】

1. 临床表现 酒精性心肌病分为无症状期和有症状期。

(1)无症状期临床表现:患者长期大量饮酒史超过5年就有可能发展为酒精性心肌病,但早期为无症状期。此时患者几乎没有任何不适,通过心脏超声检查能发现心室轻微扩张和室壁变薄。

如果患者在无症状期及时戒酒，就不会发展成有症状期的酒精性心肌病。

(2)有症状期临床表现

①消化道症状。早期患者因酒精性肝病、黄疸、消化道出血等不适就诊。

②一般心脏症状。无明显活动后心悸、气促，但饮酒后感到心悸、气促、胸部不适或晕厥、阵发性心房颤动，体检除发现心脏稍扩大外，无特殊心脏疾病体征。

③心力衰竭。中晚期患者可发生心力衰竭，常常以左心衰竭为主，表现为劳力性或夜间阵发性呼吸困难、气短、端坐呼吸，心脏扩大、奔马律，肺部湿性啰音。出现右心衰竭时表现为恶心、呕吐、食欲下降、腹胀，肝大、水肿、腹腔积液、胸腔积液等充血性心力衰竭的体征。

④心律失常。患者可出现多种心律失常，以室性期前收缩最多见，其次是心房颤动、室性心动过速、病态窦房结综合征。这些表现常常靠心电图，尤其是动态心电图才能诊断。

2. 辅助检查

(1)实验室检查

①血脂。以三酰甘油升高为主。

②肝功能。谷氨酸氨基转移酶(ALT)、天门冬氨酸氨基转移酶(AST)、球蛋白升高，白蛋白降低。晚期导致肝硬化，出现凝血时间延长，凝血酶原活动度明显下降，血清胆红素升高。值得注意的是，在酒精性肝损害的指标中，天门冬氨酸氨基转移酶的升高往往比谷氨酸氨基转移酶升高更明显，这与一般肝脏病不同。

③肾功能。尿素氮、肌酐、血尿酸升高。

④血气分析。心力衰竭急性发作时可出现低氧血症(1 型呼吸衰竭)、代谢性酸中毒，严重时合并二氧化碳潴留(2 型呼吸衰竭)，呼吸性酸中毒。

⑤尿常规。尿胆原高于正常。

(2)心电图

①非特异性的 ST-T 改变。

②心电轴左偏、左心室肥大。

③室性期前收缩、心房颤动、室性心动过速、窦房结功能低下，在 24 小时动态心电图更容易发现。

(3)X 线摄片

①心影增大，心胸比例＞0.55。

②两肺纹理增多、粗乱，肺淤血或肺水肿改变。

③部分心力衰竭的患者可出现胸腔积液。

(4)心脏超声

①心腔扩大，以左右心室、左心房扩大为主。

②室壁运动弥漫性减弱，部分患者可见室间隔增厚。

③左心室射血分数下降(＜50%)。

④舒张功能受损，E 峰与 A 峰比值＜1.0。

(5)腹部超声：由于酒精性心肌病患者都有长期酗酒史，常会发现肝脏损害，如肝大、肝淤血、脂肪肝、脾大，晚期患者会出现肝硬化、腹水。

(6)心脏磁共振：表现为心脏扩大、室壁变薄、室壁运动弥漫性减弱，类似于扩张型心肌病改变。

3. 鉴别诊断　由于酒精性心肌病缺乏特异性诊断标准，主要表现为心脏扩大和心力衰竭，与其他心肌病类似，因此很容易误诊、漏诊，最重要的原因是医生忽视了患者的饮酒史。

(1)扩张型心肌病：根据临床症状、体征、心脏彩超结果，很难与酒精性心肌病鉴别。一般长期严重的酗酒史；戒酒能使酒精性心肌病各个阶段的病情获得逆转，甚至可以痊愈，有助于鉴别。

(2)缺血性心肌病：由于冠状动脉病变引起心脏长期广泛或反复缺血导致心肌小灶性坏死或纤维化，发展为心脏扩大、心功能不全或心律失常。有心绞痛或心肌梗死的既往史，心电图有心肌梗死的表现，心脏彩超提示室壁节段性运动异常，即应考虑缺血性心肌病。冠状动脉造影可发现冠状动脉多支、多处病变，而酒精性心肌病患者的冠状动脉多正常。

(3)围生期心肌病：多发生在妊娠最后 3 个月或产后 6 个月内，常见于多产妇女，无其他心脏病史，临床表现为心脏扩大、心功能不全，可有附壁血栓。有别于酒精性心肌病。

(4)中毒性心肌病：某些药物直接作用产生心肌炎症反应，或者导致慢性损害的特异性扩张型心肌病。抗肿瘤药(多柔比星)剂量较大(蓄积剂量 7 550mg/m^2)时即可引起心肌病，发生心功能不全。应用大剂量的环磷酰胺可在 2 周内或很快出现心肌水肿、出血性坏死及心功能不全。滥用毒品可卡因可引起致命的心脏并发症，如心肌炎、扩张型心肌病、急性心肌梗死(冠状动脉痉挛或血栓)、猝死。左侧乳腺癌患者的放射治疗引发的心功能不全风险增加 8～10 倍。

(5)糖尿病性心肌病：如果糖尿病病程 5 年以上，出现心脏舒张功能减退，进一步发展可出现心脏收缩功能不全，常伴有其他微血管病变(如糖尿病性视网膜病变、肾微血管损害)引起的糖尿病肾病。确定诊断需行心内膜心肌活检，发现微血管病变及 PAS 染色阳性。此类患者常有饮酒史、合并冠心病，增加了诊断的难度，常需进行冠状动脉造影。

(6)克山病：这是一种地方性、原因未明的、以心肌病变为主的未定型心肌病，临床表现以急性或慢性心功能不全，心脏扩大，心律失常及脑、肺和肾等脏器的栓塞为主，与原发性扩张型心肌病极为相似。但克山病主要发生在东北到西南的一条过渡地带上，与该地带的水土含硒量低有关，常有群发的特征，补硒治疗有效。

(7)高血压病引起的心肌病变：患者有较长期的高血压病史，而且平素血压控制不佳，查体心脏扩大，晚期可出现心力衰竭的表现。心脏彩超提示心肌肥厚。心电图提示左室高电压。以上均与酒精性心肌病不同,比较容易鉴别。

【治 疗】

1. 一般治疗

(1)彻底戒酒是酒精性心肌病患者一种积极而有效的治疗方式。

(2)绝对卧床休息,尤其是已经发生心力衰竭的患者。

(3)对所有酒精性心肌病的患者,均要求低盐(钠)、低脂、高蛋白、高维生素饮食。

2. 药物治疗

(1)心力衰竭治疗:积极的抗心力衰竭治疗,包括强心、利尿、扩张血管及应用适量的血管紧张素转化酶抑制药和β受体阻滞药。

①扩张血管药。心力衰竭急性发作时静脉使用硝酸甘油、硝普钠扩张血管。硝酸甘油 5～10mg,加入生理盐水 250ml 中,静脉滴注,根据血压调整滴速(每分钟 15～60 滴)。硝普钠的扩血管、降血压的作用较强,而且需要避光使用,最好由输液泵控制给药,使用方法与硝酸甘油相似,需要从小剂量开始静脉滴注,根据血压逐渐加量(参照心力衰竭的治疗)。

②利尿药。使用利尿药以减轻心脏负荷。急性期可用呋塞米静脉给予,24 小时内用量 20～200mg。稳定期可用呋塞米 20mg,氢氯噻嗪 25～100mg,每日 1～2 次,口服。使用利尿药时要注意电解质紊乱,尤其是低钾血症、低钠血症。

③强心药。洋地黄类药物用于心力衰竭急性发作,合并快速心房颤动的患者更适用,毛花苷丙每次 0.2～0.4mg,缓慢静脉推注,24 小时内用量不超过 0.8mg。稳定期可用地高辛,每次 0.125～0.25mg,每日 1 次,口服。洋地黄类药易发生中毒,注意监测。

④血管紧张素转化酶抑制药。此类药物能抗心肌重构、减少

心力衰竭患者的病死率、改善心功能。卡托普利每次6.25～25mg，每日2～3次，口服；贝那普利每次5～10mg，每日1次，口服。但此类药物有引起刺激性咳嗽的不良反应，中、重度肾功能损害的患者慎用。

⑤血管紧张素Ⅱ受体拮抗药。与血管紧张素转化酶抑制药的作用相似，中重度肾功能损害的患者也要慎用。缬沙坦每次80～160mg，每日1次，口服；氯沙坦钾每次50～100mg，每日1次，口服。

⑥β受体阻滞药。建议在利尿、扩张血管的前提下使用该类药物，从小剂量开始，逐渐加量，直至最大耐受剂量，既可改善心力衰竭的症状，又可治疗心律失常。美托洛尔从每次口服6.25mg，每日2次开始，逐渐加量(参照“心力衰竭”的治疗)。

(2)抗心律失常:患者出现室性心动过速等恶性心律失常时，胺碘酮每次150mg，缓慢静脉注射，效果不显，30～60分钟可重复；或每分钟0.5～1mg，静脉滴注，24小时最大用量不超过2 000mg；以后改为胺碘酮每次200mg，每日1次，口服。对于室上性和室性心律失常均有效，但肺纤维化、肝功能异常、甲状腺功能异常的患者禁用。也可用普罗帕酮35～70mg，缓慢静脉注射，以后可改每次口服100～150mg，每日3次，但合并冠心病的患者慎用。

对于严重心动过缓的患者，急性期可给予异丙肾上腺素或阿托品治疗，效果不好可置入临时或永久性心脏起搏器。

(3) 抗凝治疗

①肝素。主要用于急性期预防血栓治疗。肝素和低分子肝素适合于住院的患者，使用前要排除凝血功能异常。肝素可以每小时600～1 000IU静脉滴注，需要监测凝血活酶时间(ACT)延长至1倍。如用低分子肝素，可按每次1mg/kg，每日2次皮下注射。不需要特殊监测。

②阿司匹林。预防心房内附壁血栓形成，每次100mg，每日1

次，口服。

(4)营养心肌治疗

①补充大剂量B族维生素、维生素C，急性期可静脉给予，稳定期可口服用药。

②补充钾镁。常规给予门冬氨酸钾镁，既可改善心肌代谢，保护心肌细胞，又可防治心律失常。

③盐酸曲美他嗪。是一类新型抗心绞痛药物，可改善心肌能量代谢，酒精性心肌病患者长期口服有助于阻止心肌细胞过氧化，对于心肌细胞重构起积极保护作用。

(张 斌 王志鹏)

第六节 致心律失常性右室心肌病

致心律失常性右室心肌病是一种临床少见的器质性心脏病，也称为致心律失常性右室发育不良，是年轻运动员猝死的最主要原因，占25%。40岁以下的健康年轻人占80%，男性患病率是女性的3倍。其特异性病理改变是心肌被纤维、脂肪组织所取代，从而导致心电不稳定(心律失常)及进展性心室功能不全。

【诊断要点】

1. 临床表现 致心律失常性右室心肌病患者常无特异性表现，多因运动时出现心悸、胸闷不适、晕厥、猝死等症状，或因心律失常，尤其是室性心动过速，或常规心电图发现室性期前收缩而来就诊。心律失常以室性心律失常多见，可有室性期前收缩、持续性单型室性心动过速和心室颤动，以阵发性或持续性室性心动过速多见。除室性心律失常外，室上性心律失常亦不少见，占24%，出现频率依次为心房颤动、房性心动过速和心房扑动。

多数致心律失常性右室心肌病患者体检完全正常。部分患者可能由于右心室增大而导致心界向左扩大。听诊可有心动过速或第二心音宽分裂,有时可闻及第三心音、第四心音。偶可闻及心脏杂音。

2. 辅助检查

(1)X线检查:胸部X线检查可正常。部分患者可有心脏扩大,心脏的形状常为球形。

(2)心电图

①常规心电图。在疾病早期可表现为正常心电图。大多数病程长的患者窦性心律时心电图常有异常改变。

● $V_1 \sim V_3$ 导联T波倒置。这是最常见的改变,约占50%。若T波改变的范围扩大到其他胸前导联,常提示左心室受累。

● 右束支阻滞。是较特异性的改变,V_1、V_2 或 V_3 导联QRS波时限>110ms,但不完全性右束支阻滞比完全性右束支阻滞多见。

● ε波。近1/3患者心电图可见QRS波群之后、ST段之前有一分离波,尤以 V_1 导联明显,称为ε波。这种低振幅电位代表右室某些部位延迟的心室激动,通常由右束支传导系统的部分阻滞引起。出现ε波及 $V_1 \sim V_3$ 导联QRS波群延长是致心律失常性右室心肌病的主要诊断标准。

● 室性心动过速。发作时典型表现为左束支阻滞型,多形性、多源性室性期前收缩、心室颤动亦可见到。

● 其他心律失常。包括室上性心律失常也可见到,常由于其他部位受累所致。动态心电图监测可大大提高心律失常的检出率。

②运动负荷试验。致心律失常性右室心肌病患者,做运动负荷试验可诱发或加重室性心律失常,可能与右室牵张和儿茶酚胺增加有关。但在运动试验中室性心律失常没有加重者,不能排除

致心律失常性右室心肌病。

③异丙肾上腺素试验。大剂量异丙肾上腺素可用于诊断致心律失常性右室心肌病，敏感性较高。以大剂量异丙肾上腺素（20～30μg/分钟）持续静脉滴注3分钟，85％诱发出短阵或持续性室性心动过速，其中80％为多形性，呈左束支传导阻滞图形。但在老年患者和疑有冠心病者需谨慎。

（3）超声心动图和核素闪烁造影：致心律失常性右室心肌病患者超声心动图表现主要为轻度右室扩张、肌小梁减少或紊乱、局部膨出和矛盾运动、高回声的不规则调节带、右室流出道孤立性扩张等。超声心动图检查常可发现结构和（或）功能异常，尤其是右心室。如右室与左室舒张末直径比值＞0.5，诊断致心律失常性右室心肌病的敏感性为86％，特异性为93％，阳性预测值为86％，阴性预测值为93％。

超声检查可鉴别其他与室性心动过速有关的致右室解剖异常的疾病，包括Ebstein畸形、先天性右半心包缺损、房间隔缺损、右室梗死和三尖瓣关闭不全等。

超声心动图和核素闪烁造影联合检查诊断致心律失常性右室心肌病敏感性、特异性均很高，有助于发现右室壁局部运动异常，在持续性室性心动过速且血流动力学良好时，还有助于定位室性心动过速的来源，可代替有创的右心室造影。

（4）磁共振显像（MRI）检查：MRI非常适合检查和定位心肌内增加的脂肪组织，是诊断致心律失常性右室心肌病的有效手段。MRI可以精确地计算右室体积和检出异常收缩部位。MRI检出的右室异常收缩部位与右室造影相一致。但该技术对致心律失常性右室心肌病诊断的敏感性差异很大（22％～100％），与检查医师的技术也有关。

（5）右心室造影：采用右前斜30°、左前斜60°右心室造影可显示右心室增大，在远离“调节束”的心尖部常可见到被深裂隙分离的横行肥厚(>4mm)的肌小梁，以及三尖瓣后瓣下或漏斗部前壁膨出。也有少数致心律失常性右室心肌病患者心右室不增大，而表现为右心室流出道等部位局部突出或膨出。

(6)电生理检查：心脏程序电刺激可诱发出持续性单形性室性心动过速或非持续性室性心动过速，后者临床意义不大。进行心脏电生理检查旨在筛选可能发生严重室性心律失常的高危患者，并可确定室性心动过速的起源部位，必要时还可进行电药理学研究以协助选择有效药物。

(7)心内膜心肌活检：心肌活检对致心律失常性右室心肌病的诊断有价值。在右室游离壁或间隔与游离壁的交界处取材，且以活检组织中纤维组织<40%，脂肪组织>3%为诊断标准，则心肌活检诊断致心律失常性右室心肌病的敏感性为67%，特异性为92%。而且活检阳性也可见于其他心脏病患者，如肥胖、心肌炎、酒精及药物影响心脏等均可出现。此外，致心律失常性右室心肌病的典型病变部位多位于右室游离壁，且可为节段性，而活检通常的取材部位——右室间隔，使心肌活检诊断的敏感性下降。同时，右室游离壁活检使得心肌穿孔的危险加大。因此，心内膜心肌活检不是诊断致心律失常性右室心肌病的最佳标准和方法。

3. 诊断依据 致心律失常性右室心肌病由于缺乏特异性临床特点，常难于诊断。致心律失常性右室心肌病的诊断需两个条件：一是发育不良的右室，二是致心律失常的右室，后者尤为重要。

欧洲心脏学会新的致心律失常性右室心肌病诊断标准包括4个主要条件和5个次要条件。凡符合其中2个主要条件或1个主要条件加2个次要条件者可确诊。

(1)主要条件。

①右心室明显扩张或右心室射血分数降低，左心室没有或仅有轻度损害；局部右心室室壁瘤(区域性不动或低动度，舒张期膨出)；重度右心室节段性扩张。

②心内膜心肌活检显示心肌呈纤维脂肪替代。

③ε波或右胸导联($V_1 \sim V_3$)QRS波延长(>110ms)。

④经尸检或手术证实呈家族发病。

(2)次要条件

①右室整体中度扩张或右心室射血分数降低,左心室正常;右心室节段性中度扩张;右心室局部动度降低。

②右胸导联(V_2与V_3)T波倒置;年龄在12岁以上,无右束支阻滞。

③晚电位阳性。

④心电图、动态心电图、运动试验有左束支阻滞型持续或非持续性室性心动过速;频发室性期前收缩(24小时1 000个)。

⑤疑为致心律失常性右室心肌病有早发(<35岁以下)猝死家族史,或基于本标准临床诊断的明确家族史。

4. 鉴别诊断 诊断致心律失常性右室心肌病时需注意与其他致右室结构异常并伴有室性心律失常的疾病进行鉴别。这些疾病包括Uhl氏病、Ebstein畸形、肺动脉狭窄或三尖瓣闭锁、肺静脉畸形引流、先天性右半侧心包缺损、先天性肺动脉瓣反流等。

(1)Uhl氏病:致心律失常性右室心肌病多见于男性,而Uhl氏病却无明显性别差异。其他还有年龄、临床表现和病理等方面的差异可供鉴别(表17)。

(2)右室流出道室性心动过速:表现为左束支阻滞型室性快速性心律失常而心肌结构正常者,容易与右室流出道室性心动过速相混淆。后者的预后良好,可以通过射频消融技术根治。鉴别需结合晕厥史、家族史及窦性心律时的心电图改变,以及MRI等检查。

表 17　致心律失常性右室心肌病与 Uhl 氏病的鉴别

鉴别项目	致心律失常性右室心肌病	Uhl 氏病
家族史	有(一些患者)	无
性别比例(男/女)	2.9∶1	1.3∶1
发病年龄	青少年和更大一些	婴幼儿
常见临床表现	心律失常、晕厥或猝死	充血性心力衰竭
运动诱发死亡	不常见	极少
病理	右室壁被脂肪组织代替，散布有被纤维组织包绕的心肌纤维	右室壁完全缺乏心肌组织，心内、外膜贴在一起

(3)主要累及右室的心肌病：近年来，致心律失常性右室心肌病患者的左心室病变日益受到重视。当患者初诊时，若左心室射血分数略<50%时，致心律失常性右室心肌病与主要表现为右心室功能障碍的心肌病的鉴别将很困难。左心室收缩功能受损的致心律失常性右室心肌病患者通常进展很缓慢或不进展，而一般的心肌病患者则可预料其左心室收缩功能将进行性下降。

【治　疗】　致心律失常性右室心肌病的治疗，包括药物治疗、导管消融治疗、置入式心脏转复除颤器和外科手术治疗。由于没有标准、有效的治疗方法，因此一般仅对有症状的患者进行治疗。治疗满意是指随访至少 1 年中无室性心动过速及恶性室性心律失常发作或发作减少 95%以上。已经诊断致心律失常性右室心肌病的患者应限制剧烈的体育运动。对致心律失常性右室心肌病患者的直系亲属筛查，包括 12 导联心电图、信号平均心电图、经胸超声及运动负荷试验。

1. 药物治疗　有限的资料研究显示，索他洛尔效果最好，其次为维拉帕米。对可通过运动、程控刺激、异丙肾上腺素诱发的室性心动过速，受体阻滞药效果较好。而胺碘酮的有效率较低。总的说来，Ia 和 Ib 类无效，Ic 类 17％有效。

2. 导管消融术　导管消融术治疗致心律失常性右室心肌病的室性心动过速目前已成为一种主要的非药物疗法，成功率约为 50％，而且消融后也可以出现形态与消融前不同的室性心动过速，故射频消融治疗有一定局限性。下列情况可考虑对致心律失常性右室心肌病患者进行射频消融治疗：耐药、抗心律失常药(尤其胺碘酮和/或索他洛尔)疗效不佳及不能耐受时，以及心肌病变较局限时可考虑采用。

3. 置入式心脏转复除颤器(ICD)治疗　心脏停搏后复苏成功、有猝死家族史、对抗心律失常药无反应或不能耐受的室性心动过速患者常被列为高危人群，应置入 ICD。

ICD 治疗可以改善致心律失常性右室心肌病高危人群的长期预后。由于致心律失常性右室心肌病患者的主要心律失常是室性心动过速，因此主要应用的是 ICD 的抗心动过速起搏功能，置入双腔 ICD 可以减少由于室上性心动过速所致的误除颤。由于致心律失常性右室心肌病患者的右室壁萎缩、变薄，置入右心室电极具有潜在的危险性。

4. 外科治疗　最初的外科治疗是在心外膜最早激动处简单地切除部分心肌，但术后常出现新形式的室性心动过速的发作，最晚可延至术后 7 年才出现。不过，复发的心律失常通常用抗心律失常药可以很好地控制。

Guiraudon 等报告一种完全分离右室游离壁的手术方法：通过分离左右室，减小了心室体积(心室颤动的发生需要一定的体积)，并可防止室性心动过速从右心室向左心室“蔓延”，使从右心室游离壁起源的室性心动过速只局限于右心室。这种方法的不利结果是术后易发右心室衰竭。也有人尝试部分分离右心室游离壁。

如果能用心外膜标测对室性快速性心律失常很好地定位，联合应用心肌切除和冷凝疗法将是一种安全有效的方法。手术的长期疗效尚不可知。

进行性或顽固性心力衰竭或室性心律失常不能控制者，可考虑进行心脏移植。

（张海澄）

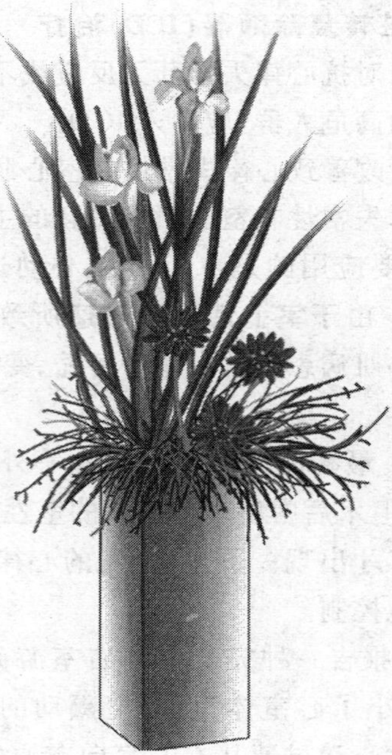

第六章 心包疾病

第一节 急性心包炎

急性心包炎是心包膜的脏层和壁层的急性炎症，病因大都继发于全身性疾病，临床上以非特异性、结核性、风湿性及心肌梗死、尿毒症和肿瘤等引起者较为多见。近年来，由于抗生素药物的广泛应用，细菌性和风湿性已明显减少，而急性非特异性心包炎渐趋增多。

【诊断要点】

1. 临床表现

(1)症状

①全身症状。感染时的发冷、发热、出汗、乏力等，与原发疾病的症状常难以区分。

②与心包炎相关的症状

●心前区疼痛。主要见于炎症的纤维蛋白渗出阶段。疼痛可重可轻，通常局限于胸骨下或心前区，可放射到左肩、背部、颈部或上腹部，偶向下颌、左前臂和手放射。心前区疼痛常于体位改变、深呼吸、咳嗽、吞咽、卧位(尤其当抬腿或左侧卧位)时加剧，坐位或前倾位时减轻。

●心脏压塞症状。气短、呼吸困难、面色苍白、烦躁不安、发绀、乏力、上腹部疼痛、水肿，甚至休克。

●心包积液对邻近器官压迫的症状。气管受压可产生咳嗽和声音嘶哑。食管受压可出现吞咽困难。肺、气管、支气管和大血管受压可引起肺淤血,加重呼吸困难,使呼吸浅而速。患者常自动采取前卧坐位,使心包渗液向下及向前移位,以减轻压迫症状。

(2)体征

①心包摩擦音。呈抓刮样粗糙的高频声音,在胸骨左缘第三、四肋间及胸骨下部、剑突附近最清楚。存在的时间常为数小时,少数可持续数日、数周不等。当出现心包积液时,心包摩擦音消失。在心前区闻及心包摩擦音,就可作出心包炎的诊断。

②心包积液。积液量在 200～300ml 或渗液迅速积聚时产生以下体征:

● 心脏体征。心尖搏动减弱或消失。心浊音界向两侧扩大,相对浊音区消失,患者由坐位转变为卧位时第二、三肋间的心浊音界增宽。心音轻而远,心率快。少数患者在胸骨左缘第三、四肋间可闻及舒张早期心包叩击音。

● 左肺受压征象。有大量心包渗液时,心脏向后移位,压迫左侧肺部,可引起左肺下叶不张。左肩胛下常有浊音区,语颤增强,并可闻及支气管呼吸音(Ewart 征)。

● 心脏压塞征象。由于积液量过大或过快而使心脏突然受压时,可出现明显的心动过速、低血压、呼吸困难,甚至休克。动脉收缩压降低,脉压减小,脉搏细弱,可出现奇脉。静脉压显著升高可出现颈静脉怒张、肝大伴触痛、腹水、皮下水肿和肝-颈静脉反流征阳性等体循环淤血表现。

(3)并发症

①心脏压塞。是心包炎的严重并发症,发生率约 15%,需要紧急处理。

②心源性肝硬化。多见于慢性缩窄性心包炎,约占心源性肝硬化的 16.6%。

③心律失常。可出现窦房结功能低下、房性和室性心律失常,尤其是心房颤动相对较多见。

④心肌缺血。心包炎偶并发心肌缺血，与冠状动脉痉挛、增厚钙化的心包压迫冠状动脉和心脏压塞时冠状动脉血流量减少等有关。

2. 辅助检查

(1)心电图：心电图检查急性心包炎因累及心包脏层下的心肌和心包渗液的影响，可出现如下的改变。

①ST-T 改变。急性期可出现 ST 段弓背向下抬高，T 波高尖、低平、倒置(图 63)。

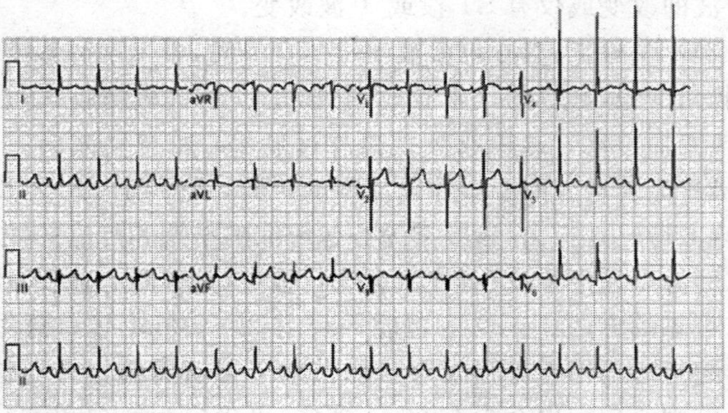

图 63 急性心包炎心电图

②PR 段移位。除 aVR 和 V_1 导联外，其他导联 PR 段压低，提示心包膜下心房肌受损。

③QRS 波低电压和电交替。主要见于心包积液患者。极少数患者也可出现 P 波、T 波的电交替。

④心律失常。窦性心动过速多见，部分发生房性心律失常，如房性期前收缩、房性心动过速、心房扑动或心房颤动。在风湿性心包炎中可出现不同程度的房室阻滞。

⑤急性心包炎的心电图演变。典型演变可分四期。

● ST 段呈弓背向上抬高，T 波高。急性心包炎一般为弥漫性病变，故除 aVR 和 V_1 外，多个导联 ST 段抬高，伴 T 波变化，持续 2 日至 2 周。V_6 的 ST/T 比值≥0.25。

● 几日后 ST 段回复到基线，T 波减低、变平。

● T 波呈对称型倒置并达最大深度，无对应导联相反的改变(除 aVR 和 V_1 直立外)。可持续数周、数月或长期存在。

● T 波恢复直立，一般在 3 个月内。

病变较轻或局限时可有不典型的演变，出现部分导联的 ST 段、T 波的改变或仅有 ST 段或 T 波改变。

(2)X 线检查：当心包渗液超过 250ml 时，可出现心影增大，右侧心膈角变锐，心缘的正常轮廓消失，呈水滴状或烧瓶状，心影随体位改变而移动。透视或 X 线摄片可显示心脏搏动减弱或消失。X 线摄片显著增大的心影伴以清晰的肺野，或短期内几次 X 线摄片出现心影迅速扩大，诊断常为心包渗液的早期和可靠的线索。

(3)心脏超声检查：可在床边进行检查，是诊断心包积液简便、安全、可靠的方法。正常心包腔内可有 20～30ml 起润滑作用的液体，超声心动图常难以发现。如在整个心动周期均有心脏后液性暗区，则心包腔内至少有 50ml 液体，可确定为心包积液。超声可以对心包积液量进行估计。少量积液：100ml 以下，积液位于左室后壁后下方，宽度较小，而心外侧及心前区仅有极少或无液性暗区；中等量积液：量在 100～500ml，积液均匀分布于左室后方、心尖、心外侧及右室前壁之前，以房室沟处最多；大量积液：量在 500ml 以上，积液暗带较宽，遍布心脏周围，心后最多，左房后壁之后亦见，患者心脏悬浮于积液中，呈现摇摆活动。舒张末期右房塌陷和舒张期右室游离壁塌陷是诊断心脏压塞的最敏感而特异的征象。

(4)心包穿刺和心包积液分析：在大量心包积液导致心脏压塞时，行心包治疗性穿刺抽液减压，同时应对心包积液进行相关的实验室检查。

①心包积液的常规及生化检查可以区分渗出液和漏出液。渗出液比重高(＞1.015)、蛋白水平高(＞3.0g/dl,积液/血清比＞0.5)、乳酸脱氢酶高(＞200mg/dl,积液/血清比＞0.6),常常提示局部病变,如炎症、肿瘤转移、结缔组织病等;而漏出液(达不到上述条件)提示全身性疾病可能性大,如心力衰竭、低蛋白血症等。对于培养阳性的化脓性心包积液,葡萄糖水平很低(化脓性为47.3±25.3mg/dl,非感染性 102.5±35.6mg/dl)。炎症性疾病,尤其是细菌性和风湿性积液患者白细胞计数很高,黏液性水肿者白细胞计数很低;恶性积液和甲状腺功能减低患者单核细胞计数很高,细菌性和风湿性积液中性粒细胞很高。与细菌培养比较,心包积液革兰染色特异性为 99%,敏感性为 38%。上皮细胞膜抗原、癌胚抗原和波形蛋白免疫细胞化学染色可以区分反应性间皮细胞和腺癌细胞。

②对于怀疑结核性心包炎病例,做抗酸杆菌染色、分枝杆菌培养,以及腺苷脱氨酶、γ-干扰素、心包溶菌酶和结核杆菌 PCR 等检测。低水平腺苷脱氨酶和高水平癌胚抗原有助于结核性心包炎与肿瘤性心包积液的鉴别,极高水平的腺苷脱氨酶对心包缩窄有预测价值;诊断结核性心包炎结核杆菌 PCR 的敏感性为 75%,特异性为 100%;腺苷脱氨酶敏感性为 83%,特异性为 78%。

③对于怀疑细菌性心包炎病例,至少做 3 次心包积液需氧菌和厌氧菌培养和血培养。

④嗜心脏病毒 PCR 分析有助于鉴别病毒性与自身反应性心包炎。

⑤对于怀疑恶性病例应检测细胞学和肿瘤标记物,如癌胚抗原、甲胎蛋白及糖类抗原(CA125、CA72-4、CA15-3、CA19-9、CD-30、CD24)。

(5)其他实验室检查:根据患者病史及临床表现选择性进行。

①结核菌素皮肤试验可用于疑为结核性心包炎者。

②血培养可除外感染性心内膜炎及菌血症。

③“ASO”用于疑有风湿热的儿童。

④抗核抗体测定对结缔组织病具有诊断价值。

⑤血清促甲状腺激素和T3、T4测定有助于甲状腺疾病的诊断。

3. 诊断与鉴别诊断 在可能并发心包炎的疾病过程中，如出现胸痛、呼吸困难、心动过速和病因不明的体静脉淤血或心影扩大，应考虑急性心包炎可能。在心前区闻及心包摩擦音，心包炎诊断即可成立。心包心肌炎常伴有心功能异常、心肌损伤标记物、肌红蛋白和肿瘤坏死因子升高，可听到第三心音，心电图ST段抬高，超声影像和MRI可显示心脏结构变化，渗出性心包炎心影扩大应与其他原因引起的心脏扩大鉴别。病毒性心包炎的胸痛应与心肌梗死相鉴别。

(1)主要病因类型的鉴别：急性心包炎诊断后，尚需进一步明确其病因诊断，为治疗提供方向。主要病因类型有以下几种。

①病毒性心包炎。是一种浆液纤维蛋白性心包炎，发病前数周常有上呼吸道感染史，起病急剧。临床表现为剧烈胸痛、发热、心包摩擦音，心包渗液一般为小量或中等量，很少产生严重心脏压塞症状。检查常有血沉加快、白细胞升高、心电图ST段抬高、X线心影增大。如果心肌受累，可形成急性心肌心包炎。本病可自行痊愈，糖皮质激素可有效地控制症状。

②结核性心包炎。由气管、支气管周围及纵隔淋巴结结核直接蔓延而来，临床上少数患者找不到原发病灶。临床表现为倦怠、体重减轻、食欲缺乏、低热盗汗、呼吸困难及心包积液等，胸痛和心包摩擦音少见。心包积液为中等或大量，呈浆液纤维蛋白性或浆液血性。未经治疗的结核性心包炎几乎全部发展为缩窄性心包炎；经过系统抗结核治疗的患者，近半数可发展为缩窄性心包炎。

③心包肿瘤。原发性心包肿瘤较少见，包括心包间皮瘤、恶性纤维肉瘤、血管肉瘤及恶性畸胎瘤。大多数为继发性心包转移肿瘤，其中约80%为肺癌、乳腺癌、白血病、霍奇金病和非霍奇金淋巴瘤引起的肿瘤性心包炎。此外，胃肠道肿瘤、卵巢癌、肉瘤和黑素瘤也可引起肿瘤性心包炎。肿瘤性心包炎产生血性心包积液，发展异常迅速，引起急性或亚急性心脏压塞。心包间皮瘤及肉瘤、黑素瘤也能侵蚀心室或心包内血管，引起心包扩张和迅速致死的心脏压塞。

④化脓性心包炎。可来源于心包周围组织感染的直接蔓延，或由细菌血行播散。心包渗出液最初为浆液纤维蛋白性的，其后转为化脓性，随着病程进展，渗液脓稠、机化导致心包粘连，心包增厚或钙化，极易发展成缩窄性心包炎。临床表现常为急性、暴发性疾病，前驱症状平均3天，通常都有高热、寒战、全身中毒症状及呼吸困难，多数患者没有典型的胸痛。几乎所有的患者都有心动过速，少数患者有心包摩擦音。颈静脉怒张及奇脉可能是心包积液的首发表现。脓性心包积液可发展为心脏压塞和心包缩窄。一旦细菌性心包炎的诊断成立，除全身使用足量的抗生素外，仍应立即施行心包切开术。

⑤心脏损伤后综合征。在心脏手术、心肌梗死或心脏创伤后2周出现发热、心前区疼痛、干咳、肌肉及关节痛、白细胞增高、血沉加速等临床症状。目前认为，可能与高敏反应或自身免疫反应有关。心包炎可以是纤维蛋白性、渗出性，积液常为浆液血性，可发生心脏压塞。此综合征可复发，有自限性，糖皮质激素治疗有效。

(2)非特异性心包炎与心肌梗死的鉴别：非特异性心包炎的剧烈疼痛，似急性心肌梗死，但前者起病前常有上呼吸道感染病史，疼痛因呼吸、咳嗽或转变体位而明显加剧，早期出现心包摩擦音，心肌酶谱升高不明显，心电图无Q波；后者发病年龄较大，常有心绞痛和心肌梗死病史，心包摩擦音出现在发病后3～4日，心电图有异常Q波，ST段弓背向上抬高，T波倒置，常有严重的心律失常或传导阻滞。

(3)心包炎与心绞痛的鉴别：心包炎之胸痛可持续数小时至数天，休息或含化硝酸甘油不能缓解，而呼吸、咳嗽或转变体位时疼痛加剧。后者年龄多较大，有反复发作史，疼痛持续1～5分钟，一般不超过15分钟，休息或含化硝酸甘油可缓解，心电图示心肌缺血改变。

(4)心包积液与普遍性心脏增大的鉴别：心包积液时常有奇脉，心尖搏动在心浊音界以内搏动较局限，可减弱或消失，坐位时心界向两侧扩大，呈三角形，卧位时心底浊音界增宽，心音遥远，一般无杂音，偶闻心包摩擦音。心脏普遍性增大者，可有交替脉，心尖搏动与浊音界一致，搏动正常，听诊第一音减弱，多有杂音，时有奔马律。X线检查心包积液时心脏正常轮廓消失，心影呈三角形扩大，卧位时心底阴影增宽，心尖搏动显著减弱，肺野常较清晰。而心脏普遍性增大，在心脏增大的同时，其原来轮廓依稀可见或呈球形扩大，肺部常淤血。此外，超声心动图有较高诊断价值。

(5)缩窄性心包炎与限制性心肌病的鉴别：两者以右心室病变为主的临床表现相似、但前者有急性心包炎史，在心尖部可闻及心包叩击音，X线示心包钙化，边缘不规则，搏动减弱，心电图示QRS低电压，T波低平或超声心动图见心包增厚，内膜正常；而后者可由热带性嗜伊红细胞增多症发展而来，出现症状后，病情迅速恶化，X线示心影明显扩大，有时见心内膜线状钙化影。心电图示异常Q波，束支阻滞，心房或心室肥大等，超声心动图示心内膜增厚，有时可见心室腔闭塞。两者鉴别有困难者，可做心血管造影和心内膜活检以明确诊断。

(6)缩窄性心包炎与肝硬化的鉴别：两者皆可有肝大、腹水和水肿等体征，但前者伴见颈静脉怒张、心尖搏动减弱、奇脉、动脉压下降、静脉压升高、X线见心包钙化等，再结合病史、超声心动图、心电图等不难鉴别。

【治　疗】

1. 治疗原则　治疗原发病，改善症状，解除循环障碍。

2. 一般治疗　急性期应卧床休息。呼吸困难者取半卧位，吸氧；胸痛明显者可给予镇痛药，必要时可使用可待因或哌替啶。加强支持疗法。

3. 病因治疗

(1)风湿性心包炎：加强抗风湿治疗，一般对糖皮质激素反应较好。

(2)结核性心包炎：应尽早开始抗结核治疗，一般采用三联药物，足量、长疗程，直至病情控制1年左右再停药，避免因治疗不彻底而复发。常用异烟肼加利福平加吡嗪酰胺，剂量应足够，直到体温和血沉正常、心脏无异常表现、心电图稳定。一般2～3个月，改为异烟肼加利福平维持，抗结核药疗程6～9个月。

(3)非特异性心包炎：一般对症治疗，症状较重者可考虑给予糖皮质激素治疗，如病毒性心包炎的治疗；急性心包炎的治疗包括直接缓解症状、预防并发症、清除病毒等，可给予免疫球蛋白静脉或肌内注射，以及干扰素治疗。

(4)化脓性心包炎：除选用敏感抗菌药物治疗外，在治疗过程中应反复抽脓，或通过套管针向心包腔内安置细塑料导管引流，必要时还可向心包腔内注入抗菌药物，如疗效不佳，仍应尽早施行心包腔切开引流术，及时控制感染，防止发展为缩窄性心包炎。

(5)尿毒症性心包炎：加强透析疗法或腹膜透析改善尿毒症。

(6)放射损伤性心包炎：可给予泼尼松口服。

(7)解除心脏压塞：心包积液引起心脏压塞时，应做心包穿刺抽液。适应证如下：大量渗液或有心脏压塞症状者；诊断性穿刺；一般治疗后，渗液无减少趋势者。心包穿刺方法：可先做超声检查以确定穿刺部位和方向，在穿刺过程中要边进针，边负压回吸注射器，直至有突破感、抽出液体。还应预防性地使用阿托品，防止迷走性低血压。

4. 中医中药治疗 本病病位主要在心，涉及肺，脾、肾等。素体肺气不足，腠理疏松，卫外不固，复因气候突变，寒暖失常，或起居不慎，六淫之邪乘虚而入；肺气失宣而致咳喘等症；心气不足，血行不畅，复感外邪，致心脉瘀阻，形成胸痹、心痛等症；忧思劳倦伤脾，脾胃运化失常，致水湿内停，聚而为痰饮，内伤于肺，复因外邪而动伏饮，致肺宣降失常；痰瘀阻络，心脉失养，故见心悸、气短等症。

(1)辨证治疗

①外邪犯肺

主症：发热，胸痛，胸闷，喘促，干咳，全身骨节酸痛，烦躁汗出；舌苔黄腻或白腻，脉滑数或结代。

治法：清热宣肺，化瘀活血。

方药：银翘散加减。金银花 30g，连翘 15g，竹叶 6g，荆芥 6g，牛蒡子 10g，薄荷 6g，生甘草 10g，桔梗 10g，黄芩 10g，赤芍 10g，牡丹皮 10g，茜草 15g，丹参 15g。

方解：方中金银花、连翘、黄芩清解透邪、清热解毒；竹叶、荆芥、薄荷开皮毛而透邪，并清上焦之热；桔梗、牛蒡子宣肺止咳；赤芍、牡丹皮清热凉血；茜草、丹参活血止痛；生甘草解毒，并调和诸药。诸药合用共奏清热宣肺，化瘀活血之功。

用法：水煎 250ml，早晚分 2 次服。

②痰热互结

主症：胸中憋闷而痛，喘咳痰多而黄，不能平卧，烦躁不安，心悸气短；舌质红、苔黄腻或白腻，脉滑数或沉滑。

治法：清热化痰，宽胸散结。

方药：小陷胸汤合导痰汤加减。瓜蒌 15g，黄连 10g，黄芩

10g，半夏 10g，橘红 10g，胆南星 6g，枳实 15g，茯苓 15g，甘草 10g。

方解：方中瓜蒌、胆南星清热化痰、散胸膈之痞；黄芩、黄连清热降火、除心下之痞；半夏、枳实降逆消痞、除心下之结；半夏与黄连合用，辛开苦降，得瓜蒌则清热涤痰、宣痹散结之力益著；橘红、茯苓理气化痰，使湿去脾旺，痰无由生。诸药共奏清热化痰，宽胸散结之效。

加减：胸中刺痛明显、唇舌色暗者，加丹参、茜草以活血化瘀；寒热往来者，加柴胡以和解少阳；大便秘结者，加大黄以通腑泻热。

用法：水煎 250ml，早晚 2 次服。

(2)体针治疗

主穴：曲池、膻中。

配穴：热甚者，加刺大椎；胸痛者，加刺内关、外关、合谷、心俞、后溪、太冲、神门、通里等。

针法：每次选用 3～5 穴，采用平补平泻法，得气后留针 10～15 分钟，每日 1 次。

(3)耳穴治疗

主穴：心穴。

配穴：内分泌、皮质下、肾、神门、交感等。

方法：每次 3～4 穴，采用按压和贴压王不留行法，每次 1 侧，隔日换 1 次。

（孙健玲）

第二节　慢性心包炎

病程在 6 个月以上的心包炎称为慢性心包炎，常是急性心包炎的结果或后遗症，包括粘连性心包炎、慢性特发性渗出性心包炎和缩窄性心包炎。

粘连性心包炎为心包脏层与壁层或壁层与胸腔组织之间形成纤维素粘连,此时炎症变化已不明显。虽心包腔可完全地或部分地粘连闭塞,但粘连一般较疏松,心包增厚较轻,很少引起缩窄。临床可无血流动力学障碍,心脏不增大。一般不需特殊处理。

一、慢性特发性渗出性心包炎

这是一种原因不明的慢性渗出性心包炎,故称为慢性特发性渗出性心包炎。任何年龄均可患病。心包可有大量黄色透明积液,但很少发生心脏压塞,常呈现为心包积液量多而临床症状轻微的特点。

【诊断要点】

1. 临床表现 患者可长期无症状,无发热,无胸痛,亦无急性心包炎病史,常在偶然情况下发现。在心包积液量较多时,才呈现心包积液的临床症状,个别患者可发展为缩窄性心包炎,出现心包缩窄的临床特点。

2. 辅助检查

(1)实验检查

①血沉、C 反应蛋白及其他常规检查均正常,结核菌素试验阴性。

②心包液常为黄色透明,细胞数(5～30)×10^7/L(50～300个/mm^3),蛋白含量 30～80g/L,胆固醇结晶阴性,细菌培养阴性。

(2)X 线和超声心动图检查:可见心包积液,心脏大小正常。个别病例呈现左房或整个心脏扩大,提示可能有心肌受累。心包注气造影,常示心脏不大,心包壁层薄而光滑。

(3)其他临床检查:均未能发现可以解释心包积液的原因。

【治　疗】 本病目前尚无满意治疗方法,多数病例经抗结核治疗无效。有报道,糖皮质激素治疗有效,但效果不确切。利尿药有时可使心包积液减少,但若继续用药心包积液不消退,并可再增加。目前认为,对需反复穿刺放液的病例,心包-胸膜开窗术效果较好。

本病预后较好,个别病例其预后与是否合并心脏损伤及其程度有关。长期积液患者,偶可发生心包缩窄,需外科切除心包。

二、缩窄性心包炎

缩窄性心包炎是各种心包疾病的最终结果,心包脏层和壁层广泛粘连、增厚和钙化,心包腔闭塞成一个纤维组织的外壳,影响心室正常充盈,回心血量减少,引起心排血量降低和静脉压明显增高的一系列临床表现。

【诊断要点】

1. 临床表现

(1)起病隐匿,多有急性心包炎病史。

(2)有不同程度呼吸困难、乏力、头晕、腹胀、纳差、肝区疼痛。

(3)常为窦性心动过速,晚期患者可有心房颤动。35%有奇脉,动脉血压常偏低,脉压小。心尖搏动不易触及,心浊音界正常或轻度增大。心音低,50%可闻及心包叩击音。肝大和下肢水肿出现得早且明显。并有颈静脉怒张、腹水。

2. 辅助检查

(1)X线:心影正常或稍大,搏动微弱或消失,心缘僵直不规则,正常弧度消失。有时一侧心缘僵直,而另一侧膨出。主动脉弓缩小,上腔静脉增宽。50%～75%患者有心包钙化。

(2)心电图:可出现窦性心动过速、心房颤动;QRS波群低电压,各导联T波低平或倒置。

(3)超声心动图:可见心室容量小,心房扩大,室间隔矛盾运动，心室壁增厚及活动消失；心包钙化者可见回声增强。

(4)心导管检查：示各心腔舒张压增高。

(5)肘静脉压测定：显著升高，可达 200～400mmH_2O；而充血性心力衰竭者很少有肘静脉压＞200mmH_2O 者。

3. 鉴别诊断 本病常需与限制性心肌病鉴别。限制性心肌病的射血前期时间延长，左室射血时间缩短；而缩窄性心包炎则增加不明显或接近于正常。心内膜心肌活检对限制性心肌病有诊断价值；而 X 线显示心包钙化常提示为缩窄性心包炎。

【治　疗】

1. 如心包渗液基本吸收，但心脏压塞征加剧者，宜及早施心包剥离术。结核性心包炎宜积极抗结核治疗，待结核活动静止后进行手术。术前应限制钠盐摄入，口服利尿药减轻淤血，快速心房颤动者可适量应用洋地黄。

2. 因长期心脏压塞，心肌常有萎缩和纤维变性，故术后可能会出现心力衰竭，可给予强心、利尿药。避免过多过快补液，以防肺水肿发生。心功能一般在术后 4～8 个月方能逐渐恢复。

3. 结核性心包缩窄术后应继续抗结核治疗 1～2 年。

（李文慧）

第七章 肺血管疾病

第一节 肺动脉栓塞

肺动脉栓塞或肺栓塞为内源性或外源性栓子堵塞肺动脉主干或其分支动脉，导致其所支配的肺组织供血中断，肺循环障碍而引起的临床病理生理综合征。其发病率高、死亡率高、误诊率高。栓子最多见的来源是下肢深静脉及盆腔的静脉系统栓塞，也可来自右心室及右心房或上肢静脉。我国住院脑卒中患者深静脉血栓的总发生率可达 21.7%，其中缺血性脑卒中伴偏瘫者深静脉血栓发生率为 40%，骨科住院患者总体发生率在 20%以上。大的栓子阻塞肺动脉主干常可发生猝死，较小的栓子则阻塞肺的小动脉或其分支，更易并发肺出血或坏死者，后者称为肺梗死。50～60 岁年龄组最易发生，20～39 岁女性发病率是同年龄组男性的 10 倍。

【诊断要点】

1. 诱发因素

(1)久病卧床和活动减少：骨盆与下肢骨折、截瘫或偏瘫患者，大手术后或重症心肺患者久病卧床，健康人长期不适当的卧床或长时间乘坐交通工具(车、飞机等)等，因肌肉活动减少、下肢静脉血液淤滞缓慢，极易形成血栓。血栓形成后，患者如突然起床活动或用力排便，可使血栓脱落，沿血流通过心脏抵达肺动脉造成栓塞。

(2)心肺疾病：是发生肺栓塞的主要危险因素，25%～50%的肺栓塞发生在心脏病患者，尤以心房颤动伴心力衰竭患者最易发生。细菌性栓子除见于感染性心内膜炎外，亦可由于起搏器感染引起。

(3)肿瘤：在我国为肺栓塞的第二位原因，占35%，以肺癌、消化系统肿瘤、妇科肿瘤等较常见。恶性肿瘤并发肺动脉栓塞者约1/3为瘤栓，2/3为血栓。

(4)创伤：骨盆骨折最易并发肺栓塞，造成栓塞的原因既可是血栓形成，也可是骨折后骨髓形成的脂肪颗粒。大面积软组织损伤和烧伤也容易出现静脉血栓形成和肺栓塞，这与血管内皮损伤、高凝状态、长时间卧床等有关。

(5)妊娠和分娩：孕妇发生肺栓塞的机制为妊娠期间的高凝状态。妊娠时下肢静脉回流受阻及分娩时盆腔静脉受损，容易形成血栓。羊水栓塞是分娩期间一种严重并发症。

(6)抗心磷脂抗体综合征：以动脉和静脉血栓、反复自发流产、血小板减少为特点，可出现抗心磷脂抗体、狼疮抗凝物呈阳性。抗心磷脂抗体可导致血小板、凝血系统激活。

(7)其他诱因：肥胖人群、静脉曲张者和接受中心静脉置管的患者易发生肺栓塞。

2. 临床表现 小范围的肺栓塞可无明显症状，巨大的肺栓塞可导致严重休克或猝死，在已有心肺疾病并发肺栓塞者病情危重，反复发作肺栓塞可引起慢性肺心病。

(1)症状：需要强调的是，典型肺梗死三联征(呼吸困难、胸痛、咯血)不足1/3。

①呼吸困难。见于84%的患者，多为突然发作，呼吸浅而快，可达40～50bpm，常伴发绀。病情较轻者，主要表现为劳累性呼吸困难，表现为活动或说话多时气短。

②胸痛。见于70%～80%的病例，绝大多数为胸膜性疼痛，与呼吸有关；少数为心绞痛样发作，以中、大肺栓塞更为常见。

③咯血。约有30%病例，以中、大肺栓塞更为常见，多并发肺

梗死。

④恐怖或濒死感。见于50%～60%的患者。

⑤咳嗽。约50%的患者有突然发作的刺激性咳嗽。

⑥晕厥。较少见，约占13%。主要见于较大的栓塞患者，是由于心排血量锐减，血压降低而致脑供血不足引起的。

⑦猝死。最严重类型，肺血管床横断面积阻塞达85%，会导致猝死。

⑧下肢深静脉血栓形成。主要症状是下肢肿胀、疼痛和浅静脉曲张。

⑨其他症状。原发病的症状，如肿瘤患者则有肿瘤相应的症状；骨折的患者有疼痛，局部肿胀等。

(2)体征

①肺血栓栓塞表现。绝大多数(92%)患者有呼吸增快(呼吸频率＞20bpm)。约50%病例心率＞100bpm，多见于较大肺栓塞。肺不张时出现哮鸣音和(或)细湿啰音，也可出现胸膜炎及胸腔积液的相应体征。部分患者可有发热，体温37.8℃以上或更高。

②静脉血栓形成的表现。肺动脉血栓栓塞最多来自下肢深静脉，在血栓形成的急性期可见到肢体肿胀、静脉充盈、压痛；慢性期可有肢体长期肿胀、浅静脉曲张、色素沉着、压痛、僵硬、溃疡、水肿。

③各种原发疾病体征。

(3)临床分类

①急性肺源性心脏病。突发呼吸困难、发绀、濒死感、低血压、休克、右心衰竭等，见于栓塞2个肺叶以上的患者。

②肺梗死。突发气短、胸痛、咯血及胸膜摩擦音或胸腔积液，常为外周血管堵塞所致。

③“不能解释”的呼吸困难。栓塞面积相对较小，是提示无效腔增加的惟一症状，此型较为常见。

④慢性反复性肺栓塞。发病隐匿、缓慢，发现较晚，主要表现为重度肺动脉高压和右心功能不全，是临床进行性发展的一个类型。

⑤猝死。多由肺动脉主干突然栓塞引起。

(4)中华医学会呼吸分会分类

①大面积肺血栓栓塞。以休克和低血压为主要临床表现，收缩压<90mmHg；或较基础血压值下降>40mmHg，持续 15 分钟以上，排除了新发生的心律失常、低血容量等原因。

②非大面积肺血栓栓塞。不符合以上大面积者的标准，如超声心动图示有右室功能减弱，归之为非大面积肺血栓栓塞型。

③慢性栓塞性肺动脉高压。病程中可有急性加重。

3. 辅助检查

(1)血液检查

①白细胞数升高，血清胆红素、转氨酶等可升高，重症者血肌钙蛋白升高。血浆 D-二聚体 92%～100%患者升高，但特异性低(手术、肿瘤、炎症、感染、组织坏死等均可升高)；如<500μg/L(酶联免疫吸附法)，可排除肺血栓栓塞。

②常有低氧血症、低碳酸血症，肺泡-动脉血气分析血氧分压差增大，部分患者动脉血气分析的结果可在正常范围内。

③可有乳酸脱氢酶、羟丁酸脱氢酶等不同程度升高。

(2)心电图：多于起病后 5～24 小时出现变化，也有在发病后即刻开始变化，对可疑患者要反复多次记录心电图。最常表现如下。

①常有窦性心动过速。

②完全或不完全性右束支阻滞、顺钟向转位，提示右心室负荷增加。

③$S_{I}Q_{III}T_{III}$ 综合征、电轴右偏，也提示右心负荷增加。

④肺型 P 波，提示右心房负荷增大或右心房扩大。

⑤胸前导联 T 波倒置，呈类似前间壁非 Q 波心肌梗死的图形。

(3)胸部 X 线平片：肺栓塞在 X 线胸片上的异常表现缺乏特异性，但有助于排除其他有关疾病（如气胸等）。

①区域性肺血管纹理变细、减少或消失，肺透亮度增加。

②肺野局部浸润性阴影，尖端指向肺门的楔形阴影。

③如有肺不张或膨胀不全可见患侧横膈抬高。

④少数可出现少至中量胸腔积液。

⑤肺动脉压增高，可出现右下肺动脉干增宽或伴截断征，以及肺动脉段膨隆及右心室扩大征。

(4)超声心动图：是肺栓塞诊断及鉴别诊断的重要方法，有益于危险分层、疗效观察及评估预后。

①直接征象。显示出右心、肺动脉及其左右分支主干内有血栓。

②间接征象。可出现右心室负荷增加、肺动脉高压表现，如右心室增大、室间隔左移、左室内径变小、右心室游离壁运动功能减弱、肺动脉增宽、三尖瓣反流及肺动脉压增高。食管超声心动图检查能提高右心及肺动脉内血栓栓塞检出率。近半数或更多患者能查到下肢深静脉血栓形成。

(5)放射性核素肺通气/灌气显像：是安全、无创及有价值的诊断方法，对肺动脉栓塞诊断有重要价值。但随着动脉 CT 造影(CTA)技术的出现，其价值有所降低。主要有以下表现。

①通气显像正常，而灌注呈典型缺损，高度提示可能为肺栓塞。

②病变部位既无通气，也无血流灌注，最可能是肺实质性病变，不能诊断肺栓塞（除外肺梗死）。

③肺通气显像扫描异常，灌注无缺损，为肺实质性病变。

④肺通气与灌注显像均正常可除外症状性肺栓塞。

⑤正常，血流灌注及通气正常，可同时做下肢深静脉血栓显像检查。

(6)CT 及 MRI

①造影增强 CT、增强螺旋 CT 和电子束 CT 对肺动脉栓塞敏感性与特异性可达 95%，已经成为本病临床一线筛查方法。表现为肺段以上肺动脉内的栓子，可直接显示肺段血管血栓部位、形态等，如为完全阻塞则其远端血管不显影。间接征象为肺血管分布不均，肺实质灌注不均，肺梗死征象及肺动脉高压和右心功能不全表现。

②MRI 成像对肺段以上肺动脉内栓子诊断的敏感性和特异性也较好，适用于对碘造影剂过敏的患者。

(7)肺动脉造影：是最直接、最可靠方法，为诊断肺动脉栓塞的金标准，能直接见到血管腔内的充盈缺损，肺动脉分支阻塞，肺野无血流灌注，肺动脉分支充盈和排空延迟等。为创伤性检查，应严格掌握适应证，但可在造影同时进行介入治疗，碎栓或抽栓。

(8)对下肢和盆腔的深静脉检查：栓子多来源于下肢，有深静脉血栓形成者约 50%可发生肺动脉栓塞。

放射性核素静脉造影可与肺部检查同时进行，与静脉造影 90%符合。血管超声多普勒检查准确率 90%左右，常为首选方法。静脉造影能准确显示阻塞部位、性质、程度、范围、侧支循环的形成及静脉功能状态，但为创伤性，且可致局部症状加重及栓子脱落。

4. 诊断依据　由于本病在临床上没有特异性的表现，因此最关键是提高对本病的诊断意识。美国医师学会和美国家庭医师学会 2007 年的静脉血栓栓塞处理指南推荐应用 Wells 临床评分法来估计肺栓塞的可能性，并为中国急性肺血栓栓塞症诊断治疗专家共识所采用。

(1)Wells 临床评分法：见表 18。

表 18　Wells 肺栓塞的临床评分法

临床特征	分值
深静脉血栓的临床症状和体征	3
该患者诊断肺栓塞较其他疾病可能性大	3
既往有肺栓塞或深静脉血栓病史	1.5
心率＞100bpm	1.5
4 周内制动(卧床)或接受过外科手术	1.5
咯血	1
6 月内有肿瘤转移或接受肿瘤治疗	1

(2)Wells 临床评分法的应用：根据 Wells 临床评分法所得的分值越高，肺栓塞诊断的可能性就越大。Wells 临床评分＞4 分高度提示肺栓塞，≤4 分则肺栓塞的可能性小。也有人按照分值将肺栓塞的可能性分为三度：低度：0～1 分；中度：2～6 分；高度：≥7 分。

应用中应注意，无并发疾病年龄较小者和有深静脉血栓病史的患者应用 Wells 临床评分法的预测价值较高，老年人或合并疾病较多的患者还要结合临床判断。

5. 诊断流程　根据 Wells 临床评分法，采用比较简明的诊断流程(图 64)。

6. 鉴别诊断　肺栓塞的临床类型不一，需与其鉴别的疾病各不相同。以肺部表现为主者，常被误诊为其他胸肺疾病，如胸膜炎、气胸、哮喘、肺不张、肺炎、成人呼吸窘迫综合征等慢性肺疾病；以肺动脉高压和肺心病为主者，常误诊的疾病是冠心病、急性心肌梗死、心肌炎、充血性心力衰竭、主动脉夹层等。

【治　疗】

1. 治疗原则　绝大多数急性肺栓塞是可以治疗的。除吸氧、镇痛、纠正休克和心力衰竭，以及解除支气管痉挛等症状治疗外，特异性治疗包括抗凝、溶栓和介入治疗、外科手术治疗。

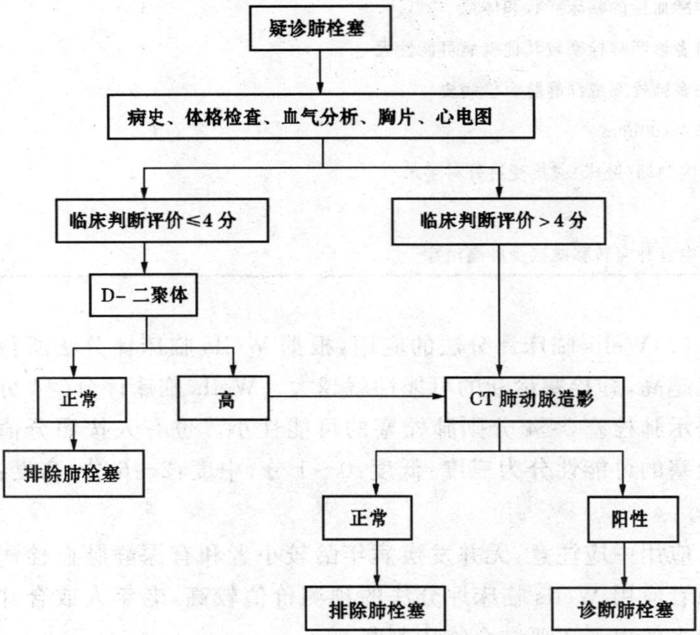

图64　肺栓塞的诊断流程

2. 一般急救

(1)收入重症监护病房，连续监测心率、血压、心电图、中心静脉压。

(2)迅速给予高流量吸氧(每分钟3升以上)。

(3)查血清酶学、D-二聚体、肌钙蛋白和动脉血气分析等。

(4)阿托品或山莨菪碱肌内注射或稀释后缓慢静脉注射，可改善迷走神经张力过高引起的肺血管痉挛；亦可酌情选用支气管解痉药。

(5)患者情绪不稳定时，可给予镇静药。

3. 抗休克措施　急性肺栓塞休克时应用多巴胺每分钟 5～10μg/kg，多巴酚丁胺每分钟 3.5～10μg/kg，或可迅速纠正低血压引起的心律失常。心房扑动、心房颤动，如血管活性药物无效，可短期突击使用糖皮质激素。

4. 急性右心衰竭　可选用毛花苷丙 0.2～0.4mg，或毒毛花苷 K 0.125～0.25mg，稀释后缓慢静脉注射；同时使用氨茶碱 250～375mg，加入 250ml 液体中，静脉滴注，既有助于治疗心力衰竭，又有助于解除支气管痉挛；亦可应用酚妥拉明 20～40mg 加入液体中，静脉滴注。当心脏排血指数＜$2L/m^2$ 时，给予异丙肾上腺素 1～2mg 加入 5%葡萄糖注射液 300～500ml 中，静脉滴注，可降低肺动脉高压，增加心排血量。

5. 溶栓治疗　可迅速溶解血栓和恢复肺组织再灌注，逆转右心衰竭，增加肺毛细血管血容量及降低病死率和复发率，有效率在 80%以上。

(1)溶栓治疗的指征：大块肺栓塞，肺栓塞伴休克，原有心肺疾病的次大块肺栓塞引起循环衰竭者。

(2)溶栓方案

①链激酶 25 万 U，溶于 5%葡萄糖注射液 100ml 中，静脉滴注(30 分钟内完毕)；以每小时 10 万 U，维持静脉滴注 24 小时。

②尿激酶负荷量 4 400U/kg，静脉滴注，继以每小时 2 200U/kg，维持静脉滴注 12～24 小时。

③人重组组织型溶血酶原激活剂 50～100mg，2～3 小时静脉滴注。

(3)溶栓的绝对禁忌证：活动性的胃肠道出血；2 个月内的颅内出血；颅、脊椎术后。

(4)溶栓的相对禁忌证：10 日以内的内、外、妇科大手术，分娩；近期胃肠道出血，肝、肾衰竭；严重创伤及高血压患者，收缩压180mmHg，舒张压≥110mmHg；心肺脑复苏后；左房血栓；感染性心内膜炎；肝、肾疾病；出血性疾病；妊娠及糖尿病、出血性视网膜炎。

(5)不良反应：肺栓塞溶栓治疗的时间窗是2周，溶栓治疗的并发症主要是出血，其他为变态反应及发热。10%应用链激酶患者会发生不同程度的变态反应，其中1%～2%患者可发生严重的过敏性休克，应用链激酶之前，必须做皮内过敏试验。在溶栓治疗过程中发生出血，可用氨基己酸对抗。

6. 抗凝治疗 可防止栓塞发展和再发，使自身纤溶机制溶解已存在的血栓。

(1)适应证：用于血流动力学稳定及溶栓后的肺动脉栓塞患者，对高度怀疑肺动脉栓塞等待诊断性检查中又无抗凝治疗的禁忌证者，应立即进行抗凝治疗，同时进一步检查以明确诊断。确诊后需要溶栓者，停止抗凝改为溶栓。

(2)禁忌证：活动性出血，凝血功能障碍，血小板减少，未控制的严重高血压及大手术后12～24小时等。对确诊病例大部分禁忌证属相对禁忌证。

(3)治疗方法：抗凝治疗是静脉血栓栓塞性疾病的基础治疗，需应用有效的药物和足够的治疗时间。分别介绍如下。

①普通肝素(简称肝素)。首剂负荷80U/kg，静脉注射；继之以每小时18U/kg持续静脉滴注。初24小时内每4～6小时测定活化的部分凝血活酶时间(APTT)，使APTT达到并维持在正常值的1.5～2.5倍；达稳定治疗水平后，改为每日上午测定APTT 1次。通常应用肝素7～10日，最少5日。应用肝素的第3～5日需复查血小板，如果血小板迅速或持续降低达30%以上，或<100×10^9/L，应停用肝素。使用尿激酶、链激酶溶栓期间不同时使用肝素，于溶栓后每4～6小时测定APTT，待恢复到正常值的1.5～2.0倍时(通常

在尿激酶溶栓后 6～12 小时)给上述肝素用量。如果应用人重组组织型溶血酶原激活剂(rt-PA)后再抗凝,因其作用时间短,在其滴完后即可应用肝素。

肝素主要不良反应为出血,小量出血停药后短时间内可好转(半衰期一般为 1.5 小时),大量出血可静脉注射鱼精蛋白对抗,1mg 鱼精蛋白可中和 1mg(约 100U)肝素。

②低分子肝素(LMWH)。低分子肝素优于肝素,可代替肝素,肾衰竭患者静脉注射普通肝素优于低分子肝素。常用的低分子肝素用量为:依诺肝素(克赛)100U/kg,12 小时 1 次;达肝素(法安明)120U/kg,12 小时 1 次;那屈肝素(速碧林),体重＜55kg者,4 000U,12 小时 1 次;体重 55～80kg:6 000U,12 小时 1 次;体重＞80kg,8 000U,12 小时 1 次。低分子肝素比普通肝素引起血小板减少症要少。疗程＞7 日时,应每 2～3 日做血小板计数检查。使用低分子肝素如有出血现象,一般停药后凝血功能较快恢复,必要时用鱼精蛋白 0.6mg 可拮抗低分子肝素 0.1ml。

③华法林。华法林是继肝素应用后首选的口服抗凝药,故在以上应用肝素疗程的最后 4～5 日时加用,成年人剂量每日 2～3mg,使凝血酶原时间延长到正常的 1.5～2.5 倍,国际标准化比值(INR)在 2.0～2.5。当 INR 达到治疗水平前,需每日测定 1 次,治疗的前 2 周,每周监测 2 次,以后每周监测 1 次,长期治疗时每 4 周监测 1 次。使用华法林抗凝的疗程视病情而定,至少 3～6 个月。初发肺栓塞且危险因素在短时间内可消除者疗程 3 个月,栓子来源不明及近端的深静脉血栓形成者至少 6 个月,对复发性或危险因素长期存在者,则口服华法林时间可达 12 个月,甚至终身应用。妊娠前 3 个月和最后 6 周禁用。对血小板减少和肝素引起的血小板减少症的肺动脉栓塞者,可先予重组水蛭素抗凝,待血小板数升至正常时再予以华法林治疗。

华法林过量所致出血,停药 2 天凝血功能可恢复,如同时应用

维生素 K_1 10mg，皮下或肌内注射，24 小时内即终止抗凝治疗；紧急时可输新鲜血浆或浓缩凝血因子，能迅速终止出血。

7. 介入治疗

(1)抽血栓：肺动脉主干或主要分支大面积肺动脉栓塞血流动力学不稳定者，在应用药物积极维持或改善血流动力学的同时，肺动脉造影确定阻塞部位后及时用导管导丝碎栓、抽出血栓。如阻塞处有疏通，则患者临床症状可立即改善，再及时进行机械性肺动脉血栓清除，并根据临床情况可经导管进行局部溶栓。

(2)腔静脉滤器置入：为预防下肢近端静脉血栓脱落引起肺栓塞，下列情况应考虑置入腔静脉滤器：抗凝治疗有禁忌或有出血并发症；经充分抗凝而仍反复发生肺动脉栓塞；伴血流动力学变化的大面积肺动脉栓塞；近端大块血栓溶栓治疗前；伴有肺动脉高压的慢性反复性肺动脉栓塞。如上肢深静脉血栓可用上腔静脉滤器。

8. 手术治疗 对以上治疗无效而有条件进行外科手术的大面积肺动脉栓塞，肺动脉主干或主要分支完全或次全堵塞，且不合并固定性肺动脉高压者，右心房、左心房、右心室内有大量血栓或血栓有脱落危险者，可进行肺动脉血栓切除术。

9. 对原发基础病治疗 如肿瘤、慢性心血管病、外伤、血液病及抗心磷脂抗体综合征等。

10. 慢性血栓栓塞性肺动脉高压治疗 由于肺动脉主干及其主要分支因血栓栓塞所致的血流受阻，长期不能缓解或进行性加重导致肺动脉高压，多在深静脉血栓基础上发生一次或多次肺动脉栓塞，进一步发展可出现心肺功能不全。对重症患者，若阻塞部位处于手术可及的肺动脉近端，可考虑做肺动脉血栓内膜剥脱术，术前如确诊有下肢深静脉血栓，应在下腔静脉放置过滤器，术后口服华法林。不能手术的重症患者，应考虑做肺移植术。

【预　防】

1. 防止下肢静脉血栓形成 对手术后及长期卧床患者，应鼓励其增加下肢主动或被动活动，抬高下肢，可使约 2/3 患者避免血栓形成的发生。对于外科住院手术患者，根据年龄、疾病性质和其自身因素等进行危险分层管理，骨科手术及妇科良性、恶性肿瘤大手术被列为高度危险组及极高危险组，术后应给予低分子肝素皮下注射或口服华法林抗凝治疗，以预防下肢深静脉血栓形成。

2. 发现静脉血栓立即治疗　可用抗凝药物使血栓溶解，或阻止血栓形成，对多次复发性肺动脉栓塞患者，可通过心导管将滤器置于下腔静脉，防止血栓通过，从而防止肺栓塞发生。

（曲　涛　仲　玉）

第二节　肺源性心脏病

肺源性心脏病（肺心病）是由于急性支气管炎、慢性支气管炎、肺部疾病、胸廓疾病或肺血管疾病引起肺循环阻力增加，肺动脉高压，进而引起右心室肥厚、扩大，甚至发生右心衰竭的心脏病。先天性心脏病和左心疾病引起的右心肥厚、扩大或右心衰竭不属于肺心病。由于急性肺血栓栓塞引起的急性肺源性心脏病在前文已述及，在此不再赘述。

【诊断要点】

1. 临床表现　本病发展缓慢，往往表现为急性发作期与缓解期交替出现。随着发作次数增多，肺、心功能进一步恶化。临床除原有基础肺、胸疾病的症状和体征外，还有逐步出现的肺、心功能不全和其他脏器受损的征象。下面按肺、心功能是否代偿分别加以叙述。

(1)肺、心功能代偿期

①症状。表现肺、胸基础疾病的症状，如慢性阻塞性肺病

(COPD),患者可有咳嗽、咳痰、喘息,活动后心悸、气短、乏力和劳动耐力下降;急性感染时上述症状加重。某些原发性肺血管疾病在这一时期可能没有症状或仅有轻度的活动后心悸、气短。

②体征。除原有肺、胸基础疾病的体征外,尚可见到肺动脉高压和右心室扩大的体征,如肺动脉瓣区第二心音大于主动脉瓣区第二心音($P_2 > A_2$),三尖瓣区收缩期杂音,剑突下心脏搏动增强。部分患者亦可出现颈静脉充盈,肝下界下移,此是由于肺气肿所致,非右心衰竭引起。

(2)肺、心功能失代偿期

①症状。主要由缺氧和二氧化碳在体内潴留引起。呼吸困难和呼吸增快常是最早期表现,可伴有注意力不集中、定向障碍。随着病情加重,可出现头痛、失眠、食欲下降,但白天嗜睡,甚至出现表情淡漠、神志恍惚、谵妄等肺性脑病的表现。

②体征。在缺氧时可出现发绀,二氧化碳在体内潴留常引起球结膜充血、水肿,严重时可有视网膜血管扩张、视神经盘水肿等颅内高压的表现。腱反射减弱或消失,出现病理反射。高碳酸血症时还会出现皮肤潮红、多汗。

(3)右心衰竭期

①症状。除原有肺、胸疾病的症状更加明显外,尚可见到心悸、腹胀、食欲缺乏、恶心等右心功能不全的症状。

②体征。以发绀明显,颈静脉怒张,心率增快,可出现心律失常,剑突下闻及收缩期甚至舒张期心脏杂音。肝大且有压痛,肝颈静脉回流征阳性,下肢水肿,严重者可有胸腔积液、腹水。

2. 辅助检查

(1)实验室检查

①血液流变学检查。红细胞变形性降低。

②血气分析。常有血氧分压降低,二氧化碳分压升高,可伴有呼吸性酸中毒或其他酸碱平衡紊乱。

③其他实验室检查。可有高凝状态、电解质紊乱；血常规检查可见到红细胞、白细胞数量增多，合并感染时可见到白细胞总数及中性粒细胞分类增高。

(2)心电图

①肺心病心电图诊断的主要条件

● 额面平均电轴≥+90°。

● V_1 R/S>1。

● 重度顺时针方向转位(V_5 R/S≤1)。

● $R_{V5}+S_{V5}>1.05mV$。

● aVR R/S 或 R/Q≥1。

● V_1-V_3 呈 QS、Qr、qr(需除外心肌梗死)。

● 肺性 P 波。

②次要条件

● 肢体导联低电压。

● 右束支阻滞(完全性或不完全性)。

具备一条主要条件的即可诊断，两条次要条件的为可疑肺心病的心电图表现。

(3)X 线检查：除原有肺、胸基础疾病及急性肺部感染的特征外，尚有肺动脉高压征等表现。

①肺动脉干扩张，横径≥15mm，或右下肺动脉横径与气管横径比值≥1.07，或经动态观察右下肺动脉干增宽 2mm 以上。

②肺动脉段中度突出或其高度≥3mm。

③中心肺动脉扩张和外周分支纤细两者形成鲜明对比。

④圆锥部显著突出(右前斜位 45°)或其高度≥7mm。

⑤右心室增大。

具备上述五项中的一项即可诊断。

(4)超声心动图检查：凡有肺、胸疾病的患者，具有下述两项条件(其中一项必须为主要条件)均可诊断肺心病。

①主要条件

● 右室流出道内径≥30mm。

● 右心室内径≥20mm；右心室前壁厚度≥5mm，或有前壁运动幅度增强。

● 左/右心室内径比值<2。

● 右肺动脉内径≥18mm，或肺动脉干≥20mm。

● 右室流出道/左房内径>1.4。

● 肺动脉瓣曲线出现肺高压征象者（a 波低平或<2mm，或有收缩中期关闭征等）。

②参考条件

● 室间隔厚度≥12mm，波幅<5mm 或呈矛盾运动征象；右心房增大，≥25mm（剑突下区探查）。

● 三尖瓣前叶曲线 DF、EF 速度增快，E 峰呈高尖型，或有 AC 间期延长者。

● 二尖瓣前叶曲线幅度低，CE<18mm，CD 段上升缓慢、延长，呈水平位或有 EF 下降速度减慢<90mm/s。

3. 鉴别诊断

(1)冠心病：冠心病患者多有心绞痛、心肌梗死病史，心脏增大多为左心室大，心尖区可闻及收缩期杂音，X 线检查显示左心室扩大，心电图显示缺血性 ST-T 改变，或出现异常 Q 波。冠心病出现心律失常多为持久性室性心律失常多见。而肺心病患者的心律失常多为短期性，随着呼吸衰竭和右心衰竭的好转，心律失常可好转或消失，同时存在的慢性支气管炎、肺气肿有助于两者鉴别。但需引起注意的是，由于二者多发于老年患者，二者合并存在并不罕见。

(2)原发性心肌病：此病出现右心衰竭时也可出现肝大、颈静脉反流征阳性、下肢水肿和腹腔积液等表现，与肺心病相似。但本病多发于中青年、无明显肺、胸基础疾病，无明显肺气肿体征，无突出的肺动脉高压征，心电图无显著的电轴右偏和顺钟向转位，而以心肌广泛损害为多见，心脏大多呈全心扩大；超声心动图可见各心腔扩大，室间隔和左室后壁运动幅度明显减低，可资鉴别。

(3)风湿性心脏病：患慢性肺心病时，由于右心室扩大造成的相对性三尖瓣关闭不全可形成收缩期吹风样杂音，单纯听诊时与风湿性心脏病时的二尖瓣关闭不全的收缩期杂音不易鉴别。但风湿性心脏病多发于青少年，有风湿活动史，X线表现为左房扩大为主，常伴有主动脉瓣病变。而肺心病多见于中年以上患者，常有基础肺、胸疾病史，左房不大，右房常增大，心电图可见Ⅱ、Ⅲ、aVF导联出现肺型P波；超声心动图有助于鉴别。

(4)发绀性先天性心脏病：这类患者常有右心扩大，肺动脉高压和发绀表现，可与肺心病混淆。但本病常发现于青少年、儿童，有特征性的心脏杂音，无明确的肺、胸基础疾病，可与肺心病鉴别。但少数先天性心脏病到了老年方有症状者，须与肺心病鉴别，超声心动图、X线检查、心电图、心导管检查有助于明确诊断。

【治　疗】

1. 肺、心功能代偿期　主要治疗基础肺、胸疾病，增加机体免疫力，延缓疾病进展。去除诱发因素，减少急性发作，如对慢性阻塞肺病急性发作可给予抗感染、止咳、化痰、解痉平喘等药物，必要时予机械通气、呼吸支持治疗。

2. 肺、心功能失代偿期　治疗原则为积极控制感染、通畅气道，改善呼吸功能，纠正缺氧与二氧化碳潴留，治疗呼吸衰竭和右心衰竭，处理并发症。

(1)呼吸衰竭的治疗

①控制呼吸道感染。结合痰培养，应选用有效抗生素治疗呼吸道感染，必要时依据血培养结果及药敏试验结果选用抗生素。在细菌培养结果回来之前，可经验性地选用抗生素。必要的舒张支气管治疗亦有助于抗感染治疗。

②通畅气道,改善通气功能。气道通畅时,低流量吸氧有助于纠正低氧血症。若气道不通畅,需应用解痉平喘、化痰药物通畅气道,改善通气功能。必要时人工吸痰,机械通气支持呼吸功能,纠正缺氧,解除二氧化碳潴留。

(2)右心衰竭的治疗:慢性肺心病患者,一般经过氧疗、控制呼吸道感染、改善呼吸功能、纠正低氧和解除二氧化碳潴留后,右心衰竭症状可减轻或消失,不必常规使用利尿药、强心药和扩血管药物治疗。但病情较重者和对上述治疗反应不佳者,可酌情选用强心药、利尿药治疗。

①利尿药。利尿药可通过减少循环血容量,减轻心脏负荷,纠正右心衰竭。使用原则为小剂量用药,联合使用排钾和保钾利尿药,短疗程,间歇用药。可选用氢氯噻嗪 25mg,每日 1～3 次,口服;同时加用螺内酯 40mg,每日 1～2 次,口服。重症患者或合并严重肾功能不全患者,可选用呋塞米 20mg,口服、肌内注射或静脉推注;托拉塞米 10～20mg,口服或静脉滴注。使用时须检测血电解质,注意补充钾盐。

②强心药。在下列情况下考虑使用:感染已控制,呼吸功能已改善,经利尿药治疗右心功能仍未能改善者;合并室上性快速心律失常,如心房颤动(静息时心室率＞100bpm)、室上性心动过速者;以右心衰竭为主要表现而无明显急性感染的患者;合并急性左心功能衰竭者。用药原则是选用作用快、排泄快的强心药,小剂量给药。常用毛花苷丙 0.2～0.4mg,加入 20ml 生理盐水缓慢静脉注射。不宜根据心率快慢作为观察疗效的指标,因为合并的低氧和低钾血症均可引起心率增快。

③血管扩张药。血管扩张药可使肺动脉扩张,降低肺动脉高压,减轻右心负荷,改善右心功能。但也可使体循环血压下降,影响冠状动脉血流灌注,影响通气/血流比例,加重低氧血症。在应用利尿药和强心药仍不能改善右心衰竭症状时可考虑选用。常用

药物有硝酸甘油 0.5mg，舌下含化或口服；酚妥拉明 10mg，静脉滴注；硝苯地平 10～20mg，每日 3 次，口服；卡托普利 12.5～25mg，每日 2～3 次，口服；依那普利 10mg，每日 1～2 次，口服。

(3)并发症的治疗

①肺性脑病。是慢性肺心病死亡的首要原因，需积极防治。治疗原则为积极控制呼吸道感染，通畅气道，改善通气，必要时用呼吸机辅助呼吸，应用呼吸兴奋药等治疗。

②酸碱平衡及电解质紊乱。慢性肺心病合并呼吸衰竭时，由于呼吸代偿能力低下，体内酸碱平衡不能维持，常出现酸碱平衡及电解质紊乱，加重心力衰竭、呼吸衰竭。首先要控制呼吸道感染，解痉祛痰，通畅气道，改善通气。在此基础上，应用药物纠正酸碱失衡。原则上轻度的呼吸性酸中毒不用补碱药物，但当血 pH 值＜7.20 时，需适当应用 5%碳酸氢钠静脉滴注，然后根据动脉血气分析结果酌情处理。呼吸性碱中毒时改善通气、吸氧常能自行纠正，无需用药。电解质失衡根据具体情况对症处理。酸碱失衡纠正后常发生电解质紊乱，注意纠正。

③心律失常。多为房性期前收缩和阵发性室上性心动过速，以紊乱性房性心动过速最具特征性。先控制呼吸道感染，纠正低氧血症，解除二氧化碳潴留，纠正酸碱平衡及电解质紊乱，心律失常一般可自行消失。如持续存在，根据心律失常类型选用药物，但效果多不佳。

④休克。发生率低，一旦发生，预后不良。常见原因有感染、失血、心律失常。根据具体原因进行处理，可考虑向上级医院转诊。

⑤消化道出血。治疗原则为病因治疗和对症处理：应纠正缺氧和解除二氧化碳潴留；应用保护胃黏膜药物，如奥美拉唑 20mg，口服或静脉滴注，每日 2 次；局部应用止血药物止血，如口服凝血酶，或去甲肾上腺素冰盐水；禁用对胃黏膜有损害作用的药

物；全身应用止血药物；必要时输血治疗。

⑥弥散性血管内凝血。发生率低，治疗复杂，表现为出血、贫血、血栓形成及各重要脏器功能障碍。死亡率高，一旦发生，积极转诊。

（程劲松）

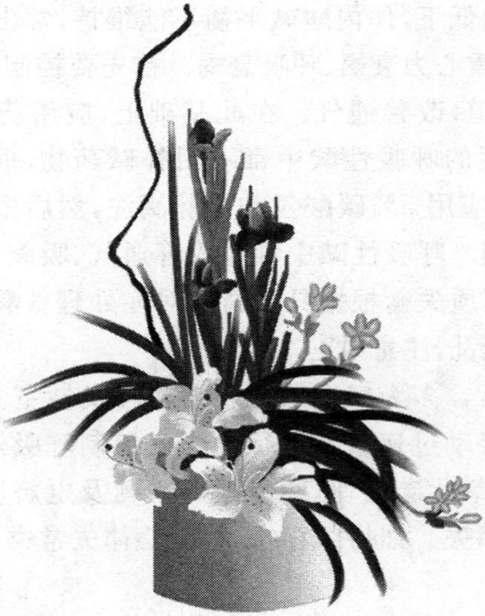

第八章　心律失常

第一节　期前收缩

正常心脏的跳动是规则的，各次心跳间隔时间基本相等。在心脏规则的跳动过程中，有时会发生一个或数个提前出现的起源于窦房结以外的异位搏动，称为期前收缩。此为临床上最常见的心律失常。

期前收缩既可见于正常人，也可见于有结构和功能异常的心脏病患者。根据发生的部位，可分为房性、交界性和室性期前收缩。其中以室性期前收缩最为常见，房性期前收缩次之，交界性期前收缩比较少见。

【诊断要点】

1. 临床表现

(1)症状：期前收缩在正常人中十分常见。如果对正常人做24小时动态心电图，可能70%～80%能记录到期前收缩。但多数人并无不适的症状，或仅仅感到心脏“停跳”一下，或心跳得很重等感觉，又称为心悸。频繁的期前收缩还可使人感到心慌、胸闷、疲乏、头晕等不适。在有较为严重心脏病的基础上发生频繁的期前收缩有可能引起心绞痛、心力衰竭。

(2)体征：听诊可发现在基本规律的心跳间出现提前搏动，其后有一较长间歇。期前收缩的第一心音多增强或减弱，第二心音可听不到。期前收缩引起的桡动脉搏动较弱或扪不到，形成漏脉。期前收缩呈二联律或三联律时,可听到每 2～3 次心搏后有一次长间歇。

2. 辅助检查 心电图是诊断期前收缩最重要的一项无创性检查技术,可以清楚显示提前出现的 P′波、QRS 波群或 P′-QRS 波群。少数情况下,期前收缩插入在两个基本心搏之间,称间位性期前收缩。有时,期前收缩可形成二联律(每一个正常窦律后伴随一个期前收缩)或三联律(每两个正常窦律后伴随一个期前收缩)。心电图可以判断期前收缩的类型,分析期前收缩最好的心电图导联是 V_1 或Ⅱ导。

如果患者期前收缩出现比较少,需要记录患者 24 小时动态心电图。动态心电图不仅能够诊断期前收缩,还能对期前收缩发生的总数目、发生的昼夜规律及与缺血等因素有无关系进行评价,并能够协助评估抗心律失常药物的疗效。

(1)分类:期前收缩按发生的频度分为偶发性期前收缩和频发性期前收缩(每分钟 6 次以上);按发生的部位分为房性期前收缩、房室交界性期前收缩、室性期前收缩;按形态分为单形性期前收缩和多形性期前收缩;按起源部位的多寡分为单源性期前收缩和多源性期前收缩。

(2)心电图表现

①房性期前收缩。提前出现与正常的窦性 P 波形态不同的 P′波,其后可有或无 QRS 波群, P′后 QRS 波群可正常或畸形(图 65、图 66)。

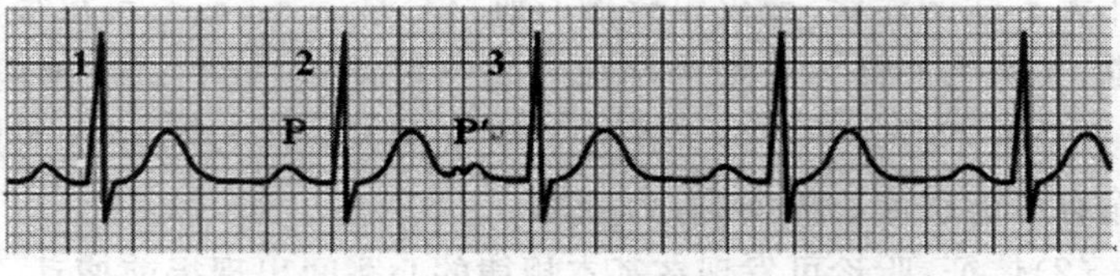

图 65 房性期前收缩示意图

1、2 为规则的窦性心搏,3 为房性期前收缩,P′波提前,QRS 波群也相应提前

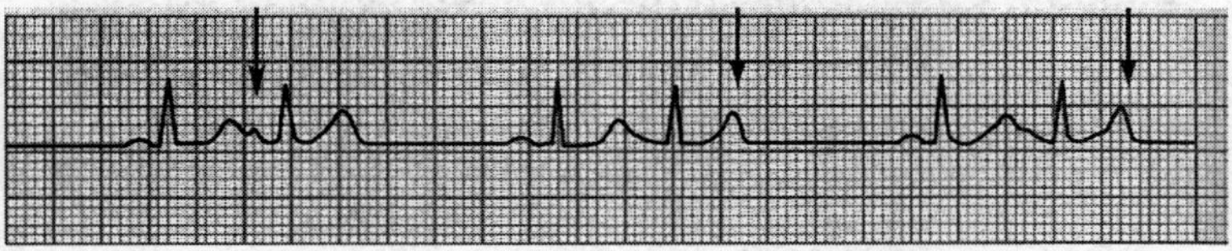

图 66　房性期前收缩未下传示意图

第一个箭头所示为房性期前收缩，第二、三个箭头为房性期前收缩未下传

②房室交界性期前收缩。P′波在Ⅱ、Ⅲ、aVF 导联倒置，在Ⅰ、aVL 导联直立，可位于 QRS 波群之前（PR 间期＜0.12s）、之中或之后（RP′间期＜0.20s），QRS 波群提前出现，时限可正常或增宽（图 67）。

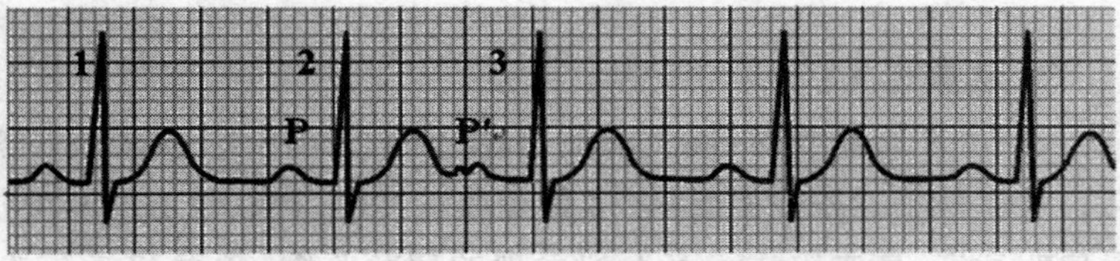

图 67　房室交界性期前收缩示意图

1、2 为规则的窦性心搏，3 为房室交界性期前收缩，P′波提前，为逆传型，位于 QRS 波群之前（PR 间期＜0.12s）室性搏动提前，期前收缩前后 P-P 间期的总和等于两个规则的 P-P 间期总和，即期前收缩后代偿间歇完全

③室性期前收缩。QRS 波群宽大畸形，提前出现，其前无相关的 P 波，ST 段及 T 波方向常与 QRS 波方向相反，室性期前收缩如夹在两个连续窦性搏动之间，称为间位性室性期前收缩，有时室性期前收缩可形成二联律（图 68，图 69）。

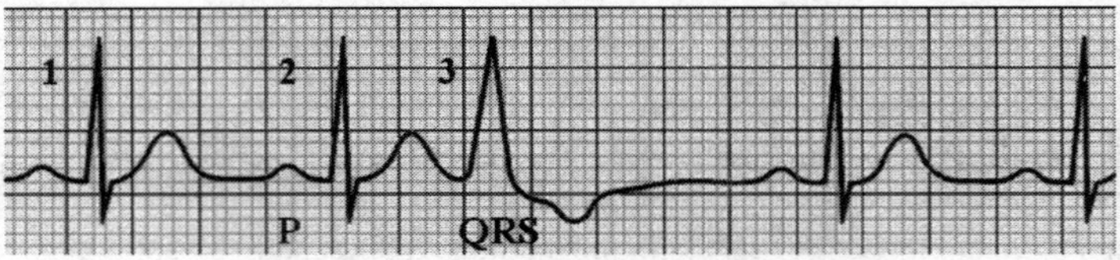

图 68 室性期前收缩示意图

1、2 为窦性心搏,3 为室性期前收缩

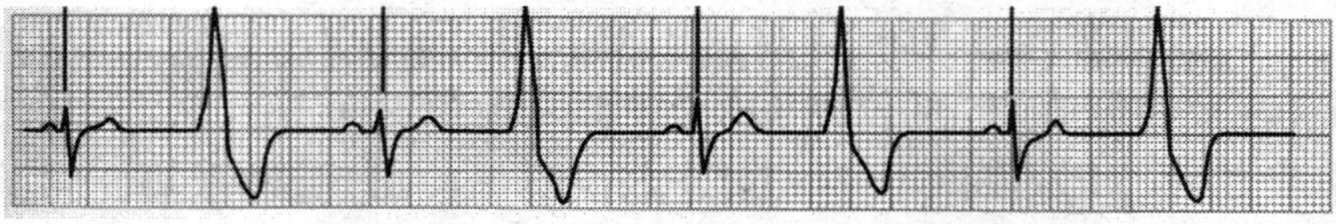

图 69 室性期前收缩二联律示意图

3. 临床意义

(1)房性期前收缩:偶发对血液循环的影响不大,多无临床意义。常伴存于器质性心脏病(多见于风湿性瓣膜病、冠心病),甲状腺功能亢进,高血压病。有下列表现的期前收缩:频发和持久的,连续的,多源(多形)性,呈二联律或三联律,运动后期前收缩增多,应用洋地黄后出现的。

频发和持久的,特别是多源或成对的,常是阵发性房性心动过速或心房颤动的先兆。

(2)房室交界性期前收缩:偶发的房室交界性期前收缩可见于正常人而无临床意义。频发和持久的房室交界性期前收缩可见于风湿性瓣膜病或冠心病。连续或频率增加的房室交界性期前收缩常意味着有心脏病。同样,在用洋地黄后出现的房室交界性期前收缩常提示有心脏病。

(3)室性期前收缩:从总人群来说,功能性室性期前收缩较器质性室性期前收缩多见，但患者比正常人发生室性期前收缩的概率要高得多。

①意义。下列情况的室性期前收缩可能是有意义的：同时存在心脏病（如心肌缺血）；运动后期前收缩增多；多源性室性期前收缩或成对或连续出现的室性期前收缩；室性期前收缩出现于前一心搏的 T 波上（即 R-on-T 现象）；特宽型或特矮型室性期前收缩，QRS 波间期≥0.16s；室性期前收缩 QRS 波群有显著切迹，上升支或下降支不规则；室性期前收缩的 T 波尖锐，二支对称，T 波方向与 QRS 波的主波方向一致，ST 段呈水平型改变；并行心律型室性期前收缩；在有心肌缺血或心肌梗死的图形上出现的室性期前收缩。

②室性期前收缩的 Lown 分级（美国）。级别越高，猝死危险性越大，对于急性心肌梗死患者具有一定的参考价值。

0 级：无室性期前收缩。

Ⅰ级：偶发（室性期前收缩每小时<30 次/或每分钟<1 次）。

Ⅱ级：频发（室性期前收缩>每小时 30 次/或每分钟>6 次）。

Ⅲ级：多源性室性期前收缩。

Ⅳ级：反复出现的室性期前收缩。

Ⅳa 级：成对（成联律）室性期前收缩。

Ⅳb 级：室性心动过速。

Ⅴ级：R 波落在 T 波上（R-on-T）的室性期前收缩。

需要说明的是：多数专家认为，Lown 分级仅适合于心肌梗死患者发生的室性心律失常。越来越多的研究表明，判断室性期前收缩的危险性，还要结合以下几点：基础心脏病变，如严重的心肌缺血、心肌梗死、心肌炎或室壁瘤等；心功能状态；电解质是否紊乱。心脏功能状态良好，无器质性心脏病的室性期前收缩一般属于良性的心律失常。有严重的器质性心脏病，心功能明显受损的患者，如室性期前收缩≥Loun 分级Ⅲ级或Ⅲ级以上则认为是危险性高，有猝死可能。

【治　疗】

1. 治疗原则

(1)首先查找期前收缩原因或诱因，评估期前收缩的严重程度。针对原因、去除诱因的治疗（如劳逸结合、睡眠充足、戒烟酒、饮食不过饱、少食刺激性食物、纠正电解质紊乱、控制感染等），可逐步消除期前收缩。

(2)偶发性期前收缩，对血液循环的影响不大，尤其发生在无器质性病变的心脏，多无临床意义，无需特殊治疗。应鼓励患者消除思想顾虑，保持乐观情绪，积极配合治疗。

(3)频发性期前收缩，尤其在心脏病基础上可能演变为严重心律失常，或可能导致心绞痛与心力衰竭的，应注意治疗。

(4)药物治疗无效的频发性期前收缩，患者无法耐受，或有一定恶性程度，可做射频消融治疗，部分患者可获根治。

(5)对于找不到病因的频发性期前收缩，经医生评价为良性者，可以不必治疗。

(6)有特定病因（如甲状腺功能亢进、洋地黄中毒、电解质紊乱等）引起者，治疗以去除病因为主。

2. 药物治疗

(1)大多数期前收缩（包括功能性和器质性的）通常不需治疗。吸烟、饮酒与咖啡诱发的期前收缩通过戒除烟酒或改善生活方式去除。如果无效，期前收缩又引起患者的不适感，可口服普罗帕酮每日 450～900mg，部分患者需 1 200mg，6～8 小时 1 次分服。常见的不良反应有胃肠道功能紊乱、头晕、视物模糊。用药时应注意血压、心率和房室传导及心功能的变化。需要监测 QRS 波时限，当 QRS 波时限延长超过用药前 20％时应停药。

(2)与交感神经兴奋（如运动、情绪激动等）有关的期前收缩，可首选 β 肾上腺素能受体阻滞药。此外，高血压、冠心病、肥厚型心肌病、洋地黄中毒或二尖瓣脱垂患者的期前收缩也适用β肾上腺素能受体阻滞药。可选用阿替洛尔6.25～25mg，每日1～2次，口服；美托洛尔12.5～50mg，每日1～2次，口服。期前收缩被控制或心率降至50～55bpm和运动后心率无明显加快是达到足量的标志。但要注意药物的不良反应，对于有心功能不全、房室阻滞、支气管哮喘、雷诺现象、糖尿病患者要慎用。长期使用β肾上腺素能受体阻滞药时不要突然停药，以免发生停药综合征。

(3)对于伴发于冠心病、高血压和肥厚型心肌病的期前收缩，钙拮抗药(如维拉帕米、地尔硫䓬)也有效。维拉帕米40～80mg，每日3～4次，口服；地尔硫䓬15～30mg，6～8小时1次，口服。其不良反应有低血压、房室阻滞、严重窦性心动过缓，甚至窦性停搏。

(4)对伴发于器质性心脏病的室性期前收缩，首先要针对病因和基础心脏病进行治疗，而非治疗室性期前收缩本身。

①β受体阻滞药。对于器质性心脏病伴有心功能减退者首选，虽然对室性期前收缩的疗效不显著，但能降低心肌梗死后的猝死率。如美托洛尔12.5～25mg，每日2～3次，口服。用药期间需注意患者心律，P-R间期等情况。

②胺碘酮。用于期前收缩多、确实需要治疗者，常用的服药方法是：每次200mg，每日3次，连用7日；每次200mg，每日2次，连用7日；以后每次100～400mg，每日1次长期维持。用药期间需要监测QT间期、甲状腺功能、肝功能、肺功能等。

③美西律(慢心律)。作为备选，起始剂量为150mg，6～8小时1次，口服，视情况逐渐增加到300mg，每8小时1次。美西律对多种临床情况(包括冠心病、心脏手术、洋地黄中毒)并存的室性期前收缩有效，常见不良反应主要是神经系统反应(嗜睡、头晕、眩晕、感觉异常、复视)和胃肠道功能紊乱(恶心、呕吐、消化不良)。

④慎用Ⅰ类抗心律失常药物。如普罗帕酮、氟卡尼等，在有心肌梗死和心功能低下的室性期前收缩患者应避免用，因为这些抗

心律失常药物虽然能够减少心肌梗死后患者的室性期前收缩，但猝死与心血管总死亡率反而增加。

(5)需积极处理的室性期前收缩：与急性心肌梗死或急性心脏病并存时；频发、配对间期很短、持续呈联律、多源性或短阵心动过速，影响血流动力学，产生明显症状者；洋地黄或锑剂中毒引起的；心脏手术或心导管检查中出现的较频繁的室性期前收缩。

①胺碘酮。首剂 150mg，10 分钟静脉注射，15～30 分钟后可重复 1 次，之后以每分钟 1mg 静脉滴注维持 6 小时，改用每分钟 0.5mg 维持，原则上一日总量不超过 2 000mg。用药过程及用药后需要注意心率(一般窦性心律不低于 50～55bpm)、血压(收缩压一般不低于 100～110mmHg)。

②利多卡因。每次 50～100mg(1～2mg/kg)，缓慢静脉注射，每隔 5 分钟可重复给予，但 1 小时内总量不超过 300mg，继以每分钟 1～4mg 静脉滴注，稳定后可改用口服药物(美西律或其他药物)维持。治疗剂量利多卡因不良反应不大；大剂量可引起抽搐、呼吸或心脏抑制并可加重原有房室或室内阻滞。有肝、肾功能障碍或严重心力衰竭者慎用。

③普罗帕酮。普罗帕酮 70mg 或 1～1.5mg/kg，葡萄糖注射液稀释后 10 分钟缓慢静脉注射，如无效 10～20 分钟后重复注射 70mg，亦可以每分钟 1～1.5mg，静脉滴注，一日总量不超过 350mg。

3. 非药物治疗

(1)导管射频消融治疗：适用于症状明显、影响生活质量、药物效果不佳或不能耐受及病史 1 年以上的顽固性室性期前收缩。对起源于右室流出道或左后分支的室性期前收缩射频消融成功率可达 80%以上。

(2)置入式复律除颤器(ICD)治疗：已被列为防治恶性心律失常与心源性猝死的Ⅰ类适应证。目前，对于频发室性期前收缩患者，如左室射血分数＜35％，并可诱发持续室性心动过速/心室颤动，可置入 ICD 预防心源性猝死。

4. 期前收缩治疗的评价　期前收缩的自然变异很大，室性期前收缩 1～2 周自然变异的下降率在 63％～86％，反复室性期前收缩在 95％左右。故普通心电图难以评估治疗期前收缩的疗效。一般以 24 小时动态心电图作为评估工具。目前应用的室性期前收缩疗效标准为：有效，室性期前收缩减少 76％～85％；显效，室性期前收缩减少 90％以上。

（马建新）

第二节　心房颤动

心房颤动是临床上最常见的心律失常，其发生率随年龄增长而增加。主要病因包括高龄、高血压病、瓣膜病（特别是二尖瓣狭窄）、心力衰竭、预激综合征、酗酒、甲状腺功能亢进、病态窦房结综合征等。少数心房颤动找不到明显病因，称特发性心房颤动。目前根据心房颤动发生和持续时间，将心房颤动分为阵发性心房颤动、持续性心房颤动和永久性心房颤动。阵发性心房颤动（能自行终止的心房颤动），一般持续 7 日以内；持续性心房颤动（需要通过药物或电复律而终止），通常发作持续在 7 日以上；永久性心房颤动（不能复律或复律失败），通常指心房颤动发作持续 1 年以上。心房颤动是脑卒中致死和致残的重要危险因素。

【诊断要点】

1. 临床表现

(1)诱发因素：血压升高，血钾降低，饮酒，喝浓茶、浓咖啡，睡眠不佳都可能诱发心房颤动。

(2)症状和体征

①患者症状的有无与心房颤动时心室率快慢、基础功能状态、心房颤动持续时间及自身对症状的感觉敏感程度不同而异。心房颤动患者可无症状,也可表现为心悸、头晕、乏力、气短,甚至晕厥前兆,有些患者在心房颤动发作时可出现尿频和尿量增多。

②体征。听诊可发现心律绝对不齐,第一心音强弱不等。患者脉搏次数少于心搏数,称为脉搏短绌。

(3)并发症

①动脉系统栓塞。由于心房没有有效的收缩,很容易形成血栓,尤其是左心耳。血栓脱落后随血流可以栓塞不同的部位,如脑动脉、四肢动脉、肠系膜动脉。比较常见的脑动脉栓塞引起的脑梗死(心房颤动风险增加 5～17 倍),表现为偏瘫、失语。

②心力衰竭。由于心房颤动时心房的辅助泵功能丧失,加上长时间的心室率快,可引发心力衰竭。

2. 辅助检查

(1) 实验室检查

①常规肝肾功能、电解质、心肌标志物检查。血常规有助于了解是否合并感染。

②检查甲状腺功能,可明确心房颤动是否因甲状腺功能异常而引起。甲状腺功能亢进常常合并心房颤动,而这种类型的心房颤动可通过甲状腺功能亢进的控制而减轻或消失。

(2) 心电图:心房颤动心电图(图 70)特征如下:P 波消失;出现心房颤动波(f 波);f 波的频率为 350～600bpm,其形态、振幅及间距均互不相同;QRS 波群的间距绝对不整。

(3) 胸部 X 线片:了解有无肺淤血,有无心脏扩大,有无慢性肺部疾病,有无药物(如胺碘酮)长期使用引发的肺纤维化。

(4) 心脏超声:用以明确是否合并瓣膜性心脏病(如二尖瓣狭窄);左心房和右心房的大小;左心室大小与左心功能;有无肺动脉

高压；是否合并左心室肥厚；有无左心房血栓等。

(5) 动态心电图：可了解心房颤动负荷(一天内心房颤动心律所占总心搏的百分比)；是否合并频发房性期前收缩和频发的短阵房性心动过速及其起源部位；是否合并心房扑动；心室率控制如何；是否合并病态窦房结综合征(严重窦性心动过缓、窦性停搏、慢快综合征等)。

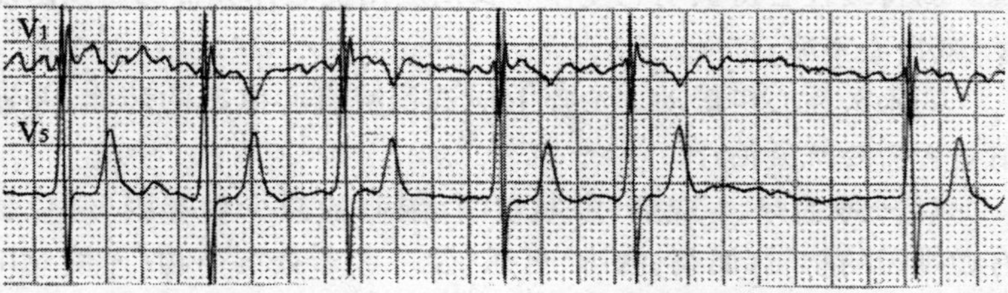

图 70 心房颤动心电图(V_1、V_5 导联)

此外，建议有条件的患者到上级医院进一步检查经食管心脏超声，以明确是否存在左心耳血栓，从而指导用药或电复律，以及射频消融治疗。

3. 鉴别诊断 通过心电图可以作出鉴别诊断。房颤伴完全性室内阻滞或预激综合征时，心电图表现酷似室性心动过速，仔细辨认心房颤动波及 R-R 间距，如果明显不规则，则提示为心房颤动合并室内阻滞或预激综合征。

【治 疗】

1. 治疗原则

(1)治疗目标

①将心房颤动转复并维持窦性节律。

②当不能转复并维持窦律时，控制心室率。

③预防血栓栓塞。

(2)分类治疗原则:根据心房颤动分类的不同,其治疗原则亦不同。

①阵发性心房颤动。在心房颤动发作时,既可选用减慢心室率的药物,也可选用复律的药物。合并缺血性疾病或心力衰竭的心房颤动患者,首选胺碘酮。如患者年轻、心功能好,可选用索他洛尔或普罗帕酮。

②持续性心房颤动。复律和长期应用抗心律失常药物预防复发;减慢心室率;抗凝。

③永久性心房颤动。治疗上应选用减慢心室率的药物,并评估是否需要抗凝治疗。

2. 一般治疗 戒烟、限制饮酒、限制或减少咖啡因、避免含有咖啡因的物质(如茶、咖啡、可乐)及一些非处方药物;谨慎应用某些治疗咳嗽或者感冒药物,其中可能含有刺激物。

3. 维持窦性心律(节律控制)

(1)药物

①ⅠA类。包括奎尼丁、普鲁卡因胺等。由于这类药物有致心律失常作用,目前很少应用。

②ⅠC类。包括普罗帕酮、氟卡尼、恩卡尼。其中普罗帕酮较常用,口服初始剂量150mg,每日3次,每次最大剂量200mg,每日4次;亦有600mg顿服,用于心房颤动时的节律转复。心肌缺血、心功能不全和室内传导障碍者相对禁忌或慎用。

③Ⅱ类。β受体阻滞药,如美托洛尔或索他洛尔,尤其适用于高血压或甲亢伴房颤的患者,但老年患者慎用。

④ Ⅲ类。阻断钾通道与延长复极,注意药物可引起QT间期延长。

胺碘酮是目前心房颤动复律并维持窦性心律的主要药物,可采用每次150mg,缓慢静脉注射,无效可30分钟后重复注射;或每分钟1～5mg持续静脉滴注。给药时宜选用近心静脉,用葡萄糖注射液稀释，缓慢注射(防止血压突然下降)，24 小时用量一般不超过 2 000mg，以后可改为口服。

伊布利特等为新一代Ⅲ类抗心律失常药物，也可用于心房颤动的转复。伊布利特 1mg，10 分钟缓慢静脉注射；如无效，10 分钟后可再给 1mg 静脉注射。多数在 3 小时内转为窦性心律，但有可能引发尖端扭转室性心动过速等的不良反应，应在监护下使用。

(2)同步直流电复律：体外直流电复律转复心房颤动见效快、成功率高。适用于持续时间≤48 小时新发心房颤动，或持续口服华法林并维持国际标准化比值(INR)在 2.0 左右，时间≥3 周。为提高复律的成功率，可在复律前先进行药物准备。

复律方法：最好选择镇静和不影响意识的速效麻醉药物(如咪达唑仑 3mg)镇静，使用生理盐水浸湿的纱布包裹电极板表面以降低电极板和皮肤之间的电阻，减少皮肤灼伤。一般建议心房颤动直流电复律起始功率≥200J(单相波)或≥100J(双相波)，以减少放电次数。电复律必须采用同步(即与 R 波同步)复律。对于置入起搏器和自动转复除颤仪的患者，电极板最好以左前胸、左后背方式摆放，应尽可能远离起搏器或体内除颤仪。

4. 控制心室率　目前，建议静息时室率控制在 60～80bpm，中度运动时控制在 90～110bpm。一般来说，地高辛和β受体阻滞药对控制心室率的效果好于地高辛与钙拮抗药合用，地高辛和β受体阻滞药合用控制心室率是最好的选择。

(1)洋地黄类药物：主要用于合并心力衰竭的快速性心房颤动，主要降低静息时的心室率。毛花苷丙(西地兰)0.4mg，用生理盐水 20ml 稀释后缓慢静脉注射(10 分钟)，必要时 2～4 小时后追加 0.2mg，24 小时总量 0.8～1.2mg。

(2)β受体阻滞药：是心房颤动时控制心室率的一线药物，可很好地控制静息和活动时心室率。美托洛尔 2.5mg，稀释后缓慢静脉注射；或 12.5～25mg，口服。

(3)非二氢吡啶类钙拮抗药:适用于支气管痉挛或阻塞性肺疾病,因有负性肌力作用,应用于心力衰竭患者一定要慎重。地尔硫䓬 30 mg,每日 3 次,口服。

(4)胺碘酮:建议用于心力衰竭或心肌缺血合并快速心房颤动患者或常规药物治疗无效时使用。一般第一周每次 200mg,每日 3 次;第二周每次 200mg,每日 2 次;第三周开始每次 200mg,每日 1 次(周六、日可以停服)。胺碘酮可以引起致命性毒性,如肺纤维化、肝损害和致心律失常作用。长期口服胺碘酮的患者,在用药期间应加强随访,第一年每 3 个月随访 1 次,第二年以后每 6 个月随访 1 次。随访内容包括心电图、甲状腺功能、肝功能、X 线胸片等。

(5)房室结消融术:房室结消融术+永久性起搏器适用于药物治疗不能控制的快速心室率或有严重药物不良反应的患者。由于长期右心室起搏有可能带来不良影响,国内很少应用。

5. 抗凝治疗 心房颤动患者血栓栓塞发生率高(增加 5～17 倍),心房颤动是脑卒中及致死和致残的重要危险因素。超过 48 小时未自行复律的持续性心房颤动,在需要直流电或药物复律前应口服华法林 3 周、复律后继服华法林 4 周(俗称“前 3 后 4”),避免左房耳内血栓脱落或形成新的血栓。

(1)栓塞的危险评估:2010 年,欧洲心脏病学会提出 CHA_2DS_2-VASC 的评分法,其中 C 指心力衰竭,H 指高血压,A 指年龄,D 指糖尿病,S 指中风,VASC 指血管疾病(包括陈旧性心肌梗死,外周动脉疾病或主动脉斑块),将危险因素分为主要危险因素和非主要危险因素两类。

①主要危险因素。年龄＞75 岁及卒中史,每项记 2 分,只要患者存在一个主要危险因素即作为卒中的高危患者。

②非主要危险因素。心力衰竭(LVEF＜40%)、高血压、糖尿病、血管性疾病、年龄 65～74 岁、女性,每项记 1 分(年龄只记 1 次)。合计 7 项,9 分。评分≥2 分,推荐口服华法林抗凝药治疗;

评分为1分，可选择华法林或者阿司匹林抗凝；评分0分，可选择阿司匹林或不用抗凝治疗。

（2）抗凝治疗方案：主要是使用华法林治疗，不同患者使用华法林达到目标的国际标准化比值需要的剂量差别很大（0.5～50mg）。为安全起见，可以开始给予2.5～3mg，在开始使用华法林后第四日开始测国际标准化比值，逐步调整剂量。目前认为，口服华法林应当将国际标准化比值控制在2.0～2.5。需注意，华法林受饮食和药物相互作用的影响，几乎所有经肝细胞色素P450代谢的酶都与华法林有相互作用，从而影响国际标准化的比值结果。

6. 中医药治疗 心房颤动属于中医学“心悸”的范畴，采用中医辨证分型与西医辨病相结合。心房颤动病位在心，但与肝、脾（胃）、肾关系密切，临床治疗重视个体化辨证、辨脉、辨病，针对心房颤动的特有病机以“补心气、养心血、清心热、安心神”为主。针对患者的不同情况配以健脾，疏肝，补肾。

（1）中成药：参松养心胶囊、稳心颗粒、丹参滴丸等。

（2）辨证分型治疗

①心阳不振证

主症：心悸气短，形寒肢冷，心胸憋闷，面色苍白，精神倦怠，或下肢水肿，小便清长；舌淡胖、苔薄白，脉沉迟或结代。

治则：温补心阳，安神定悸。

方药：桂枝甘草龙骨牡蛎汤和麻黄附子细辛汤加减。麻黄10g，制附子6g，桂枝10g，淫羊藿10g，仙茅10g，甘草10g，煅龙骨15g，煅牡蛎15g，细辛3g，远志10g，酸枣仁15g。

加减：汗出肢冷、喘不得卧者，重用人参10g，黄芪30g，山茱萸10g，或用独参汤煎服；夹有瘀血者，加丹参15g，赤芍15g，桃仁10g，红花10g；水肿者，加茯苓15g，白术10g。

用法：水煎250ml，早晚2次分服。

②气阴(血)两虚证

主症:心悸气短,五心烦热,盗汗口干,眩晕耳鸣,失眠多梦,面色少华;舌淡红、苔薄白,脉促或结代。

治则:益气养阴。

方药:太子参 30g,麦冬 10g,五味子 10g,生地黄 15g,山茱萸 10g,当归 10g,丹参 20g,酸枣仁 15g,远志 10g,白芍10g。

加减:气虚甚者,加黄芪 30g,党参 15g;血虚甚者,加熟地黄 15g;阳虚甚而汗出肢冷,脉结或代者,加附片 6g,肉桂 6g;阴虚甚者,加麦冬 10g,阿胶 10g,玉竹 15g;自汗、盗汗者,加麻黄根 15g,浮小麦 30g;若虚烦咽燥、口干口苦等热象显著者,可加黄连 10g;阴虚火旺见五心烦热、梦遗腰酸者,加知柏地黄丸。

用法:水煎 250ml,早晚 2 次分服。

③痰火扰心证

主症:心悸而烦,心下痞满,烦躁失眠,口苦而黏,痰黄而稠,恶心欲吐;舌红、苔黄腻,脉促或结代。

治则:清热化痰,安神定志。

方药:黄连温胆汤加减。黄连 10g,黄柏 10g,苦参 15g,甘松 10g,半夏 10g,陈皮 10g,茯苓 15g,枳实 10g。

加减:痰热盛者,加栀子 10g,黄芩 10g,全瓜蒌 15g,以加强清热化痰之功效;心神不宁、烦急易怒者,加生龙骨、生牡蛎各 15g,珍珠母 30g,石决明 15g,镇心安神;大便秘结者,加生大黄 10g,泻热通腑;火热伤阴者,加沙参 10g,麦冬 10g,玉竹 10g,天冬 10g,生地黄 15g,滋阴养液。

用法:水煎 250ml,早晚 2 次分服。

④心血瘀阻证

主症:心悸心痛,定处刺痛,面晦唇青,肌肤甲错,爪甲发青;舌质紫暗,有瘀斑或舌下脉络紫胀,脉结代。

治则:活血化瘀。

方药：血府逐瘀汤加减。当归 10g，桃仁 10g，红花 10g，赤芍 15g，丹参 15g，生地黄 15g，甘松 10g，远志 10g。

加减：胸部窒闷不适者，去生地黄之滋腻，加沉香 3g，檀香 6g，降香 10g，利气宽胸。胸痛甚者，加乳香 6g，没药 6g，五灵脂 10g，蒲黄 10g，三七粉 2g，活血化瘀，通络定痛；兼气虚者，加黄芪 30g，党参 15g，黄精 10g，补中益气；兼血虚者，加何首乌 10g，熟地黄 15g，滋养阴血；兼阴虚者，加麦冬 10g，玉竹 10g，女贞子 10g，以滋阴；兼阳虚者，加附子 6g，肉桂 6g，淫羊藿 10g，温补阳气；兼挟痰浊，而见胸满闷痛，苔浊腻者，加瓜蒌 15g，薤白 10g，半夏 10g，理气宽胸化痰。

用法：水煎 250ml，早晚 2 次分服。

7. 射频消融治疗 目前，心房颤动导管消融的有效性和安全性已经得到证实，对于反复发作的阵发性心房颤动患者，若年龄在 75 岁以下，不伴或心脏病较轻，左房前后径＜45mm，应考虑导管消融治疗。

（易 忠 王 曦）

第三节 阵发性室上性心动过速

阵发性室上性心动过速（PSVT）由折返机制引起，可发生在窦房结、房室结、房室间及心房内，分别称为窦房折返性心动过速、房室结折返性心动过速、房室折返性心动过速及心房折返性心动过速。在全部室上性心动过速病例中，房室结折返性心动过速和房室折返性心动过速占 90％以上。

阵发性室上性心动过速常常与发育有关，如多长出一条或多条异常传导通路，引起折返。患者多无器质性心脏病。

【诊断要点】

1. 临床表现 发作特点为突然发生的心悸，自查脉搏细速，持续几分钟到几小时，甚至几日，突然终止。除心悸外，还可出现焦虑不安、眩晕、晕厥、心绞痛，甚至发生心力衰竭或休克。症状的轻重取决于发作时心室率快速的程度及心动过速的持续时间，亦与原有心脏病变的严重程度有关。若发作时心室率过快，使心搏量与脑血流量下降或者心动过速突然终止，窦房结未能及时恢复自律性而导致心搏停顿，均可发生晕厥。听诊心率快而规则。

2. 心电图特点

(1)房室结折返性心动过速心电图表现

①心率 150～250bpm，节律规整。

②QRS 波群形态与时限均正常，但如果心室率过快发生室内差异性传导或窦律时即有束支阻滞时，QRS 波群可宽大畸形。

③可见逆行 P′波，常重叠于 QRS 波群内或位于其终末部，常在 V_1 导联 QRS 终末部出现 r′波或Ⅱ、Ⅲ、aVF 导联出现假 s 波(图 71)。

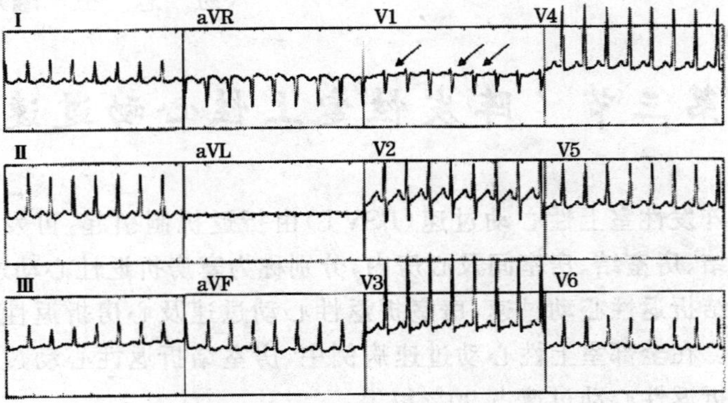

图 71 房室结折返性心动过速

逆行 P′波重叠于 QRS 波终末部，在 V_1 导联出现 r′波(箭头所指)

④发作突然，常由一个房性期前收缩诱发，下传的 PR 间期显著延长，随之引起心动过速发作。

(2)房室折返性心动过速心电图表现

①心率 150～250bpm，节律规整。

②QRS 波群形态与时限均正常，但如果心室率过快发生室内差异性传导或窦律时即有束支阻滞时，QRS 波群可宽大畸形。

③可见逆行 P′波，但 RP′间期较长，一般＞70ms，可达 110～115ms，P′波位于 ST 段或 T 波的起始部分，有时 V_1 导联可见高尖 T 波(图 72)。

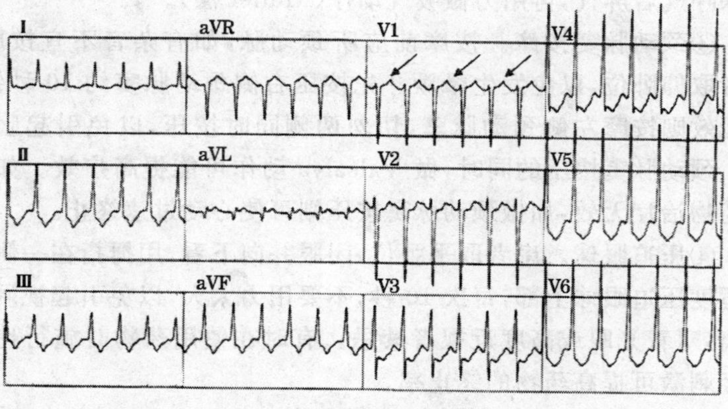

图 72　房室折返性心动过速

逆行 P′波位于 T 波顶点，形成高尖 T 波(箭头所指)

3. 鉴别诊断

(1)阵发性心房颤动：突然发生，但患者感觉心律不规则，行心电图检查即可明确诊断。

(2)室性心动过速：发作可以是突发突止，心电图检查可明确诊断。

(3)心房扑动：发作可以是突发突止，但一般持续时间较长，心电图检查一般可明确诊断。有时心房扑动 2∶1 传导,心室率 150bpm 左右则难以和室上性心动过速鉴别。

【治　疗】

1. 急性发作　急性发作时的治疗应根据患者原有的心脏病,既往发作情况及患者对心动过速的耐受程度做出适当的处理。

(1)迷走神经刺激法:如患者血压和心功能良好,可首先尝试刺激迷走神经的方法。

①压舌板。用压舌板刺激悬雍垂诱发恶心、呕吐。

②屏气。深吸气后屏气。再用力做呼气动作(Valsalva 法);或深呼气后屏气,再用力做吸气动作(Muller 法)。

③颈动脉窦按摩。按摩前应听颈动脉,如有杂音不宜按摩。患者取仰卧位,以免发生晕厥。先按压右侧颈动脉窦约 10 秒钟,如无效则按摩左侧颈动脉窦,切勿两侧同时按压,以免引起脑缺血。颈动脉窦按压的同时,做 Valsalva 动作可能提高疗效。如单用药物治疗无效,加做颈动脉窦按压则可使心动过速终止。

④压迫眼球。患者取平卧位,闭眼并向下看,用拇指在一侧眶下适度压迫眼球上部,每次 10 秒,不要用力太大,以免引起视网膜剥离,对青光眼或高度近视者禁忌。有时在使用药物时施行迷走神经刺激可提高药物的终止率。

(2)药物

①腺苷和三磷腺苷。首选药物。任选一种,尤其适用于室上性心动过速合并低血压、心力衰竭等患者。

● 腺苷 6～12mg,弹丸式快速静脉注射(用生理盐水冲管,保证进入静脉)起效迅速。不良反应为胸部压迫感,呼吸困难,面部潮红,窦性心动过缓,但很快就会消失。

● 三磷腺苷(ATP)起始剂量为 0.1mg/kg(或首次 10mg)弹丸式快速静脉推注,后用生理盐水冲管;无效增加剂量,最大不超过0.3mg/kg。

以上能终止绝大多数的室上性心动过速。ATP不良反应和腺苷相似。静脉注射腺苷或ATP时,要做好心肺复苏的准备,有引起心脏停搏导致患者死亡的报道。

②钙拮抗药。维拉帕米首次5mg,缓慢静脉注射(5～10分钟);如无效,隔10分钟再静脉注射5mg。地尔硫䓬每次10mg静脉注射,如无效隔10分钟再注10mg。终止率较高,但由于其作用持久,且有负性肌力作用,对心功能不全或窦房结功能不良的患者应慎用。

③洋地黄类药。毛花苷丙0.4mg,静脉注射可终止发作;无效以后,2～4小时0.2～0.4mg,24小时总量在1.6 mg以内。起效较慢,但对心功能不全患者仍作首选。

④β受体阻滞药。美托洛尔首次5mg,用葡萄糖注射液稀释后缓慢静脉注射;如未终止,可相隔10分钟重复注射5mg。艾司洛尔首次1分钟内静脉注射0.5mg/kg,随后自每分钟0.05mg/kg开始静脉滴注维持量,4分钟后若疗效理想则继续维持;若疗效不佳,可重复给予负荷量,并将维持量以每分钟0.05mg/kg的幅度递增。普萘洛尔成年人每次1～3mg,缓慢静脉注射,必要时5分钟后可重复,总量5mg;儿童0.01～0.1mg/kg,缓慢静脉注射,总量不宜超过1mg。

这类药物有时可引起低血压、心动过缓、头晕不适反应。哮喘病、糖尿病、甲状腺功能亢进患者及肝、肾功能损害者慎用。二度或三度房室传导阻滞、心源性休克、心功能不全、病态窦房结综合征及孕妇禁用。

⑤Ic、Ia与Ⅲ类抗心律失常药。普罗帕酮、普鲁卡因胺、胺碘酮、索他洛尔等均能终止心动过速,但其疗效、起效时间、安全性等方面均不及腺苷和钙拮抗药,临床上不作为首选。

⑥其他药物。合并低血压者,可应用升压药物(如去氧肾上腺素、间羟胺),通过反射性兴奋迷走神经终止心动过速。

(3)同步直流电复律:上述方法治疗无效或患者出现严重心绞痛、低血压、充血性心力衰竭时,可考虑同步直流电复律。但应用过洋地黄者及有低血钾者不宜用电复律治疗。

(4)食管调搏:适合于不宜电复律的患者,可尝试食管心房超速抑制,也能有效终止心动过速。

2. 预防复发

(1)是否需长期口服药物预防发作,取决于心动过速发作的频繁程度和发作时的严重程度。一般来说,β受体阻滞药和钙拮抗药优先选择,尤其是同时合并高血压的患者。Ic、Ia与Ⅲ类抗心律失常药物虽能有效预防心动过速发作,但因其潜在的心脏毒性或其他器官毒性,一般并不作为首选,在β受体阻滞药和钙拮抗药无效时可选用。

(2)室上性心动过速频繁发作,症状明显,药物治疗无效或不愿长期服用药物的患者,可首选射频消融术。其具有创伤小、安全、迅速、有效且能治愈心动过速的优点(成功率可达95%以上),但需丰富的经验和良好的设备,目前省级以上医院大都能完成该项手术。

(王云龙)

第四节　室性心动过速

室性心动过速是指发生于希氏束分叉以下、心电图上出现连续3个或更多个室性期前收缩、频率在100～250bpm的异位心律。心室内的异位起搏点改变了心脏正常的激动顺序,激动不再沿室内正常传导通路传导,两个心室非同步激动,所以QRS波群形态异常及时限延长。室性心动过速可自行终止,也可发展为心室扑动、心室颤动，甚至猝死。

室性心动过速常见于各种器质性心脏病，其中以冠心病、急性心肌梗死发生率最高，其次见于心肌病、二尖瓣脱垂、心脏瓣膜病、心力衰竭、高血压心脏病。其他病因，包括电解质紊乱、药物中毒、长 QT 综合征、Brugada 综合征、儿茶酚胺敏感性室性心动过速、短 QT 综合征等。少数患者无器质性心脏病，称为特发性室性心动过速。详尽的病史常能提供诊断室速的线索，如有无晕厥史，是否合并器质性心脏病，以往用药史及猝死的家族史。

【诊断要点】

1. 临床表现

(1)症状：室性心动过速的临床症状多变，轻重取决于心室率的快慢、发作持续时间的长短及原有器质性心脏病的严重程度。非持续性室性心动过速（发作时间短于 30s，能自行终止）通常无明显症状，或仅有心悸等轻微症状。持续性室性心动过速（发作时间超过 30s，需药物或电复律方能终止）可出现心悸、呼吸困难、胸痛、心力衰竭、晕厥等症状，严重者可发生猝死和心搏骤停。

(2)体征：除原有疾病体征外，心脏听诊可闻及心律不齐整，由于房室分离可出现第一、二心音分裂，强弱不一，偶可闻及大炮音及可见颈静脉搏动。

2. 辅助检查

(1)标准 12 导联心电图：是诊断室性心律失常最简单、最实用、最可靠的方法，疑诊室性心动过速的所有患者均应进行此项检查。发作时典型的室性心动过速心电图特征如下。

①3 个或 3 个以上的室性期前收缩连续出现。

②QRS 波宽大畸形，时限常≥0.12s，ST-T 波方向与 QRS 波群主波方向相反。

③如有室性期前收缩，其后通常有完全的代偿间期。

④心室率 100～250bpm，节律规则或略不规则。

⑤ 房室分离，P 波节律慢于 QRS 波节律(图 73)。

⑥ 偶有心室夺获和/或室性融合波。

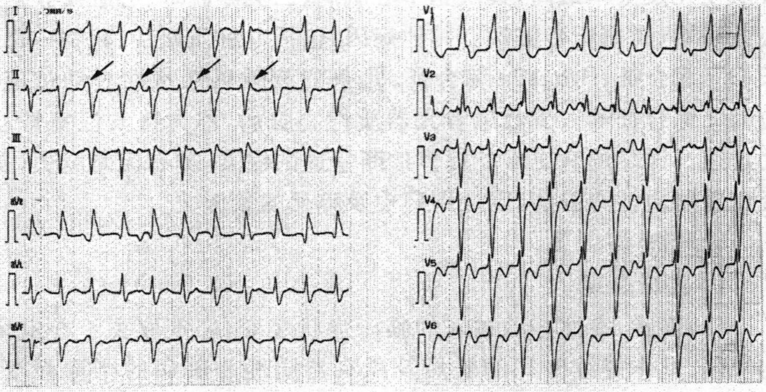

图 73　室性心动过速心电图

女性患者，16 岁，反复发作心慌 1 年余。Ⅱ导联、V_1 导联可见 P 波，其间期明显长于 QRS 波群间期，提示房室分离

对于未发作时的心电图，除观察有无长 QT 综合征、短 QT 综合征、Brugada 综合征、J 波综合征、致心律失常性右室心肌病等的特征性心电图改变外，还应当注意是否存在电解质异常、器质性心脏病、心脏除极异常(如 QRS 波时限增宽)等情况。

(2) 超声心动图：用于评价室性心动过速患者有无心脏结构、功能异常，负荷超声心电图可检查冠心病心肌缺血。

(3)核素心肌灌注显像检查：主要诊断冠心病心肌缺血，评价心功能。

(4)冠状动脉造影及左心室造影术：可用于诊断和介入治疗冠心病，评价心功能。

(5)其他检查：如磁共振或者计算机断层显像技术，虽然亦能够测定心室功能，而且还能提供是否存在室壁结构异常或者冠状动脉解剖的信息,但因价格昂贵等因素,主要用于超声心动图不能提供相关证据时。

3. 鉴别诊断 典型的室性心动过速通过心电图表现诊断并不困难,不典型者常需与宽 QRS 波形室上性心动过速相鉴别,包括室上性心动过速伴束支阻滞、室内差异性传导,沿房室旁道下传的室上性心动过速或非特异性 QRS 波群增宽(如电解质紊乱、药物中毒)等。

(1)临床资料鉴别

①室性心动过速多合并器质性心脏病,室上性心动过速多见于无器质性疾病患者。

②首次发作心动过速者要考虑室性心动过速,反复发作者室上性心动过速常见。

③平时心电图有无预激、束支阻滞或室性期前收缩,特别是室性期前收缩 QRS 波与宽 QRS 波心动过速相同者,室性心动过速的可能性大。

④心室率<170bpm 时,出现血流动力学障碍者,多为室性心动过速。

⑤刺激迷走神经手法能终止者,多为室上性心动过速。

(2)心电图鉴别

①房室分离,心室率>心房率者判断为室性心动过速。

②出现室上性夺获或室性融合波提示室性心动过速。

③宽 QRS 波群电轴在无人区(即 QRS 波额面平均电轴位于 $-90°\sim-180°$ 区域,此时心室除极的方向与正常心室除极方向完全相反,占室性心动过速的 10%),或 aVR 导联的 QRS 波群呈 R 波,提示室性心动过速。

④如果 $V_{1\sim6}$ 导联的心电图 QRS 波一致向上或向下,即具有正向或负向同向性,高度提示为室性心动过速。

⑤宽 QRS 波心动过速呈"右束支阻滞"图形者,V_1 导联的

QRS 波呈单向的 R 波或呈双向的 qR、QR、RS 者，高度提示室性心动过速。V_1 呈 rSR′或 M 型三相波者，室上性心动过速的可能性大。另外，V_1 的三相波若伴有电轴左偏和 V_6 的 R/S＜1，提示为室性心动过速。

⑥宽 QRS 波心动过速呈"左束支阻滞"图形者，V_1 导联的 r 波时限＞30ms，S 波降支有顿挫或 QRS 波起始至 S 波的最低点＞60ms，提示室性心动过速。另外，V_6 导联的 QRS 波呈 QR 或 QS 者，室性心动过速的可能性大。

⑦既有宽 QRS 波心动过速，又有窄 QRS 波心动过速，提示为室上性心动过速。

【治 疗】

1. 室性心动过速的处理原则

(1)发作时，首先终止室性心动过速。

①任何室性心动过速，只要发作时出现严重血流动力学障碍，即应及时给予直流电复律治疗。

②对于血流动力学稳定的室性心动过速可根据临床情况进行具体选择。

● 如果考虑是与急性心肌缺血相关的室性心动过速，可静脉给予β受体阻滞药或者利多卡因，并尽早行冠状动脉造影检查及冠状动脉血运重建治疗。

● 病因不明的室性心动过速，可静脉给予胺碘酮、普鲁卡因胺、索他洛尔等抗心律失常药物。

● 有些诊断明确的室性心动过速有其特异性的治疗，如特发性室性心动过速选用维拉帕米，洋地黄中毒者的室性心动过速选用苯妥英钠，心功能正常的缺血性室性心动过速患者选用β受体阻滞药等。

● 对于多形性室性心动过速发作的"风暴"现象(24 小时发作≥2 次)，首选静脉应用β受体阻滞药，次选静脉胺碘酮和β受体阻滞药联用;如仍无效,则需要考虑联用起搏或导管消融等非药物治疗手段。

③宽 QRS 波心动过速诊断不清者,应按室性心动过速进行处理。

(2)非发作时室性心动过速,着重去除病因和诱因。积极治疗与室性心动过速发生与维持有关的、可逆性病因;积极纠正电解质紊乱及酸碱失衡,改善心功能不全,及时停用致心律失常的药物或毒物。

2. 心脏电复律 对室性心动过速伴严重血流动力学障碍(如休克、心绞痛、肺水肿等)者首选电复律;对血流动力学稳定但药物治疗无效的持续性室性心动过速亦选择电复律治疗。一般采用100～200J 双相波或 200～360J 单相波同步直流电复律。

3. 心脏程序刺激 经食管心室调搏或置入临时起搏电极导管,通过超速抑制终止室性心动过速,对过缓型心律失常行起搏治疗,但一般仅用于心脏电生理检查的过程中,应做好除颤的准备工作。

4. 抗心律失常药物

(1)β 受体阻滞药:对于交感神经兴奋引起的室性心动过速,或者交感敏感型室性心动过速具有较好的效果。对于交感"风暴"引起的反复室性心动过速发作(24 小时内发作≥2 次),单纯用其他抗心律失常药物效果不好时,首选静脉应用 β 受体阻滞药(如美托洛尔 2～5mg 静脉缓慢注射,必要时 15 分钟后重复使用)。对于非持续性室性心动过速或短阵室性心动过速,可用 β 受体阻滞药治疗,虽然抗心律失常效果有限,但能够有效地减少猝死的发生,特别是对于有器质性心脏病(如冠心病、慢性心力衰竭、心肌病等)的患者。

(2)胺碘酮:为Ⅲ类、广谱抗心律失常药物。静脉应用适应证:血流动力学稳定的单行性室性心动过速、不伴 QT 间期延长的多形性室性心动过速及未明确诊断的宽QRS波心动过速。负荷剂量:5mg/kg(150～300mg),稀释后于10分钟内缓慢静脉推注,有效后以1mg/分钟维持,6小时后减至0.5mg/分钟维持,24小时用量控制在2 000mg。

(3)索他洛尔:为Ⅲ类、广谱抗心律失常药物,静脉应用时0.5～2.0mg/kg,稀释后缓慢静脉注射(>10分钟),有效后10mg/小时静脉滴注维持。主要不良反应有心动过缓、低血压、支气管痉挛等,偶可引起尖端扭转型室速。

(4)利多卡因:为Ⅰb类抗心律失常药,尤其适用于急性心肌梗死伴室性心动过速时。常用剂量静脉注射每次50～100mg,必要时5～10分钟后重复注射,1小时内总量不宜超过300mg,有效后1～4mg/分钟静脉滴注维持。不良反应主要有嗜睡、头晕,较大剂量时可出现精神症状、低血压、肌肉抽动和呼吸抑制等。

(5)维拉帕米:为Ⅳ类抗心律失常药物,用于特发性室性心动过速的治疗。禁用于显性预激综合征伴室上性快速心律失常患者,以防更多的心房激动经旁道传至心室,诱发心室颤动。静脉用药每次5～10mg,稀释后于5～10分钟缓慢静脉注射;无效时30分钟后静脉注射1次。主要不良反应有头晕、头痛和消化道反应,静脉注射时可引起心动过缓、房室传导阻滞、低血压等。

5. 导管消融 经导管应用射频电流使产生室性心动过速的局部心肌发生凝固性坏死,从而达到根治目的的一种治疗方法。目前指南推荐的适应证有以下几种。

(1) 持续性单形性室性心动过速、药物治疗无效、不能耐受或不愿长期药物治疗者。

(2) 束支折返型室性心动过速。

(3)埋藏式心脏复律除颤器置入者,反复发作室性心动过速多次放电、无法有效程控或药物控制无效、或不愿长期药物治疗的患者。

(4)预激综合征伴心房颤动经旁道下传诱发心室颤动，发生心搏骤停复苏的患者。

(5)非持续性室性心动过速、有显著症状、药物治疗效果差、不能耐受或不愿长期药物治疗者，或预激综合征旁道有效不应期＜240ms的患者。

射频消融对不同类型的室性心动过速有不同的疗效，对特发性室性心动过速、束支折返型室性心动过速往往可根治，预后良好。而心肌梗死后的室性心动过速因其机制复杂，射频消融的成功率不高。因此，目前的导管消融治疗疗效并不肯定，有待新技术的发展和临床的证实。

6. 埋藏式心脏复律除颤器(ICD)　有抗室性心动过速、心室颤动和按需起搏两大功能，能有效地防治严重室性心动过速或心室颤动引起的猝死。研究证实，对于心肌梗死后和非缺血性心肌病伴有左室功能不全的高危患者，ICD治疗可以使死亡率降低23%～55%。拟置入ICD者必须是已接受最佳长期药物治疗、并预计其在良好的功能状态下存活超过1年的患者。

附：ICD置入的适应证

Ⅰ类

①非可逆性原因引起的心室颤动或血流动力学不稳定的持续性室性心动过速所致的心搏骤停(证据级别：A)。

②伴有器质性心脏病的自发性持续性室性心动过速，无论血流动力学是否稳定(证据级别：B)。

③不明原因的晕厥，在心脏电生理检查时诱发出血流动力学不稳定的持续性室性心动过速或心室颤动(证据水平：B)。

④心肌梗死40日后，伴有射血分数＜35%和心功能Ⅱ或Ⅲ级(NYHA分级，证据水平：B)。

⑤非缺血性扩张型心肌病，伴有射血分数＜35%和心功能Ⅱ或Ⅲ级(NYHA分级，证据水平：B)。

⑥心肌梗死发生40日后，伴有射血分数<30%和心功能Ⅰ级(NYHA分级，证据水平：A)。

⑦心肌梗死相关的非持续性室性心动过速，伴有射血分数<40%，且电生理检查可诱发出心室颤动或持续性室性心动过速(证据级别：B)。

Ⅱa类

①不明原因性晕厥，伴显著左室功能异常的非缺血性扩张型心肌病(证据级别：C)。

②左室功能正常或接近正常的持续性室性心动过速(证据级别：C)。

③肥厚型心肌病(HCM)患者有一项及一项以上主要心脏性猝死危险因素(证据级别：C)。

④致心律失常性右室心肌病(ARVD/C)患者有一项以上主要心脏性猝死危险因素(证据级别：C)。

⑤长QT综合征(LQTS)患者，在应用β受体阻滞药情况下，仍出现晕厥和(或)室性心动过速(证据级别：B)。

⑥院外等待心脏移植者(证据级别：C)。

⑦有晕厥史的Brugada综合征患者(证据级别：C)。

⑧有明确室性心动过速发作记录，但未引起心搏骤停的Brugada综合征患者(证据级别：C)。

⑨儿茶酚胺敏感性多形性室性心动过速综合征(CPVT)，应用β受体阻滞药后，仍出现晕厥和(或)室性心动过速(证据级别：C)。

⑩心脏结节病、巨细胞性心肌炎、南美洲锥虫病(证据水平：C)。

Ⅱb类

①非缺血性扩张型心肌病，伴有射血分数≤35%，心功能Ⅰ级(NYHA分级，证据级别：C)。

②有心脏性猝死危险因素的长QT综合征患者(证据级别：B)。

③晕厥伴严重器质性心脏病，有创和无创性检查均不能明确

原因（证据级别：C）。

④有猝死史的家族遗传性心肌病（证据级别：C）。

⑤左室心肌致密化不全（证据级别：C）。

Ⅲ类

①符合埋藏式心脏复律除颤器置入指征（Ⅰ、Ⅱa、Ⅱb），但预期寿命短于1年（证据级别：C）。

②无休止性室性心动过速或心室颤动（证据级别：C）。

③患有精神性疾病，置入埋藏式心脏复律除颤器可能会加重精神症状，或不能定期随诊（证据级别：C）。

④药物难治性心功能Ⅶ级心力衰竭患者，不准备接受心脏移植或置入三腔起搏器治疗（证据级别：C）。

⑤不明原因性晕厥，既无器质性心脏病，也未诱发室性快速性心律失常（证据级别：C）。

⑥经外科手术或导管消融能够根治的心室颤动或室性心动过速，如预激综合征伴房性心律失常、右室或左室流出道室性心动过速、特发性室性心动过速，或无器质性心脏病的分支性室性心动过速（证据级别：C）。

⑦无器质性心脏病，引起室性心动过速的病因完全可逆（如电解质失衡，药物或外伤，证据级别：B）。

（楚英杰）

第五节　缓慢型心律失常

缓慢型心律失常主要包括病态窦房结综合征和心脏阻滞，其共同特点是心室率减慢，使每分输出量减少，严重时可引起阿-斯综合征发作和猝死。

一、病态窦房结综合征

病态窦房结综合征简称病窦，是指由于窦房结及其邻近组织病变导致起搏功能和（或）传导功能障碍，而出现窦性心动过缓、窦性停搏和窦房阻滞等缓慢型心律失常，进而导致心、脑、肾等器官供血不足引起一系列临床表现的综合征。冠心病、窦房结退行性变及纤维化是其常见病因，心肌病、心肌炎、心包炎、风湿活动、外伤或手术等累及窦房结也可导致本病。主要是窦房结出现出血、水肿、坏死、纤维化、退行性变等病理变化，从而影响窦房结的电活动。

【诊断要点】

1. 症状 一般起病隐匿，进展缓慢，少数突然发病，主要表现为脑、心、肾等器官急性或慢性供血不足，心电图表现可早于临床症状。

(1)神经系统表现：最常见。轻者可有头晕、乏力，进而出现失眠、记忆力减退、性格改变、四肢麻木、反应迟钝等。重者可出现黑矇、眩晕、一过性失语、晕厥，甚至抽搐（阿-斯综合征）。

(2)循环系统表现：早期仅心率（脉搏）缓慢、快慢不规则，患者可有心悸、胸闷、气短等症状。重者可使原有基础心脏病加重，出现心绞痛、心力衰竭加重、心搏骤停，甚至猝死。周期性突然发作的肺水肿是病窦综合征的一个特点。在急性心肌梗死合并病窦综合征时，可出现充血性心力衰竭，甚至休克。

2. 体征

(1)窦性心动过缓时，听诊心率为 40～60bpm，心律规则或轻度不齐，可有心尖区第一心音减弱（是由于心率缓慢、心室舒张期延长充盈增加、房室瓣相对位置较高）。

(2)二度窦房阻滞时，可发现有心音的脱失。这种心音脱失常有一定规律；注射阿托品或运动可使心率成倍地增加，三度窦房阻滞时常有异位心律产生。

(3)窦房停搏时，心率缓慢或正常，但心律不规则。心跳暂停时间长短不等，短者相当于脱漏一跳，长者可达几秒钟，甚至十几秒钟或更长，然后恢复正常心跳的节律。心跳暂停时颈静脉搏动亦消失(此点有别于房室阻滞)。

(4)亦可能发现逸搏激动或异位心律。脉搏的节律表现与心脏听诊类似。其他体征同原发病。

(5)肾脏表现相对少见。初期为多尿、夜尿多，随着病情进展可出现少尿、蛋白尿、氮质血症等。

3. 辅助检查

(1)心电图

①严重而持久的窦性心动过缓，心率常低于 50bpm。

②窦性停搏持续时间≥2s(图 74)。

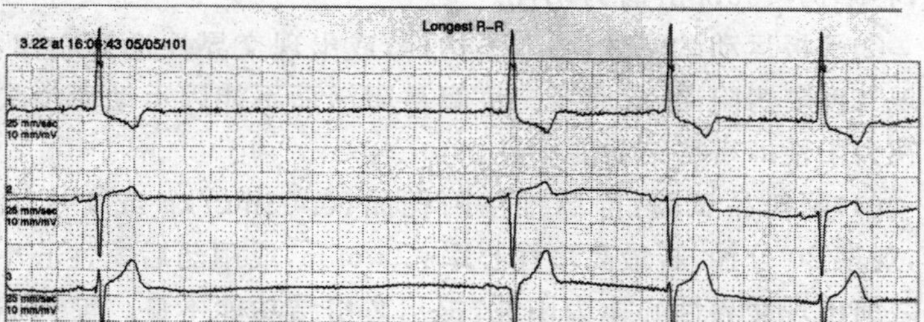

图 74　动态心电图记录窦性停搏 3.22s

③窦房阻滞。

④慢快综合征，即在窦性心动过缓、窦性停搏、窦房阻滞的基础上，反复发生阵发性房性心动过速、交界性心动过速、心房扑动或心房颤动。

⑤可有交界性逸搏或室性逸搏。

(2)动态心电图：如能记录常规心电图的典型表现即可确诊。此外，有以下表现也应考虑诊断。

①24 小时总心搏数＜80 000 次。

②24 小时平均窦性心率＜55bpm。

③最高窦性心率＜90bpm。

④频发的窦性停搏或窦房阻滞。

⑤阵发性心房扑动或心房颤动终止后有＞2.0s 的窦性停搏，复律后为显著性窦性心动过缓等。

⑥若较长时间的窦性停搏后无交界性逸搏与交界性逸搏心律发生，或交界性逸搏周期＞2.0s，交界性逸搏心律的频率＜35bpm 应考虑窦房结与房室结双结病变。

(3)运动试验

①患者在 30s 内下蹲 15～20 次后或在床上仰卧起坐 10 分钟，心率仍＜90bpm 时为阳性。

②平板运动试验时，心率不达标，或出现交界性逸搏心律，或出现二度窦房阻滞，或原有二度窦房阻滞而不能因运动而消失者应视为阳性即窦房结功能不良。

(4)阿托品试验：静脉推注阿托品(0.03mg/kg 或 1～2mg)后，观察 20 分钟，若最高窦性心率＜90bpm，或用药后窦性心率增加之前出现交界性心律为阳性，提示窦房结功能不良。前列腺肥大及青光眼患者禁忌。

(5)异丙肾上腺素试验：静脉滴注异丙肾上腺素 30s 内 1～3μg，观察用药后 30s 内的心电情况，若最高窦性心率＜90bpm，或窦性心率增加＜25%，为阳性。冠心病、甲状腺功能亢进、高血压、严重室性心律失常患者禁忌。

(6)固有心率的测定：在连续心电监测下，静脉注射普萘洛尔 0.2mg/kg(速度为每分钟 1～2mg)，10 分钟后再给予阿托品

0.04mg/kg(速度为每分钟 1mg/kg),计算给药后 30 分钟中内最高而持续稳定的心率即为固有心率,若≤80bpm 可诊断病窦综合征。

(7)食管调搏:若窦房结恢复时间>2s,校正的窦房结恢复时间>800ms,窦房结传导时间>150ms,支持病窦综合征的诊断,但阴性不能排除病窦综合征的诊断。

4. 鉴别诊断

(1)可逆性窦房结功能障碍:有时药物(洋地黄、β受体阻滞药、普鲁卡因胺、奎尼丁等)、神经(迷走神经兴奋)、颈动脉窦过敏、颅内压增高、缺氧状态及某些代谢内分泌紊乱(如黄疸、高钾血症、甲状腺功能减退)等也会抑制窦房结功能,当这些原因一旦消除,心律便可恢复正常。

(2)晕厥:应与脑血管意外、一过性脑缺血发作、神经介导性晕厥、低血糖等鉴别。

【治　疗】 目前认为最有效的治疗是人工心脏起搏,在安装心脏起搏器之前,可辅以药物治疗。中西医结合治疗要分轻重缓急,最好采用以西医治疗为主,中医治疗为辅的方法。

1. 一般治疗 停用非必需的可能减慢心率的药物。出现显著的心、脑供血不足等症状且无法立即起搏治疗时,应卧床、吸氧及持续心电监测。

2. 西医治疗

(1)药物治疗

①对因治疗。纠正电解质紊乱;冠心病者应予扩张冠状动脉、改善心肌血供、减轻心肌缺血的药物(必要时行介入或手术治疗);急性心肌炎、风湿热引起者,可给予激素及心肌营养药物或抗风湿治疗等。

②提高心率的药物治疗。用于提高心率的药物不良反应明显且缺乏长期治疗作用,仅能作为暂时性的应急处理,为进一步起搏

治疗争取时间。常用的药物如下。

● 阿托品0.3～0.6mg，每日1～3次，口服。极量每次1mg，每日3次，口服。紧急情况下，成人静脉注射0.5～1mg，根据需要可1～2小时1次，最大用量为2mg。小儿按0.01～0.03mg/kg，静脉注射。用于阿-斯综合征时，1～2mg静脉注射，以后每30分钟静脉注射1mg，显效后每2～4小时可静脉注射1mg，直至发作停止。

● 异丙肾上腺素5～10mg，3～4小时1次，舌下含服。紧急情况（如晕厥、阿-斯综合征发作）时，0.1～0.2mg，静脉注射；或以0.5～2mg，加入250～500ml液体中，以每分钟1～2μg速度静脉滴注，使心率提高到60bpm。剂量过大，可引起快速型室性心律失常。

● 氨茶碱100mg，每日3次，口服。

● 麻黄碱25mg，每日3次，口服。

● 山莨菪碱10mg，每日3次，口服。

● 沙丁胺醇2～4mg，每日3次，口服。

（2）心脏起搏治疗：下列患者适合起搏治疗。

①有症状的病窦综合征。

②虽无症状，但心率非常缓慢（30～35bpm）。

③窦性停搏时间过长（＞3s）。

④必须使用的药物治疗引起症状性心动过缓，无替代治疗者。

⑤快慢综合征患者，在心室率缓慢的基础上，屡发快速心律失常，药物治疗困难或快速心律失常终止时，心脏停搏时间过长或危及生命者。

⑥因可逆性原因或引起病窦综合征的诱因近期内可能治愈，而患者又有严重症状的心动过缓，甚至阿-斯综合征发作者，如急性心肌梗死、急性心肌炎或药物中毒等；或者病情危重需要立即处理者，可安装临时起搏器。

(3)合并快速心律失常的处理：慢快综合征者，常可间歇发作阵发性室上性心动过速、心房颤动和心房扑动。此时应在严密监护下小剂量应用抗心律失常药物，给药方式以静脉滴注较为安全，一旦心室率减慢到正常范围，应立即停止给药。不宜用奎尼丁、普鲁卡因胺、维拉帕米等抑制心肌传导性的药物。如果并发房性快速心律失常时，一般仍可慎重选用毛花苷丙、地高辛或胺碘酮。若为阵发性室上性心动过速和心房扑动，应首选经食管心房调搏终止，禁用同步直流电复律。严重、反复发作的病例，应先行置入人工心脏起搏器后给予抗心律失常药物。

(4)急救：出现阿-斯综合征或猝死，应立即按心肺复苏处理。

3. 中医药治疗　病态窦房结综合征属于中医学的“心悸”、“胸痹”、“眩晕”、“厥证”等，用中医治疗对于缓解病情有一定疗效。可分为2型。

(1)心阳不振：详见“心房颤动”的中医药治疗。

(2)气阴两虚：详见“心房颤动”的中医药治疗。

二、心脏阻滞

激动在心肌的传导过程中，出现传导延缓或传导中断称为阻滞。按阻滞持续时间的不同，可分为一过性、间歇性或永久性阻滞。永久性阻滞多发生于器质性心脏病，而迷走神经张力增高或某些药物引起的常为一过性或间歇性阻滞。按阻滞程度的不同可分为三度：激动在向下传导的过程中均能通过阻滞部位，仅有传导时间延长为一度阻滞；如激动不能全部通过阻滞部位，部分激动的传导中断为二度阻滞；如全部激动均不能通过阻滞部位，为三度阻滞，又称完全性阻滞。阻滞可以发生在心脏有传导功能的任何部位。按其阻滞的部位不同，可分窦房阻滞、房内阻滞、房室阻滞和室内阻滞。

(一) 窦房阻滞

窦房阻滞是指窦房结发出的激动在下传到心房的过程中不能通过与心房肌连接的区域而发生的阻滞。由于窦房结的激动受阻,不能传到心房,致使心房和心室都不能激动,在心电图上可见到一个长间歇的漏搏,其间可有房室交界性逸搏,属于病窦综合征的一种。

(二) 房室阻滞

房室阻滞是指由于房室交界区或房室束支传导系统某个部位(有时两个以上部位)发生传导障碍,激动自心房向心室传导的过程中出现延缓或中断。局灶性或弥漫性急性心肌炎性变(如病毒性心肌炎、细菌性心肌炎及急性风湿性心肌炎),急性心肌缺血或坏死性病变(如急性下壁或前壁心肌梗死),传导系统或心肌退行性变或纤维化,手术损伤或先天性心脏传导系统缺损均可引起。迷走神经功能亢进、药物因素(如洋地黄中毒、部分抗心律失常药物作用),电解质紊乱(如高血钾),缺氧及甲状腺功能异常等可能导致功能性阻滞。

【诊断要点】

1. 临床表现

(1)症状:一度房室阻滞很少有临床症状,预后良好。二度房室阻滞患者可有心脏停顿、心悸感,心室率缓慢时有头晕、疲倦、乏力、活动后气促症状,严重时可出现黑矇、晕厥。三度房室阻滞时,心室率≤40bpm,除上述表现外还可出现心力衰竭,若出现较长时间的心室停搏则可能晕厥、抽搐(阿-斯综合征),甚至猝死。此外,房室阻滞还可使原有的心脏病症状加重。

(2)体征

①一度房室阻滞时,听诊心率正常,心律规则,心尖部第一心

音减弱，特别是原来第一心音响亮、清晰突然变得低钝而不清楚时，常提示有一度房室阻滞的可能性。第二心音一般无变化。压迫颈动脉窦时，可以使房室阻滞加重，若由一度变为二度房室阻滞时则可发现心音脱漏。

②二度Ⅰ型房室阻滞时，听诊心率缓慢（也可正常），节律不规则，可有心跳脱漏（如规律地出现为恒定的 3∶2 或 4∶3 传导时，则在 2 次或 3 次心跳后脱漏一跳；若房室下传比例不规则时，则心跳脱漏也不规则地出现）。

③二度Ⅱ型房室阻滞时，听诊心率缓慢，节律不规则。几次心跳中即有一次脱漏，脉搏也同时脱漏。这种脱漏可以是规则的、比例恒定（如 5∶4 房室传导时，每 4 次心跳后有 1 次心跳脱漏），但常见的是不规则、比例不固定。脱漏一次的间隔等于正常的两个心动周期。每组的基本心律规则，第一心音强弱一致。心房脱漏的较长间歇中，可以听到微弱低钝的心房音。若能见到颈静脉搏动，可发现颈静脉搏动规则地多于心音。

④三度房室阻滞时，听诊心率缓慢且节律规整，第一心音强弱不等。在心室收缩间期，可听到低钝的附加心音（心房收缩音或称第四心音）。当心房与心室几乎同时收缩时，第一心音明显增强，被称为“大炮音”。颈静脉搏动多于心室率，两者之间无一定的比例关系。当心房与心室同时收缩产生“大炮音”时，颈静脉搏动也特别明显。

⑤其他体征同原发病。

2. 辅助检查

（1）心电图：房室阻滞的诊断主要依据心电图。

①一度房室阻滞。在规则的窦性心律时，每个 P 波均能下传到心室，但 PR 间期＞0.21s（图 75）。

②二度Ⅰ型房室阻滞（文氏型）。表现为 PR 间期逐渐延长，直至一个 P 波下传受阻、心室脱漏。上述表现周而复始。

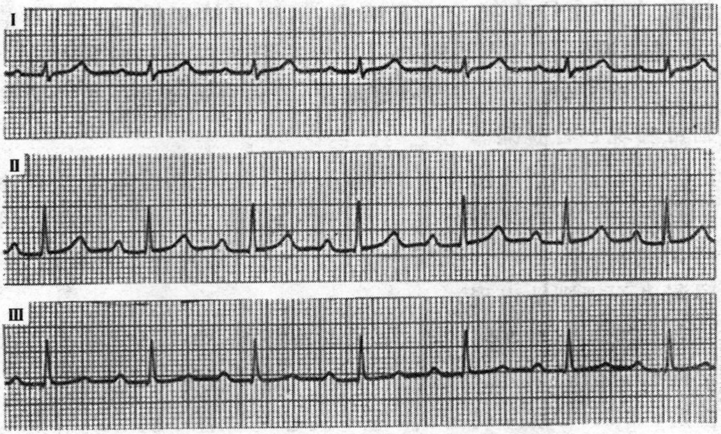

图 75　一度房室阻滞

患者××，女，28 岁，发热 1 周后记录心电图，PR 间期 0.24s

③二度Ⅱ型房室阻滞（莫氏Ⅱ型）。传导中断前没有传导时间的变化，即 PR 间期固定（正常或延长），其间有 P 波下传受阻，心室脱漏。房室传导比率在 3∶1 以上时则称为高度房室阻滞（图 76）。

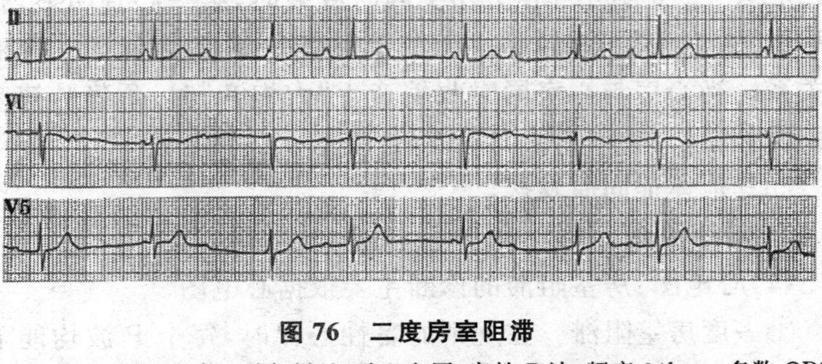

图 76　二度房室阻滞

与图 75 同一患者，不同时间记录心电图，窦性 P 波，频率 94bpm，多数 QRS 波群频率 50bpm，少数 RR 间期缩短至 850ms(71bpm)，提示室上性夺获，为二度中的高度房室阻滞

④三度房室阻滞。即全部心房冲动传导受阻，不能传到心室，P 波与 QRS 波无关，窦性心律或房性心动过速时 PP 间期规则，RR 间期基本规则，但心房率＞心室率，如阻滞在房室结，其 QRS 波正常，若阻滞在希氏束远端，则 QRS 波增宽（图 77）。心房扑动或心房颤动时，RR 间期规则，房波与 QRS 波无关。

（2）动态心电图：有些患者表现为间歇性房室阻滞，常规心电图难以记录到，可通过动态心电图记录、确诊。

（3）希氏束电图：通过心内电极记录希氏束局部电位，可判断阻滞程度及具体部位，一般仅用于心内电生理检查时。

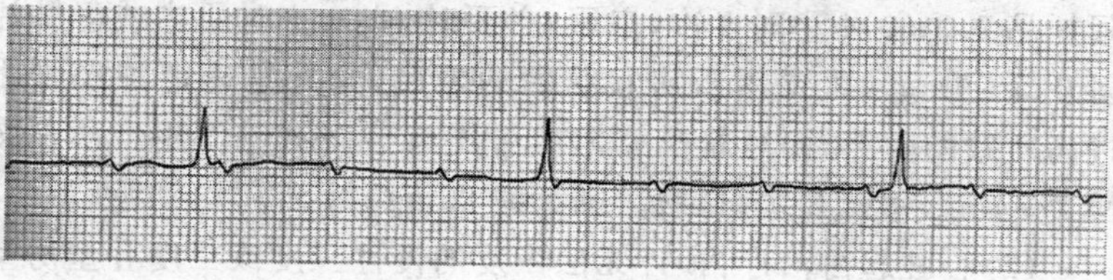

图 77　三度房室阻滞

P 波频率 120bpm，QRS 波群频率 38bpm，两者之间没有关系

【治　疗】

1. 治疗原则　房室阻滞的治疗原则上取决于发生的原因（病因是否能消除）、病程（急性还是慢性）、阻滞的程度及伴随的症状。无症状的一度及二度Ⅰ型房室阻滞一般不需处理。但若下传的 QRS 波宽大，不能除外双束支阻滞时，应加强观察，定期随访。

2. 一般治疗　停用抑制房室传导的药物（如洋地黄类和其他抗心律失常药物等）。出现显著的心、脑供血不足等症状，且无法立即起搏治疗时应卧床、吸氧及持续心电监测。

3. 西医治疗

（1）药物治疗

①对因治疗。纠正电解质紊乱（低钾、高钾）。冠心病患者应

予扩张冠状动脉、改善心肌供血和减少心肌氧耗的药物(必要时行介入或手术治疗)。风湿热所致者应行抗风湿治疗。对急性心肌炎、风湿热、急性心肌梗死及手术(包括消融术)损伤等原因引起的房室阻滞,可给予糖皮质激素消除心肌的炎症水肿。一般用地塞米松 5～10mg,静脉滴注,每日 1 次;或口服泼尼松 10mg,每日 3 次,7～10 日后逐渐减量和停用。

②提高心率的药物治疗。用于预防和治疗阿-斯综合征时,可将异丙肾上腺素 0.1～0.3mg,加入 100ml 液体中连续静脉滴注,需在心电监护下进行,控制滴速,使心室率维持在 60～70bpm。阿托品 0.3mg,4 小时 1 次,口服;必要时 4～6 小时肌内或静脉注射 0.5～1mg。主要用于房室结内的阻滞,尤其是迷走神经张力过高所致的阻滞,而对希氏束内或希氏束下阻滞无作用。沙丁胺醇 2～4mg,每日 3 次,口服。麻黄碱 25mg,每日 3 次,口服。

(2)心脏起搏治疗:预计无法恢复的慢性三度或二度Ⅱ型房室阻滞及慢性症状性二度Ⅰ型房室阻滞者,应置入永久心脏起搏器;有症状且 PR 间期较长(>300ms)的一度房室阻滞者,可以考虑置入永久心脏起搏器。如急性心肌炎、急性风湿热、急性心肌梗死及心脏手术引起的急性传导系统损伤,多数情况经治疗后房室传导是可恢复的,出现二度Ⅱ型和三度房室阻滞时,心室率<50bpm 而 QRS 波正常者可应用提高心率药物;心室率<40bpm,且 QRS 波宽大畸形者,应考虑置入临时心脏起搏器,待房室阻滞恢复正常后再撤除临时起搏。若经临时起搏治疗 14 天后仍未恢复者,则需考虑安置永久心脏起搏器。出现阿-斯综合征或猝死时,应立即按心肺复苏处理,同时准备床边临时心脏起搏治疗。

(三)室内阻滞

阻滞发生在希氏束以下传导系统称为室内阻滞。阻滞可发生在一个束支(如右束支或左束支),或一个分支(左前分支或左后分支)，也可同时发生在2～3个分支。常见的病因有心肌炎、心肌病、冠心病、束支纤维非特异性纤维病变(Lenegre病和Lev氏病)、高血压、主动脉瓣病变、手术损伤、先天性心脏病及心室扩大等。

【诊断要点】

1. 临床表现

(1)症状：单纯束支阻滞，只有心电图表现(受阻滞的一侧，心室传导延缓)，血流动力学无明显变化，故无症状或只有基础疾病的临床表现。双分支或三分支阻滞的患者，有的发展为完全性房室阻滞时，可有心悸、头晕、黑矇、晕厥，甚至阿-斯综合征。

(2)体征

①完全性右束支阻滞时，第一心音和第二心音同时分裂，可闻得四个心音，即四音律。第二心音分裂(即吸气时分裂加宽，呼气时分裂变窄)。

②完全性左束支阻滞时，第一心音减弱、第二心音的反常分裂(即呼气时分裂变宽，吸气时分裂变窄)。

③双分支或三分支阻滞导致二度阻滞时可有心跳的脱漏，而导致三度房室阻滞时可出现相应体征。

2. 辅助检查

(1)心电图：室内阻滞的诊断主要依据心电图，可分为右束支阻滞(完全性和不完全性阻滞)；左束支阻滞(完全性和不完全性阻滞)；左前分支阻滞；左后分支阻滞；双分支阻滞：完全性右束支阻滞合并左前或左后分支阻滞，或单纯的完全性左束支阻滞；三分支阻滞：指3个分支的传导同时受损或在不同时间交替出现阻滞，也可指双分支阻滞合并PR间期延长(详见常规心电图部分)。

(2)动态心电图：如能记录到常规心电图的典型表现即可确诊。

【治　疗】

1. 病因治疗　针对冠心病、高血压及心肌炎进行治疗。

2. 定期随访　对于室内传导阻滞无特殊治疗，严格定期随访。当病情发展到一定程度时应用起搏治疗防止出现高度或完全性房室阻滞。心室率过缓可静脉滴注异丙肾上腺素，维持心室率在50～60bpm，是等待心脏起搏器置入的应急治疗，但阿托品效果不好。

3. 心脏起搏治疗　慢性双分支和三分支阻滞患者若出现间歇性三度房室阻滞、二度Ⅱ型房室阻滞或交替性束支阻滞者及电生理检查发现HV间期显著延长(≥100ms)或快速心房刺激诱发希氏束远端阻滞者，需置入永久性心脏起搏器。

（王立群）

第九章　其他心血管疾病

第一节　风　湿　热

风湿热是由A组乙型溶血性链球菌感染后引起的一种常见的反复发作的急性或慢性全身性结缔组织弥漫性增生与渗出性非化脓性炎症，主要累及心脏、关节、中枢神经系统、皮肤和皮下组织。临床表现以心脏炎和关节炎为主，可伴有发热、毒血症及皮肤、皮下结节等。急性发作时以关节和心脏受累为最常见，而以心脏损害为最重要。急性发作后常遗留轻重不等的心脏损害，尤以瓣膜病变最为显著，形成慢性、不断加重的风湿性心脏病或风湿性瓣膜病。急性风湿热可发生在任何年龄，最常见于5～15岁的儿童和青少年。男女患病的几率大致相等。总患病率低于1%，对于链球菌感染未给予治疗者，患病率升高至2%～3%，再发危险性增高。

【诊断要点】

1. 临床表现

(1)一般症状：多数患者发病前1～3周先有咽炎或扁桃体炎等上呼吸道链球菌感染史。风湿热起病多急骤，约50%患者有发热，多数为低至中度发热，热型多不规则，高热仅见于儿童。此外，有多汗、周身疲乏、食欲减退、烦躁、鼻出血、轻度贫血等非特异性症状。

(2)关节炎：常表现为膝、踝、肩、腕、肘、髋等大关节对称性、游走性多关节炎，局部呈红、肿、热、痛的炎症表现，急性炎症消退后，关节功能完全恢复，不遗留关节强直和畸形，但常反复发作。近年来，不典型患者较多，表现为几个关节同时发病，手、足小关节及下颌、胸锁关节、胸骨与肋软骨间的关节或脊柱关节等也可累及，湿冷天气较易发病，局部无明显红、肿、热、痛现象。

(3)心脏炎：急性风湿热几乎均可引起心脏损害，心内膜、心肌、心包等均可被累及，形成全心炎，以心肌炎和心内膜炎为最重要。儿童患者中65％～80％有心脏病变，而且是儿童期充血性心力衰竭的最常见的原因。

①心肌炎。病变轻微的局限性心肌炎，可无明显的临床症状；弥漫性心肌炎可有心包炎和充血性心力衰竭的临床症状，如心前区不适或疼痛，心悸，呼吸困难及水肿等。常见的体征有以下几点。

● 心动过速。心率常在100～140bpm，与体温升高不成比例是心肌炎重要征象之一，而且体温下降，心率未必恢复正常。

● 心脏扩大。心尖搏动弥散、微弱，心脏浊音界增大，若合并心包积液可明显扩大。

● 心音改变。常可闻及第一心音减弱，奔马律，提示心功能不全。

● 心脏杂音。心尖部或主动脉瓣区可闻及收缩期吹风样杂音，向左腋下或左肩胛下传导。有时在心尖部可有轻微的隆隆样舒张期杂音，系左心室扩大引起二尖瓣口相对狭窄所致。急性炎症消退后，上述杂音亦可减轻或消失。

● 心律失常及心电图异常。可有期前收缩，心动过速，不同程度的房室阻滞和阵发性心房颤动等。心电图以PR间期延长最为常见，可有ST-T波改变，QT间期延长和心室内传导阻滞等。

● 心力衰竭。年龄较小的急性风湿热患者容易发生心力衰竭，表现为呼吸困难、面色苍白、肝脾大、水肿等；在成年人中，心力衰竭多在慢性瓣膜病的基础上发生。

值得注意的是，大多数风湿性心肌炎患者无明显的心脏症状。

当出现慢性瓣膜病变时，却无明确的风湿热病史。

②心内膜炎。风湿热常累及左心房、左心室的内膜和瓣膜，二尖瓣膜最常受累，主动脉瓣次之，三尖瓣和肺动脉极少累及。临床上，风湿热急性期出现心尖区轻度收缩期杂音及舒张期隆隆样杂音，提示存在二尖瓣关闭不全或狭窄，多属功能性，在风湿热活动控制后杂音减轻或消失。严重风湿热患者可引起心脏瓣膜结构和功能改变，如二尖瓣狭窄及关闭不全、主动脉瓣关闭不全等，体检可发现相应的体征。

③心包炎。5%～10%风湿热患者发生心包炎，出现于风湿热活动期。临床表现为心前区疼痛，可闻及心包摩擦音，持续数小时或2～3周。出现心包积液时，心包摩擦音消失，查体可见心尖搏动减弱、心界扩大、奇脉。渗出物吸收后浆膜有粘连和增厚，但不影响心功能。罕有发展成为缩窄性心包炎。

(4)皮肤表现

①渗出型。可为荨麻疹、斑丘疹、多形红斑、结节性红斑及环形红斑，以环形红斑较多见，且有诊断意义。常见于四肢内侧和躯干，为淡红色环状红晕，初出现时较小，以后迅速向周围扩大，边缘轻度隆起，环内皮肤颜色正常，有时融合成花环状。红斑时隐时现，不痒不硬，压之退色，持续时间可长可短，最长达数月之久。

②增殖型。即皮下小结，仅在10%的患者中见到。结节如豌豆大小，数目不等，较硬，触之不痛，常位于肘、膝、腕、踝、指(趾)关节伸侧及枕部、前额、棘突等骨质隆起或肌腱附着处，与皮肤无粘连，常数个以上聚集成群，对称性分布，通常2～4周自行消失，亦可持续数月或隐而复现。皮下小结伴有严重的心脏炎，是风湿活动的表现之一。

(5)舞蹈症：脑实质内小血管充血和淋巴细胞、浆细胞等浸润，此病变分布于纹状体、黑质及大脑皮质等处。在纹状体病变显著时，临床上常有舞蹈病的表现。常发生于5～12岁的儿童，女性多于男性。多在链球菌感染后2～6个月发病，系风湿热炎症侵犯中枢神经系统，包括基底节、大脑皮质、小脑的表现，起病缓慢。临床表现有以下几种。

①精神异常。起病时，常有情绪不宁，易激动，理解力和记忆力减退。

②不自主动作。无目的、不自主地快速运动，面部表现为挤眉弄眼，摇头转颈，咧嘴伸舌；肢体表现为伸直和屈曲，内收和外展，旋前和旋后等无节律的交替动作，上肢较下肢明显。精神紧张及疲乏时加重，睡眠时消失。

③肌力减退和共济失调。肌张力减低，四肢腱反射减弱或消失。重症者坐立不稳，步态蹒跚，吞咽及咀嚼困难，生活不能自理。舞蹈症可单独出现，亦可伴有心脏炎等风湿热的其他表现，但不与关节炎同时出现，是风湿热晚发症状，其他实验室检查亦可正常。

(6)其他表现：除上述典型表现外，风湿热偶可累及其他部位而造成风湿性胸膜炎、腹膜炎、脉管炎、肾炎、肺炎，应引起注意。

2. 辅助检查 对风湿热尚无特异性的实验室检查。目前主要从确立近期的链球菌感染，阐明风湿活动过程的存在和持续两方面协助诊断。

(1)链球菌感染的证据

①咽拭子培养。常呈溶血性链球菌培养阳性，但阳性培养不能肯定是近期感染的，而且培养阳性也见于正常人。培养结果阴性不能排除风湿热。

②血清溶血性链球菌抗体测定。溶血性链球菌能分泌多种具有抗原性的物质，使机体对其产生相应抗体。这些抗体的增加，说明患者于近期曾有溶血性链球菌感染。通常在链球菌感染后2～3周，抗体明显增加，2个月后逐渐下降，可维持6个月左右。常用的抗体测定有以下几种。

- 抗链球菌溶血素“O”(ASO)＞500U为增高。

● 抗链球菌激酶(ASK)＞80U 为增高。

● 抗透明质酸酶＞128U 为增高。

● 抗脱氧核糖核酸酶 B(ADNA-B)、抗链球菌菌酶和抗 M 蛋白抗体测定在肝炎、肾炎、肾病综合征、多发性骨髓瘤等疾病也可非特异性增高。

(2)风湿炎症活动的证据

①血常规。白细胞计数轻度至中度增高,中性粒细胞增多,核左移;常有轻度红细胞计数和血红蛋白含量降低,呈正细胞正色素性贫血。

②非特异性血清成分改变。某些血清成分在各种炎症或其他活动性疾病中可发生变化,在风湿热的急性期或活动期也呈阳性结果。常用的测定指标有以下几种。

● 红细胞沉降率(血沉,ESR)。血沉加速,但合并严重心力衰竭或经糖皮质激素或水杨酸制剂抗风湿治疗后,血沉可不增快。

● C 反应蛋白。风湿热患者在风湿热活动期,C 反应蛋白增高;病情缓解时恢复,本试验虽无特异性,但可用于病情监测。

● 黏蛋白。风湿活动时,胶原组织破坏,血清中黏蛋白浓度增高。

● 蛋白电泳。白蛋白降低,α_2 和 γ 球蛋白常升高。

③免疫指标检测

● 循环免疫复合物检测阳性。

● 血清补体 C3 风湿热活动时增高。

● 免疫球蛋白(IgG、IgM、IgA)急性期增高。

● T 抑制细胞明显减少,T 辅助细胞与 T 抑制细胞的比值明显增高。T 抑制细胞减少后,引起机体对抗原刺激的抑制减弱,破坏了免疫系统的自稳性。

● 80%的患者抗心肌抗体呈阳性,且持续时间长,可达 5 年之久,复发时又可增高。

上列各项检查联合应用，其诊断意义较大。若抗体和特异性血清成分测定均为阳性，提示为活动性风湿热；若两者均阴性，可排除活动期风湿热。抗体升高而非特异性血清成分测定阴性者，表示在恢复期或发生了链球菌感染的可能性较大；若抗体正常而非特异性血清成分测定阳性，应考虑其他疾病。

3. 诊断依据

(1)典型风湿热诊断标准：迄今风湿热尚无特异性的诊断方法，临床上沿用修订 Jones 诊断标准，主要依靠临床表现，辅以实验室检查。如具有两项主要表现，或一项主要表现加两项次要表现，并有先前链球菌感染的证据，可诊断为风湿热。

①主要表现。心脏炎，多发性关节炎，环形红斑，舞蹈病，皮下结节。

②次要表现。关节痛，发热，实验室检查，C 反应蛋白，急性期反应物增加，心电图 PR 间期延长。

(2)不典型风湿热诊断标准：在临床应用上述标准时，对不典型的轻症或早期病例，容易漏诊和误诊。1981 年，全国第八届儿科学会心血管专业委员会制订了不典型风湿热的诊断标准。

①发病前 1 周有链球菌感染症候。咽喉炎，扁桃体炎或猩红热；抗链球菌溶血素“O”阳性；或溶血性链球菌抗原皮肤试验阳性。

②全身症状。进行性面色苍白，乏力多汗，心悸，游走性关节痛，发热 2 周以上。

③心脏表现。无其他原因的持续性窦性心动过速，第一心音减弱，心尖区二级收缩期杂音，或第三心音增强；心电图 PR 间期或 QT 间期延长及 ST 段改变。

④其他表现。血沉增快，C 反应蛋白阳性；诊断性阿司匹林治疗有效(阿司匹林每日 10mg/kg，口服 3～5 日，体温下降，症状好转，用药期间热度不再回升)。

4. 鉴别诊断

(1)其他病因的关节炎

①类风湿关节炎。为多发性对称掌指及近指等小关节炎症。伴有“晨僵”和手指纺锤形肿胀，后期出现关节畸形为特征。临床上心脏损害较少，但超声心动图检查可以早期发现心包病变和瓣膜损害。X线显示关节面破坏，关节间隙变窄，邻近骨组织有骨质疏松。血清类风湿因子阳性，IgG、IgM及IgA增高。

②脓毒血症引起的迁徙性关节炎。常有原发感染的症候，血液及骨髓培养呈阳性，且关节内渗出液有化脓趋势，并可找到病原菌。

③结核性关节炎。多为单个关节受累，好发于经常活动受摩擦或负重的关节，如髋、胸椎、腰椎或膝关节，关节疼痛但无红肿，心脏无病变，常有其他部位的结核病灶。X线显示骨质破坏，可出现结节性红斑，抗风湿治疗无效。

④结核感染过敏性关节炎(Poncet病)。体内非关节部位有确切的结核感染灶，经常有反复的关节炎表现，但一般情况良好，X线显示无骨质破坏。水杨酸类药物治疗症状可缓解但反复发作，经抗结核治疗后症状消退。

⑤淋巴瘤和肉芽肿。据报道，白血病可有10%病例出现发热和急性多关节炎症状，且关节炎表现可先于周围血象的变化，因而导致误诊。其他淋巴瘤和良性肉芽肿也有类似的报告。

⑥莱姆关节炎(Lyme病)。此病是由蜱传播的一种流行病。通常在蜱叮咬后3～21日出现症状。临床表现为发热，慢性游走性皮肤红斑，反复发作性不对称性关节炎，发生于大关节，可有心脏损害，多影响传导系统，心电图示不同程度的房室阻滞，亦可出现神经症状(如舞蹈症、脑膜脑炎、脊髓炎、面神经瘫痪等)。实验室检查循环免疫复合物阳性，血沉增快。血清特异性抗体测定可资鉴别。

(2)亚急性感染性心内膜炎：多见于原有心瓣膜病变者。有进行性贫血，脾大，皮肤有瘀点、瘀斑，杵状指，可有心脏瓣膜上赘生物。

(3)病毒性心肌炎：发病前或发病时常有呼吸道或肠道病毒感染，主要受累部位在心肌，偶可累及心包，极少侵犯心内膜。发热时间较短，可有关节痛但无关节炎，心尖区第一心音减低及Ⅱ级收缩期杂音，心律失常多见；无环形红斑、皮下结节等。实验室检查示白细胞减少或正常、血沉、ASO、C反应蛋白均正常。补体结合试验及中和抗体阳性。心肌活检可分离出病毒。

(4)链球菌感染后状态(链球菌感染综合征)：在急性链球菌感染的同时或感染后2～3周出现低热、乏力、关节酸痛、血沉增快、ASO阳性，心电图可有一过性期前收缩或轻度ST-T改变，但无心脏扩大或明显杂音。经抗生素治疗感染控制后，症状迅速消失，不再复发。

(5)系统性红斑狼疮：本病有关节痛、发热、心脏炎、肾脏病变等，类似风湿热；但对称性面部蝶形红斑，白细胞计数减少，ASO阴性，血清抗核抗体、抗双链DNA抗体及抗史密斯抗体升高，补体下降等有助于诊断。

【治　疗】

1. 一般治疗　风湿热活动期必须卧床休息。有心脏受损表现，在病情好转后控制活动量直到症状消失、血沉正常。若有心脏扩大、心包炎、持续性心动过速和明显心电图异常者，在症状消失、血沉正常后仍需卧床休息3～4周。恢复期亦应适当控制活动量3～6个月。病程中宜进食易消化和富有营养的饮食，注意保暖、防寒。

2. 抗生素治疗　风湿热一旦确诊，即使咽拭子培养阴性应给予一个疗程的青霉素治疗，以清除溶血性链球菌。溶血性链球菌感染持续存在或再感染，均可使风湿热进行性恶化，因此根治链球菌感染是治疗风湿热必不可少的措施。一般应用普鲁卡因青霉素80万～120万单位,肌内注射,每日1～2次,共10～14日或时间更长;或苯唑西林钠(苯唑青霉素钠)120万单位,肌内注射1次。

3. 抗风湿治疗 常用的药物有水杨酸制剂和糖皮质激素两类。对无心脏炎的患者不必使用糖皮质激素,水杨酸制剂对急性关节炎疗效确切。

(1)水杨酸制剂是治疗急性风湿热的最常用药物,对风湿热的退热,消除关节炎症和血沉恢复正常均有较好的效果,但对防止心脏瓣膜病变的形成无明显预防作用。水杨酸制剂以阿司匹林和水杨酸钠较为常用,尤以阿司匹林效果最好。

①阿司匹林起始剂量,儿童每日80～100mg/kg;成年人每日4～6g,分3～4次饭后口服。

②水杨酸钠成年人每日6～8g,儿童每日100～150mg/kg,分4次服用。

使用水杨酸制剂应逐渐增加剂量,直到取得满意的临床疗效,或出现全身毒性反应,如耳鸣、头痛、或换气过度。症状控制后剂量减半,维持6～12周。水杨酸制剂常有胃部刺激症状(如恶心、呕吐、食欲减退等)。此时可用加氢氧化铝及质子泵抑制药如奥美拉唑,不宜服用碳酸氢钠,因后者可减低水杨酸制剂在胃肠道的吸收,增加肾脏的排泄,并可促发或加重充血性心力衰竭。

③如患者不能耐受水杨酸制剂,也无心脏炎表现,而以关节炎为主要表现,可酌情选用以下药物。布洛芬每次0.2～0.4g,每日3次,口服。氯芬那酸(抗风湿灵)每次0.2～0.4g,每日3次,口服。贝诺酯(benorilate)每日1.5～4.5g,分次服用。贝诺酯对胃刺激较轻,吸收后在血中缓慢释放出水杨酸。

(2)糖皮质激素:大量临床研究表明,糖皮质激素与阿司匹林对风湿热的疗效方面并无明显差别,且有停药后“反跳”现象和较多的不良反应。故一般认为,急性风湿热患者出现心脏受累表现时,宜先用水杨酸制剂;如效果不佳(热度不退、心功能无改善),则应及时加用糖皮质激素。

泼尼松,成年人每日30～40mg,儿童每日2mg/kg,分3次口服。直至炎症控制,血沉恢复正常,以后逐渐减量,以每日5～10mg为维持量;总疗程需2～3个月。病情严重者,可用氢化可的松每日300～500mg,或地塞米松每日0.25～0.3mg/kg,静脉滴注,症状控制后改为口服。

糖皮质激素停药后应注意低热、关节疼痛及血沉增快等"反跳"现象。在停药前合并使用水杨酸制剂,或静脉滴注促肾上腺皮质激素12.5～25mg,每日1次,连续3日,可减少"反跳"现象。

4. 舞蹈症的治疗 抗风湿药物对舞蹈症无效。舞蹈症患者应尽量安置于安静的环境中,避免刺激。病情严重者,可使用镇静药(如苯巴比妥钠、地西泮)等,亦可用睡眠疗法。舞蹈症是一种自限性疾病,通常无明显的神经系统后遗症,耐心细致的护理,适当的体力活动和药物治疗大多可取得良好的结果。

5. 中医药治疗 急性风湿热多属热痹,分为2型。

(1)风热痹

主症:风热侵袭,温邪上受,发病多急骤易变。初期多见发热、咽喉肿痛、口干口渴等风热上攻症状;继而出现肌肉、关节游走性疼痛,局部呈现红、肿、热、痛及伴见全身发热或湿热蒸腾胶着之象。其热偏盛者,关节红肿疼痛、灼热感明显,发热亦甚,皮肤可见红斑,舌质红,舌苔黄干,脉滑数。其风偏盛者,肌肉关节呈游走性疼痛,或汗出恶风,舌尖红、苔薄黄,脉浮数或滑数。

治法:清热解毒,疏风通络。

方药:银翘散加减。金银花15g,连翘15g,薄荷6g,炒牛蒡子9g,板蓝根30g,芦根30g。

加减:咽喉肿痛重者,加浙贝母、射干、杏仁、僵蚕;发热重者,加葛根、柴胡、黄芩,重用生石膏;关节红肿疼痛明显者,用白虎桂枝汤加减:生石膏、知母、桂枝、白芍、忍冬藤、炒桑枝、牡丹皮、晚蚕沙、老鹳草;热毒炽盛者,酌选清瘟败毒饮或化斑汤加减;兼湿盛者,可酌加藿朴夏苓汤;风邪偏盛者,加用防风、秦艽、豨莶草、威灵仙。

用法:水煎 250ml,早晚分 2 次服。

(2)湿热痹

主症:身热不扬,周身困重,肢节烦痛或红肿疼痛,或风湿结节,皮下硬痛,或红疹融合成不规则斑块,或有身肿,小便黄赤,大便黏滞;舌质红、苔黄厚腻,脉滑数。

治法:化湿清热,宣通经络。

方药:宣痹汤合二妙散、三仁汤加减化裁。苍术 20g,黄柏 9g,防己 10g,杏仁 10g,薏苡仁 20g,滑石 30g,茵陈 15g,蚕沙 15g,川牛膝 10g,茯苓 10g,川萆薢 10g,泽泻 10g。

加减:关节肿胀明显且疼痛者,可加用活血药,如鸡血藤、当归等,取血行水利之意。同时,可用地锦草 200g,马鞭草 50g,桑枝 100g,水煎,局部洗浴。

用法:水煎 250ml,早晚分 2 次服。

急性风湿热多属热痹,宜用祛风清热化湿治法;慢性风湿热则多属寒痹,宜用祛风散寒化湿治法。糖皮质激素、水杨酸制剂等辅以中医药治疗,可能取得较好疗效。针刺疗法对缓解关节症状也有一定效果。

(曲　涛)

第二节　感染性心内膜炎

感染性心内膜炎指因细菌、真菌和其他微生物(如病毒、立克次体、衣原体、螺旋体等)直接感染而产生心瓣膜或心室壁内膜的炎症,过去称为细菌性心内膜炎。根据发病的急缓,感染性心内膜炎可分为急性和亚急性。如果不及时治疗,预后较差。

【诊断要点】

1. 临床表现 感染性心内膜炎的临床潜伏期(从菌血症至出现症状的时间)多不超过 2 周,从有症状到确诊时间往往较长,平均为 5 周。临床表现多种多样,容易误诊。

(1)全身感染征象

①发热。为本病常见症状。起病往往突然,伴高热、寒战,全身毒血症症状明显,常是全身严重感染的一部分。亚急性感染性心内膜炎,多数是中低度不规则发热(体温<39℃),如存在顽固性心力衰竭、肾衰竭、休克、严重并发症、高龄,或既往采用抗生素治疗者可无发热。

②其他非特异性表现。全身不适、疲倦、低热及体重减轻、食欲缺乏、恶心呕吐、盗汗等,常伴进行性贫血,皮肤黏膜瘀点、瘀斑。病程久者部分出现杵状指、脾大,易被误诊为恶性肿瘤、风湿热、结核等慢性病。

(2)心脏表现

①原有的心脏杂音加重或出现新的杂音。如杂音变粗糙、响亮或乐音样则有助于提示诊断,提示出现瓣膜溃疡、瓣叶膨胀瘤、穿孔、腱索断裂、室间隔穿孔等并发症。约有 15%患者开始时没有心脏杂音,而在治疗期间,甚至治疗后 2~3 个月出现杂音。左侧急性感染性心内膜炎占 85%。

②心律失常。可以出现心房颤动、期前收缩、心脏传导阻滞、(以 PR 间期延长多见)。房室或束支阻滞多由主动脉病变发展而来。心肌脓肿可引起心搏停止。

(3)动脉栓塞现象:栓塞可在发热后数日起至数月内发生,发生率为 15%~35%。全身各处动脉都可发生栓塞,最常见部位是脑、肾、脾和冠状动脉。早期出现栓塞的大多起病急，病情危险。

①脑。较多见。脑血管栓塞的发生率约30%，好发在大脑中动脉及其分支，偏瘫症状最常见。弥漫性栓塞性脑膜脑炎，可酷似化脓性脑膜炎、脑炎或结核性脑膜炎。脑出血。脑部细菌性动脉瘤破裂出血引起蛛网膜下隙出血较弥漫，出现颈项强直、血性脑脊液。

②肺。肺栓塞多见于右侧心脏心内膜炎，偶见二尖瓣上的赘生物通过未闭的卵圆孔到达肺部造成肺梗死。发生肺栓塞后可有突发胸痛、气急、发绀、咳嗽、咯血或休克等症状，但较小的肺梗死可无明显症状。在X线胸片上表现为不规则的小块阴影，亦可呈大叶楔形阴影，肺血减少。

③冠状动脉栓塞。可引起急性心肌梗死，表现为突发胸痛、休克、心力衰竭、严重的心律失常，甚至猝死。

④脾。较大的脾栓塞时可突然发生左上腹或左肋部疼痛和脾大，并有发热和脾区摩擦音。偶可因脾破裂而引起腹腔内出血或腹膜炎和膈下脓肿。

⑤肾。肾栓塞时可有腰痛或腹痛、血尿或菌尿，但较小的栓塞往往只表现为尿中出现红细胞，因此需要反复进行尿常规检查。

⑥肠系膜动脉。肠系膜动脉栓塞时出现剧烈腹痛、腹胀，肠鸣音减弱甚至消失，后期可出现腹肌紧张、肠麻痹、中毒性休克，甚至死亡。

⑦肢体动脉。四肢动脉栓塞可引起肢体缺血性疼痛、软弱、苍白而冷、发绀、动脉搏动减弱或消失，甚至坏死。

⑧中心视网膜动脉栓塞。可引起突然失明。

(4)皮肤黏膜病损：皮肤和黏膜的瘀点、甲床下线状出血、欧氏结(Osler)、詹恩威结节(Janeway)等皮肤损害。

①瘀点或瘀斑。发生率最高。由于毒素作用，毛细血管破裂出血或由于栓塞引起，成群或个别出现，其中心发白，多见于眼睑

结合膜、口腔黏膜、胸前和手足背皮肤，持续数日，消失后再现。甲床下出血的特征为线状，远端不到达甲床前边缘，压之可有疼痛。全身性紫癜偶可发生。

②欧氏结。呈紫或红色，稍高于皮面，青豆大小，小的1～2mm，大者可达5～15mm，多发生于手指或足趾末端的掌面、大小鱼际或足底，可有压痛，常持续4～5日才消退。发生率为10%～20%。

③詹恩威结节。在手掌和足底出现小的直径1～4mm、无痛的出血性或红斑性损害。

④其他皮肤病损。杵状指(趾)现已很少见。视网膜病变以出血最多，呈扇形或圆形，可能有白色中心，有时眼底仅见圆形白点称为柔氏点(Roth)。

(5)特殊类型感染性心内膜炎

①人造瓣膜感染性心内膜炎。在心脏手术后并发的感染性心内膜炎中，人造瓣膜心内膜炎的发病率占2.1%左右，较其他类型心脏手术者高2～3倍，一旦发生，病死率较高，约50%左右。双瓣膜置换术后较单个瓣膜置换术后发生率高，其中主动脉瓣的置换术后高于二尖瓣的置换术后。感染性心内膜炎早期(术后2个月以内)病死率又高于后期感染性心内膜炎(术后2个月后)。前者病原体主要为葡萄球菌，包括表皮葡萄球菌、金黄色葡萄球菌，占40%～50%，其次为类白喉杆菌、其他革兰阴性杆菌、真菌。后期人造瓣膜感染性心内膜炎与自然瓣膜心内膜炎相似，主要由各种链球菌(以草绿色链球菌为主)、肠球菌、金黄色葡萄球菌引起。

人造瓣膜心内膜炎的临床表现与天然瓣膜心内膜炎相似。95%以上患者有发热，白细胞计数增高约50%，贫血常见，但在早期人造瓣膜心内膜炎中皮肤病损很少发生。脾大多见于后期人造瓣膜心内膜炎中。有时血清免疫复合物滴定度可增高，类风湿因子阳性。

约50%患者出现反流性杂音。人造生物瓣膜心内膜炎主要引起瓣叶的破坏，产生关闭不全的杂音，很少发生瓣环脓肿。而机械瓣的感染主要在瓣环附着处，引起瓣环和瓣膜缝合处的缝线脱落裂开，形成瓣周漏而出现新的关闭不全杂音及溶血，使贫血加重，瓣环的弥漫性感染甚至使人造瓣膜异常摆动和移位，甚至完全撕脱。人造生物瓣膜心内膜炎的致病菌常来自医院，故多具有耐药性。

②累及右侧心脏的心内膜炎。见于左向右分流的先天性心脏病和人造三尖瓣置换术后、接受心脏起搏器置入或右心导管检查、静脉注射麻醉药成瘾（吸毒）者，右侧心脏心内膜炎的发病率明显增加，占5%～10%。细菌多为金黄色葡萄球菌，其次为真菌、酵母菌、铜绿假单胞菌、肺炎球菌等，革兰阴性杆菌也可引起。右侧心脏感染性心内膜炎多累及三尖瓣，少数累及肺动脉瓣，赘生物多位于三尖瓣、右心室壁或肺动脉瓣，赘生物碎落造成肺部炎症、肺动脉分支败血症性动脉炎和细菌性肺梗死，故患者可有咳嗽、咳痰、咯血、胸膜炎性胸痛和气急。若金黄色葡萄球菌引起者，梗死部位可转变为肺脓肿，脾大、血尿和皮肤病损少见，可有三尖瓣关闭不全的杂音，杂音短促且很轻，很柔和，但深吸气时杂音强度增加；累及肺动脉瓣者可听到肺动脉瓣反流所致的舒张中期杂音，心脏扩大或右心衰竭不常见；胸部X线表现为两肺多发生结节状或片段状炎症浸润、胸腔积液、肺脓肿或坏死性肺炎、脓气胸。右侧心脏心内膜炎最常见的死亡原因是肺动脉瓣关闭不全和由反复发作的败血症性肺动脉栓塞引起的呼吸窘迫综合征，若及早诊断，早期应用抗生素或手术治疗，预后较好。

③感染性心内膜炎的复发与再发。复发是指抗生素治疗结束后6个月内或治疗时期感染征象或血培养阳性再现，复发率为5%～8%。早期复发多在3个月以内。可能由于深藏于赘生物内的细菌不易杀尽之故或在治疗前已有较长的病程或先前的抗生素治疗不够充分，因而增加了细菌的抗药性和有严重的并发症，如

脑、肺的栓塞。亦可能由于广谱抗生素应用出现双重感染。

在最初发作治愈6个月以后,感染性心内膜炎所有的心脏表现和阳性血培养再现称为再发。通常由不同的细菌或真菌引起,再发的病死率高于初发者。

2. 辅助检查

(1)实验室检查

①血培养。75%～85%患者血培养阳性。阳性血培养是诊断本病的最直接的证据。急性患者应在用抗生素前1～2小时抽取2～3个血标本,亚急性者在应用抗生素前24小时采集3～4个血标本。先前用过抗生素的患者应至少每日抽取血培养共3日,以期提高血培养的阳性率。取血时间以寒战或体温骤升时为佳,每次取血应更换静脉穿刺部位,每次取血10～15ml,在应用过抗生素治疗的患者,取血量不宜过多,培养液与血液之比至少在10∶1。应常规做需氧和厌氧菌培养,在人造瓣膜置换、较长时间留置静脉插管、导尿管或有药瘾者,应加做真菌培养。

②一般检验。血常规可见红细胞和血红蛋白降低,后者大都在60～100g/L。白细胞计数在无并发症的患者可正常或轻度增高,有时可见到核左移。红细胞沉降率大多增快。半数以上患者可出现蛋白尿和镜下血尿。在并发急性肾小球肾炎、间质性肾炎或大的肾梗死时,可出现肉眼血尿、脓尿,以及血尿素氮和肌酐增高。尿细菌培养有助于诊断。有真菌感染时,应做沉淀抗体测定、凝集素反应、补体结合试验、金黄色葡萄球菌的胞壁酸抗体测定等。

(2)心电图检查:一般无特异性。伴有室间隔脓肿或瓣环脓肿时可出现各种房室阻滞和室性期前收缩。颅内细菌性动脉瘤破裂,可出现深大倒置T波。

(3)心脏超声检查

①检测瓣膜上的赘生物。经胸壁二维超声心动图能探测到赘

生物所在部位、大小、数目和形态，对早期诊断生物瓣人造瓣膜心内膜炎很有价值，对机械瓣人造瓣膜心内膜炎则略差，且罕有检出直径<2～3mm 的赘生物。经食管二维超声心动图显著地优于经胸壁二维超声心动图，能检出更小直径(1～1.5mm)的赘生物，90％的病例可发现赘生物，更适用于置入人工机械瓣。合并肺气肿、肥胖、胸廓畸形患者的检测，大大地提高了诊断率。

②探测瓣膜情况。了解有无穿孔、腱索断裂、连枷的二尖瓣或三尖瓣，评估瓣膜反流的严重程度。

③检测其他改变。如感染性的主动脉瘤、二尖瓣瘤及各种化脓性心内并发症，如主动脉根部或瓣环脓肿、室间隔脓肿、心肌脓肿、化脓性心包炎等。判定原来的心脏病变，评估心功能，尤其是左室功能。

(4)放射影像学检查

①胸部 X 线检查。胸部 X 线检查仅对并发症(如心力衰竭、肺梗死)的诊断有帮助；置换的人造瓣膜出现异常摇动或移位，高度提示可能合并感染性心内膜炎。

②CT 或螺旋 CT。对怀疑有较大的主动脉瓣周脓肿时有一定的诊断作用。

③磁共振显像。因不受人造瓣膜假影的影响，当二维超声心动图不能除外主动脉根部脓肿时，可起辅助作用。

(5)心导管检查和心血管造影：除对诊断原有的心脏病变(尤其是合并有冠心病)很有帮助外，尚可评估瓣膜的功能。有人通过心导管在瓣膜的近、远端取血标本，测定细菌计数的差别，认为可确定本病感染的部位。但心导管检查和心血管造影可能使赘生物脱落引起栓塞，或引起严重的心律失常，加重心力衰竭，须慎重考虑，严格掌握适应证。

3. 并发症

(1)充血性心力衰竭：是本病最常见的并发症，多在瓣膜破坏穿孔、乳头肌或腱索等受损、发生瓣膜功能不全时出现。严重的主动脉瓣关闭不全时尤易发生心力衰竭，是本病的首要致死原因。

(2)心律失常：当感染累及心肌、侵犯传导组织时，可致心律失常，多数为室性期前收缩，其次为心房颤动、房室阻滞和束支阻滞。

(3)心脏其他并发症：心肌脓肿常见于金黄色葡萄球菌和肠球菌感染，可为多发性或单个大脓肿。心肌脓肿的直接播散或主动脉瓣环脓肿破入心包可引起化脓性心包炎、心肌瘘管或心脏穿孔。冠状动脉栓塞可致继发的心肌缺血，细菌毒素损害或免疫复合物作用致心肌炎。

(4)细菌性动脉瘤：以真菌性动脉瘤最为常见。真菌性动脉瘤最常发生于主动脉窦，其次为脑动脉、已结扎的动脉导管、腹部血管、肺动脉、冠状动脉等，多无症状。在动脉瘤压迫邻近组织或破裂后出现临床症状，如不能缓解的局限性头痛或搏动性包块等。

(5)神经精神方面的并发症：发生率10%～15%。临床表现有头痛、精神错乱、恶心、失眠、眩晕等中毒症状，脑部血管感染性栓塞引起的一系列症状，以及由于颅神经和脊髓或周围神经损害引起的偏瘫、截瘫、失语、定向障碍、共济失调等运动、感觉障碍和周围神经病变。

(6)其他并发症：包括免疫复合物引起的间质性肾炎、肾小球肾炎等。

4. 鉴别诊断　由于本病的临床表现多样，常易与其他疾病混淆。以发热为主要表现而心脏体征轻微者，须与伤寒、结核、上呼吸道感染、肿瘤、胶原组织疾病等鉴别。在风湿性心脏病基础上发生本病，经足量抗生素治疗而热不退，心力衰竭不见好转，应怀疑合并风湿活动的可能。此时应注意检查心包和心肌方面的改变，如心脏进行性增大伴奔马律、心包摩擦音或心包积液等。但风湿性心脏病和感染性心内膜炎也可同时存在。发热、心脏杂音、栓塞表现有时亦须与心房黏液瘤相鉴别。本病以神经或精神症状为主要表现者，在老年人中应注意与脑动脉硬化所致脑血栓形成，脑出血及精神改变相鉴别。

【治　疗】　及早治疗可以提高治愈率，但在应用抗生素治疗前应抽取足够的血培养，根据病情的轻重推迟抗生素治疗几小时或 1～2 日，并不影响本病的治愈率和预后。而明确病原体，采用最有效的抗生素是治愈本病的最根本的因素。

1. 药物治疗　抗生素治疗原则：首选杀菌药；联合用药；早期治疗；高血药浓度；长疗程。

一般认为，应选择较大剂量的青霉素类、头孢菌素类、万古霉素等杀菌药，它们能穿透血小板-纤维素的赘生物基质，杀灭细菌，达到根治瓣膜感染、减少复发危险。抑菌药和杀菌药的联合应用，有时亦获得良好的疗效。疗效取决于致病菌对抗生素的敏感度。由于细菌深埋在赘生物中，为纤维蛋白和血栓等掩盖，需用大剂量的抗生素静脉滴注，并维持血中有效杀菌浓度。疗程亦要足够长，一般为 4～6 周，对于耐药或毒力强者至少应达 8 周。给药间隔选择要确保两次用药之间细菌增殖仍然受抑制。

对疑患本病的患者，在连续送血培养后，立即给予青霉素每日 600 万～1 200 万 U，分 2 次静脉滴注，并与链霉素合用，每日 1～2 克肌内注射。若治疗 3 日发热不退，应加大青霉素剂量至 2 000 万 U，分次静脉滴注。如疗效良好，可维持 6 周。如已分离出致病菌，应根据药敏试验选择抗生素。

(1)草绿色链球菌性心内膜炎：仍以青霉素为首选，多数患者单独应用青霉素已足够，用法如下：

①青霉素 1 000 万～2 000 万 U，分 6 次静脉滴注，每次加入 5％葡萄糖注射液或生理盐水 100ml 中，静脉滴注 1 小时，共 4 周。

②对青霉素敏感性差者，宜加用氨基糖苷类抗生素，如庆大霉素每日 12 万～24 万 U，8 小时肌内注射或静脉推注 1 次。青霉素属细胞壁抑制剂类药物，和氨基糖苷类药物合用，可增强后者进入

细胞内起作用。

③对青霉素过敏的患者可用头孢噻吩 1 克，每 8 小时肌内注射或静脉推注 1 次，共 4 周；或头孢唑林 1 克，每 8 小时肌内注射或静脉推注 1 次，共 4 周。

④万古霉素每日 30mg/kg（每日＜2 克），分 2～4 次静脉滴注(1 小时以上)，疗程 4 周。

但要注意的是，有青霉素严重过敏者(如过敏性休克)，忌用头孢菌素类，因其与青霉素可出现交叉变态反应。

(2)肠球菌性心内膜炎

①首选氨苄西林，每日 6～12 克，连续或分次静脉滴注；加庆大霉素每日 12 万～24 万 U，每 8 小时肌内注射或静脉推注 1 次，共 4～6 周。

②对青霉素过敏的患者，用万古霉素每日 30mg/kg(每日＜2g)，分 2～4 次静脉滴注(1 小时以上)；加庆大霉素每日 12 万～24 万 U，每 8 小时肌内注射或静脉推注 1 次，共 4～6 周。

③对氨基糖苷类、万古霉素类药物耐药的菌株，可选用喹诺酮类的环丙沙星、舒巴坦-氨苄西林或亚胺培南-西拉司丁(泰能)等药物。

(3)金黄色葡萄球菌性心内膜炎：非耐青霉素的菌株仍选用青霉素，每日 1 000 万～2 000 万 U，和庆大霉素联合应用，用法同草绿色链球菌性心内膜炎。耐药菌株可选用耐酶青霉素、第一代头孢菌素类及万古霉素、利福平等。表皮葡萄球菌侵袭力低，宜万古霉素、庆大霉素、利福平联合应用。

(4)革兰阴性杆菌性心内膜炎：病死率较高，但作为本病的病原菌较少见。可根据药敏选用头孢哌酮(先锋必)每日 4～8g，分 4～6 次静脉注射，共 4～6 周；头孢噻肟每日 6～12g，分 4～6 次静脉注射，共 4～6 周；也可用氨苄西林和氨基糖苷类药物联合应用。

(5)真菌性心内膜炎：病死率高达 80％～100％，药物治愈极为罕见，应在抗真菌治疗期间早期手术切除受累的瓣膜组织，且术后继续抗真菌治疗才有治愈的机会。药物治疗仍以两性霉素B为优，以每日0.1mg/kg开始，逐步增加至每日1mg/kg，总剂量1.5～3g。两性霉素B的毒性较大，可引起发热、头痛、显著胃肠道反应、局部的血栓性静脉炎和肾功能损害，并可引起神经系统和精神方面的改变。氟胞嘧啶是一种毒性较低的抗真菌药物，应与两性霉素B合并应用，可增强杀真菌作用，用量为每日150mg/kg，静脉滴注。

(6)立克次体心内膜炎：可选用四环素，每日2克，静脉给药治疗6周。

对临床高度怀疑本病，而血培养反复阴性者，可凭经验按肠球菌及金黄色葡萄球菌感染，选用大剂量青霉素和氨基糖苷类药物治疗2周，同时继续做血培养和血清学检查，除外真菌、支原体、立克次体引起的感染。若无效，改用其他杀菌药物，如万古霉素和头孢菌素。

2. 手术治疗 近年来，手术治疗的开展使感染性心内膜炎的病死率有所降低，尤其在伴有明显心力衰竭者，病死率降低得更为明显。

感染性心内膜炎的手术治疗主要是难治性心力衰竭；其他有药物不能控制的感染，尤其是真菌性和抗生素耐药的革兰阴性杆菌心内膜炎；多发性栓塞；化脓性并发症，如化脓性心包炎、瓦氏窦菌性动脉瘤(或破裂)、心室间隔穿孔、心肌脓肿等。当出现完全性或高度房室阻滞时，可给予临时人工心脏起搏，必需时做永久性心脏起搏治疗。

人造瓣膜心内膜炎病死率较自然瓣膜心内膜炎为高，单用抗生素治疗的病死率为60%，采用抗生素和人造瓣膜再手术方法可使病死率降至40%左右。下列情况应考虑手术：早期人造瓣膜感染性心内膜炎；真菌性人造瓣膜感染性心内膜炎，内科药物治疗仅作为外科紧急再换瓣术的辅助治疗；耐药的革兰阴性杆菌人造瓣膜感染性心内膜炎；出现并发症时，如瓣膜功能失调致中、重度心力衰竭，瓣膜破坏严重的瓣周漏或生物瓣膜的撕裂及瓣膜狭窄，新的传导阻滞出现，顽固性感染，反复周围栓塞，都应考虑更换感染的人造瓣膜。

绝大多数右侧心脏心内膜炎的药物治疗可收到良效，同时由于右心室对三尖瓣和肺动脉瓣的功能不全有较好的耐受性，一般不考虑手术治疗。对内科治疗无效，进行性心力衰竭和伴有铜绿假单胞菌和真菌感染者常需外科手术，将三尖瓣切除或置换。

（孙久林　陈少军）

2012 年（壬辰 龙年 1 月 23 日始 闰四月）

1

一	二	三	四	五	六	日
						1 初八
2 初九	3 初十	4 十一	5 十二	6 小寒	7 十四	8 十五
9 十六	10 十七	11 十八	12 十九	13 二十	14 廿一	15 廿二
16 廿三	17 廿四	18 廿五	19 廿六	20 廿七	21 大寒	22 廿九
23 正月	24 初二	25 初三	26 初四	27 初五	28 初六	29 初七
30 初八	31 初九					

2

一	二	三	四	五	六	日
		1 初十	2 十一	3 十二	4 立春	5 十四
6 十五	7 十六	8 十七	9 十八	10 十九	11 二十	12 廿一
13 廿二	14 廿三	15 廿四	16 廿五	17 廿六	18 廿七	19 雨水
20 廿九	21 三十	22 二月	23 初二	24 初三	25 初四	26 初五
27 初六	28 初七	29 初八				

3

一	二	三	四	五	六	日
			1 初九	2 初十	3 十一	4 十二
5 惊蛰	6 十四	7 十五	8 十六	9 十七	10 十八	11 十九
12 二十	13 廿一	14 廿二	15 廿三	16 廿四	17 廿五	18 廿六
19 廿七	20 春分	21 廿九	22 三月	23 初二	24 初三	25 初四
26 初五	27 初六	28 初七	29 初八	30 初九	31 初十	

4

一	二	三	四	五	六	日
						1 十一
2 十二	3 十三	4 清明	5 十五	6 十六	7 十七	8 十八
9 十九	10 二十	11 廿一	12 廿二	13 廿三	14 廿四	15 廿五
16 廿六	17 廿七	18 廿八	19 廿九	20 谷雨	21 四月	22 初二
23 初三	24 初四	25 初五	26 初六	27 初七	28 初八	29 初九
30 初十						

5

一	二	三	四	五	六	日
	1 十一	2 十二	3 十三	4 十四	5 立夏	6 十六
7 十七	8 十八	9 十九	10 二十	11 廿一	12 廿二	13 廿三
14 廿四	15 廿五	16 廿六	17 廿七	18 廿八	19 廿九	20 小满
21 四月	22 初二	23 初三	24 初四	25 初五	26 初六	27 初七
28 初八	29 初九	30 初十	31 十一			

6

一	二	三	四	五	六	日
				1 十二	2 十三	3 十四
4 十五	5 芒种	6 十七	7 十八	8 十九	9 二十	10 廿一
11 廿二	12 廿三	13 廿四	14 廿五	15 廿六	16 廿七	17 廿八
18 廿九	19 五月	20 初二	21 夏至	22 初四	23 初五	24 初六
25 初七	26 初八	27 初九	28 初十	29 十一	30 十二	

7

一	二	三	四	五	六	日
						1 十三
2 十四	3 十五	4 十六	5 十七	6 十八	7 小暑	8 二十
9 廿一	10 廿二	11 廿三	12 廿四	13 廿五	14 廿六	15 廿七
16 廿八	17 廿九	18 三十	19 六月	20 初二	21 初三	22 大暑
23 初五	24 初六	25 初七	26 初八	27 初九	28 初十	29 十一
30 十二	31 十三					

8

一	二	三	四	五	六	日
		1 十四	2 十五	3 十六	4 十七	5 十八
6 十九	7 立秋	8 廿一	9 廿二	10 廿三	11 廿四	12 廿五
13 廿六	14 廿七	15 廿八	16 廿九	17 七月	18 初二	19 初三
20 初四	21 初五	22 初六	23 处暑	24 初八	25 初九	26 初十
27 十一	28 十二	29 十三	30 十四	31 十五		

9

一	二	三	四	五	六	日
					1 十六	2 十七
3 十八	4 十九	5 二十	6 廿一	7 白露	8 廿三	9 廿四
10 廿五	11 廿六	12 廿七	13 廿八	14 廿九	15 三十	16 八月
17 初二	18 初三	19 初四	20 初五	21 初六	22 秋分	23 初八
24 初九	25 初十	26 十一	27 十二	28 十三	29 十四	30 十五

10

一	二	三	四	五	六	日
1 十六	2 十七	3 十八	4 十九	5 二十	6 廿一	7 廿二
8 寒露	9 廿四	10 廿五	11 廿六	12 廿七	13 廿八	14 廿九
15 九月	16 初二	17 初三	18 初四	19 初五	20 初六	21 初七
22 初八	23 霜降	24 初十	25 十一	26 十二	27 十三	28 十四
29 十五	30 十六	31 十七				

11

一	二	三	四	五	六	日
			1 十八	2 十九	3 二十	4 廿一
5 廿二	6 廿三	7 立冬	8 廿五	9 廿六	10 廿七	11 廿八
12 廿九	13 三十	14 十月	15 初二	16 初三	17 初四	18 初五
19 初六	20 初七	21 初八	22 小雪	23 初十	24 十一	25 十二
26 十三	27 十四	28 十五	29 十六	30 十七		

12

一	二	三	四	五	六	日
					1 十八	2 十九
3 二十	4 廿一	5 廿二	6 廿三	7 大雪	8 廿五	9 廿六
10 廿七	11 廿八	12 廿九	13 十一月	14 初二	15 初三	16 初四
17 初五	18 初六	19 初七	20 初八	21 冬至	22 初十	23 十一
24 十二	25 十三	26 十四	27 十五	28 十六	29 十七	30 十八
31 十九						

2013 年（癸巳 蛇年 2月10日始）

1

一	二	三	四	五	六	日
	1 二十	2 廿一	3 廿二	4 廿三	5 小寒	6 廿五
7 廿六	8 廿七	9 廿八	10 廿九	11 三十	12 十二月	13 初二
14 初三	15 初四	16 初五	17 初六	18 初七	19 初八	20 大寒
21 初十	22 十一	23 十二	24 十三	25 十四	26 十五	27 十六
28 十七	29 十八	30 十九	31 二十			

7

一	二	三	四	五	六	日
1 廿四	2 廿五	3 廿六	4 廿七	5 廿八	6 廿九	7 小暑
8 六月	9 初二	10 初三	11 初四	12 初五	13 初六	14 初七
15 初八	16 初九	17 初十	18 十一	19 十二	20 十三	21 十四
22 大暑	23 十六	24 十七	25 十八	26 十九	27 二十	28 廿一
29 廿二	30 廿三	31 廿四				

2

一	二	三	四	五	六	日
				1 廿一	2 廿二	3 廿三
4 立春	5 廿五	6 廿六	7 廿七	8 廿八	9 廿九	10 正月
11 初二	12 初三	13 初四	14 初五	15 初六	16 初七	17 初八
18 雨水	19 初十	20 十一	21 十二	22 十三	23 十四	24 十五
25 十六	26 十七	27 十八	28 十九			

8

一	二	三	四	五	六	日
			1 廿五	2 廿六	3 廿七	4 廿八
5 廿九	6 三十	7 七月 立秋	8 初二	9 初三	10 初四	11 初五
12 初六	13 初七	14 初八	15 初九	16 初十	17 十一	18 十二
19 十三	20 十四	21 十五	22 十六	23 处暑	24 十八	25 十九
26 二十	27 廿一	28 廿二	29 廿三	30 廿四	31 廿五	

3

一	二	三	四	五	六	日
				1 二十	2 廿一	3 廿二
4 廿三	5 惊蛰	6 廿五	7 廿六	8 廿七	9 廿八	10 廿九
11 三十	12 二月	13 初二	14 初三	15 初四	16 初五	17 初六
18 初七	19 初八	20 春分	21 初十	22 十一	23 十二	24 十三
25 十四	26 十五	27 十六	28 十七	29 十八	30 十九	31 二十

9

一	二	三	四	五	六	日
						1 廿六
2 廿七	3 廿八	4 廿九	5 八月	6 初二	7 白露	8 初四
9 初五	10 初六	11 初七	12 初八	13 初九	14 初十	15 十一
16 十二	17 十三	18 十四	19 十五	20 十六	21 十七	22 十八
23 秋分	24 二十	25 廿一	26 廿二	27 廿三	28 廿四	29 廿五
30 廿六						

4

一	二	三	四	五	六	日
1 廿一	2 廿二	3 廿三	4 清明	5 廿五	6 廿六	7 廿七
8 廿八	9 廿九	10 三月	11 初二	12 初三	13 初四	14 初五
15 初六	16 初七	17 初八	18 初九	19 初十	20 谷雨	21 十二
22 十三	23 十四	24 十五	25 十六	26 十七	27 十八	28 十九
29 二十	30 廿一					

10

一	二	三	四	五	六	日
	1 廿七	2 廿八	3 廿九	4 三十	5 九月	6 初二
7 初三	8 寒露	9 初五	10 初六	11 初七	12 初八	13 初九
14 初十	15 十一	16 十二	17 十三	18 十四	19 十五	20 十六
21 十七	22 十八	23 霜降	24 二十	25 廿一	26 廿二	27 廿三
28 廿四	29 廿五	30 廿六	31 廿七			

5

一	二	三	四	五	六	日
		1 廿二	2 廿三	3 廿四	4 廿五	5 立夏
6 廿七	7 廿八	8 廿九	9 三十	10 四月	11 初二	12 初三
13 初四	14 初五	15 初六	16 初七	17 初八	18 初九	19 初十
20 十一	21 小满	22 十三	23 十四	24 十五	25 十六	26 十七
27 十八	28 十九	29 二十	30 廿一	31 廿二		

11

一	二	三	四	五	六	日
				1 廿八	2 廿九	3 十月
4 初二	5 初三	6 初四	7 立冬	8 初六	9 初七	10 初八
11 初九	12 初十	13 十一	14 十二	15 十三	16 十四	17 十五
18 十六	19 十七	20 十八	21 十九	22 小雪	23 廿一	24 廿二
25 廿三	26 廿四	27 廿五	28 廿六	29 廿七	30 廿八	

6

一	二	三	四	五	六	日
					1 廿三	2 廿四
3 廿五	4 廿六	5 芒种	6 廿八	7 廿九	8 五月	9 初二
10 初三	11 初四	12 初五	13 初六	14 初七	15 初八	16 初九
17 初十	18 十一	19 十二	20 十三	21 夏至	22 十五	23 十六
24 十七	25 十八	26 十九	27 二十	28 廿一	29 廿二	30 廿三

12

一	二	三	四	五	六	日
						1 廿九
2 三十	3 十一月	4 初二	5 初三	6 初四	7 大雪	8 初六
9 初七	10 初八	11 初九	12 初十	13 十一	14 十二	15 十三
16 十四	17 十五	18 十六	19 十七	20 十八	21 十九	22 冬至
23 廿一	24 廿二	25 廿三	26 廿四	27 廿五	28 廿六	29 廿七
30 廿八	31 廿九					